基于经典名方药食同源体质膏方理论与实践

体质膏方案例研究

第三辑

尤 虎 主编

东南大学出版社
SOUTHEAST UNIVERSITY PRESS

·南京·

图书在版编目（CIP）数据

体质膏方案例研究：基于经典名方药食同源体质膏
方理论与实践 . 第三辑 / 尤虎主编 . -- 南京：东南大
学出版社 , 2025.7. -- ISBN 978-7-5766-2206-5

Ⅰ . R289.6

中国国家版本馆 CIP 数据核字第 202546W8B0 号

责任编辑：陈潇潇　　责任校对：子雪莲　　封面设计：有品堂　　责任印制：周荣虎

体质膏方案例研究·第三辑　　基于经典名方药食同源体质膏方理论与实践
Tizhi Gaofang Anli Yanjiu · Di-san Ji　Jiyu Jingdian Mingfang Yaoshi Tongyuan Tizhi Gaofang Lilun Yu Shijian

主　　编：尤　虎
出版发行：东南大学出版社
出 版 人：白云飞
社　　址：南京市四牌楼 2 号　邮编：210096
网　　址：http://www.seupress.com
经　　销：全国各地新华书店
印　　刷：南京迅驰彩色印刷有限公司
开　　本：787mm×1092mm　1/16
印　　张：16.75
字　　数：242 千字
版　　次：2025 年 7 月第 1 版
印　　次：2025 年 7 月第 1 次印刷
书　　号：ISBN 978-7-5766-2206-5
定　　价：88.00 元

本社图书若有印装质量问题，请直接与营销部调换。电话（传真）：025-83791830

基于经典名方药食同源体质膏方理论与实践
系列丛书
编写指导委员会

体质膏方案例研究
第三辑
编写委员会

主 编

尤 虎

副主编

王聚和　李海涛　张 春

编 委

徐文萍　王 琴　焦永福　朱晓宣

杨增祥　许 丽　谭 敏　唐蜀评

张传霞　冉 伟　王盛田　周先贵

刘 丹　巫四宏　李祥连　朱彦霖

王秋涵　李泓颖　王永兵　周利涛

作者简介

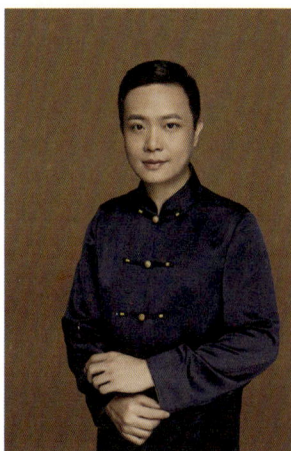

尤 虎

中医博士

中医三大学术体系（中医四维体系、体质膏方体系、病机经方体系）开创者

尤方道数字中医（经方／膏方／体质）AI 大模型创立者

国医大师李佃贵学术传承人入室弟子

成都双流固正保和互联网医院院长

成都固正保和中医医学研究院院长

南京九虎古方中医研究院院长

陈氏太极拳第十三代传承人

世界中医药学会联合会中医膏方专业委员会副会长，世界中医药学会联合会亚健康专业委员会理事，中华中医药学会治未病分会常务委员，中国中医药信息研究会经方分会理事，中国民间中医医药研究开发协会浊毒理论研究分会常务理事，中国中药协会药食同源物质评价与利用专业委员会委员，《中国中药杂志》《中医药导报》等核心期刊中医药专栏特邀审稿人，中医高等院校教材《中医情志养生学》编委。参与中国国际经济技术合作促进会团体标准《药食同源类食品质量要求标准》的制定。起草中国商业经济学会团体标准《药食同源及药膳配方食品质量要求》。主持中国中医药研究促进会团体标准《中医体质药食同源膏方标准》的制定。

特色专长

长期致力于中医药科普宣传与医师临床培训，已培训基层中医师、西学中学员十余万余人。目前体系课程已更新至"九虎古方·尤氏中医经方（膏方）13.0 传承医学研修班"。近年来受邀在国内外讲学、直播或为省市电视台特约嘉宾，累计听众和观众数千万人次。

擅长肿瘤等疑难病以及内科、妇科、儿科、男科、五官科、皮肤科常见病的中医调理，中医体质辨识，膏方定制等。

研学经历

现为国医大师李佃贵学术传承人入室弟子，本、硕、博均就读于南京中医药大学，博士跟师于南京中医药大学中医学院·中西医结合学院中医学系主任、伤寒论教研室主任、国家中医药管理局重点学科伤寒学科带头人伤寒名家周春祥教授，硕士期间跟随国医大师夏桂成教授抄方学习中医妇科，本科期间跟随孟河名医孟景春教授学习中医内科与妇科，跟随经方名医黄煌教授学习经方医学，得到学院派、民族医学与民间医学等诸多名师大家的指导、秘传与秘方。

学术成就

发表论文多篇，其中被 SCI 收录 3 篇，被核心期刊收录 20 余篇。参与省市级课题 3 项，国家级重点课题 1 项。其中"血瘀质膏方防治肺结节的功效评价及作用机制研究"课题被评为国家卫生健康委员会"十四五"规划全国重点课题一等奖。

在申请国家发明专利 18 项，已授权 6 项；在申请实用新型专利 1 项，已授权 3 项；在申请外观专利 1 项，已授权 3 项；著作权 45 项（含软件著作权、美术作品著作权、文字作品著作权）；出版专著及参编书籍 30 余部。

代表作品有：《四维读伤寒》《九种体质养生膏方》《九种体质养生膏方（第二版）》《江浙沪名家膏方特色经验》《历代名医经方一剂起疴录》《历代名医时方一剂起疴录》《九种体质心身养生》《九种体质太极养生》《中医经典诵读》《中医情志养生学》《中医肿瘤辨证论治》《金陵名医防治温病经验集》《中华养生本草》《中医药文化智慧》等。

综合成就

常年以专家嘉宾身份录制电视台、广播电台中医科普类节目。参与录制江苏卫视《万家灯火》，东方卫视上海电视台《X诊所》中医科普系列节目。参加南京电视台《我的大学·养生养心说》大型直播系列节目。

2019年2月，以首席学者身份参加阿布扎比、迪拜、佛罗伦萨、罗马等地的中医药文化交流与讲学。

2020年1月，在阿联酋阿布扎比谢赫·扎耶德文化遗产节代表中国中医药参展。

2012年尤虎博士首次提出中医体质膏方学的概念，首创中医体质膏方学，由中国中医药出版社出版专著《九种体质养生膏方》，自2012年以来屡创同类书籍排行榜榜首的纪录，畅销至今，并荣获由中国中医药出版社主办的2020年第六届全国悦读中医活动"最受欢迎的十大中医药好书（科普类）"称号。

2013年起，尤虎博士陆续出版了九种体质系列图书:《九种体质心身养生》《九种体质太极养生》等，创立了中医体质九大调理法，2019年入选全国卫生产业企业管理协会治未病分会"治未病适宜技术"名单，2020年度获得中国科技创新发明优秀成果以及优秀发明奖、推动中医药发展杰出贡献奖，2023年入选国家卫生健康技术推广项目遴选展示等。2019年1月《九种体质养生膏方（第二版）》再次引领中医体质膏方的新浪潮。

在体质膏方研究方面，2023年尤虎博士团队主持的"血瘀质膏方防治肺结节的功效评价及作用机制研究"课题（课题批准号：YYWS5437），从细胞、血清药理学两个层面对血瘀质膏对肺癌、肺结节的功效进行了评价，初步证明血瘀质膏可以抑制肺癌细胞的增殖。该课题被评为国家卫生健康委员会"十四五"规划全国重点课题一等奖。

尤虎博士在中医数字化领域不断探索前行，并取得了具有开创性意义的重大成果。2025年1月10日，由尤虎博士首创并主持研发的"尤方道"数字中医（经方/膏方/体质）AI大模型正式上线。2025年2月27日获得中华人民共和国国家版权局计算机软件中医AI大模型MaaS平台V1.0著作权。这一创新性突破填补了行业空白，开创了数字中医智能化应用的先河，为传统中医与现代科技的深度融合树立了标杆，极大地推动了中医行业在数字化时代的跨越式发展；这一突破极大地推动了中医行业在数字化时代的发展，让更多基层中医从业者能够借助智能工具提升诊疗水平，为西医学习中医搭建了便捷的桥梁，也为广大中医爱好者提供了更丰富、更高效的学习资源，使中医智慧得以更广泛地传播，惠及更多人群。

前 言

　　《体质膏方案例研究》第一辑与第二辑相继问世，在中医健康领域激起千层浪。这两部著作一经推出，便迅速收获了广大读者的热烈追捧与高度赞誉，其畅销佳绩彰显出人们对中医体质膏方知识的热切渴求，以及深入探索这一领域的坚定决心。

　　《体质膏方案例研究》前两辑紧扣中医体质膏方主题，全方位、深层次地构建起一个知识与实践融合的体系，在中医养生领域意义非凡。

　　第一辑以中医体质辨识为切入点，深度解析这一融入国家公共卫生服务体系项目的内涵与价值，明确体质在健康管理中的关键地位，成功推动"体质养生"理念普及。书中追溯经典名方从《伤寒杂病论》经方发端，历经历代发展为时方的历程，充分展现其深厚底蕴与卓越疗效，同时介绍古代经典名方遴选工作，凸显权威性与科学性。基于卫健委相关规定，将体质、药食同源与膏方紧密结合的九体草本膏方成为重点内容，凭借安全便捷、口感宜人、改善体质效果显著且持久的优势，广受民众欢迎。在科研探索上，团队与中国中医科学院中药研究所携手，运用超高效液相色谱–高分辨质谱法对九体草本膏进行定性"制剂质量标志物"研究，并通过主持课题初步证实血瘀质膏对肺癌细胞增殖的抑制作用，荣获国家卫生健康委"十四五"规划全国重点课题一等奖，为中医体质膏方学奠定坚实科学基础。

　　第二辑在传承首辑精华的基础上积极创新拓展。新增大量翔实且具有代表性的案例，覆盖人群、病症与体质类型更为广泛，极大地丰富了体质膏方在实际应用中的经验储备，助力读者全面且深入地掌握其在各类健康状况下的应用效果与应对策略。理论层面亮点突出，"中医数字密码"引领读者探寻中医理论中神秘数字与体质、膏方的内在联系，开启全新的中医文化认知视角；"药食同源功效"对药食同源材料的功效进行深度剖析，为读者精准选用膏方提供专业细致的指导；"九体调理方法"专注于九种体质的个性化调理，详细介绍九大调理方法，全方位助力读者制定精准有效的养生计划。此外，本辑纳入中国中医科学院中药研究所关于《血瘀质膏对肺结节、肺癌的功效评价研究》报告，彰显了中医体质膏方在重大疾病防治领域的积极探索与突破，为医学工作者及健康追求者提供了极具价值的参考。

鉴于前两辑的巨大成功以及读者对更多膏方知识甚至是中医知识的强烈需求，我们精心筹备推出了《体质膏方案例研究》第三辑。

在人工智能技术呈指数级发展的当下，中医学习的生态正经历着前所未有的深刻变革。传统的中医学习模式在与现代技术的激烈碰撞中，逐渐显露出诸多问题，集中体现为"自学中医的十大误区"。

本辑的理论研究亮点为，以"认知重构——方法革新——实践落地"为主线，深入系统地剖析这些误区的本质，并结合现代医学研究成果与中医经典理论，提供基于经方思维的创新解决方案，旨在帮助中医自学者打破传统思维的禁锢，实现从理论学习到临床应用的跨越。

在理论研究层面，由我们团队发起、起草并主持制定的中国中医药研究促进会团体标准《中医体质药食同源膏方标准》，以及我们团队参与制定的《药食同源类食品质量要求标准》《药食同源及药膳配方食品质量要求》行业标准。若读者有查询、学习相关标准内容的需求，可通过以上内容进行检索，深入了解这些标准在中医体质应用、药食同源食品质量把控等方面的详细规定，为中医养生实践及相关产业发展提供专业指导。

现代医学针对心肌缺血及心肌纤维化主要采用药物治疗、介入治疗等手段，但这些方法在长期疗效、安全性及改善患者整体体质等方面存在一定局限性。血瘀质膏作为一种基于中医理论研制的特色膏方，多选用活血化瘀、通络止痛等功效的中药，从理论上推测可能对改善心肌缺血（纤维化）具有潜在作用。然而，当前关于血瘀质膏在改善心肌缺血（纤维化）功能方面的研究较少，缺乏系统的科学评价。深入开展血瘀质膏改善心肌缺血（纤维化）的功能评价研究，不仅能为中医膏方防治心血管疾病提供科学依据，拓展中医在心血管领域的应用，还可能为心肌缺血及纤维化的治疗开辟新的途径。

在实验研究层面，我们从细胞、血清药理学、动物三个层面对血瘀质膏进行了系统评价，证明其具有明显的改善心肌缺血（纤维化）的作用。

在案例研究层面，我们独辟蹊径，采用以省市为单位的研究方式，全方位、多角度地呈现了体质膏方极为广泛的应用场景。来自四川、广东、陕西、重庆等地丰富且具有代表性的案例，有力地证实了体质膏方在全国各地不同气候、饮食习惯与生活方式下，均能精准适配，可见使用地域广阔。

最后，为方便读者查阅经典名方资源，全面扩充了本辑附录部分，增加了第一批《古代经典名方目录》和第二批《古代经典名方目录》的汉族医药、儿科部分的经典名方。丰富的名方目录犹如一座中医智慧的宝库，为读者深入研究中医经典名方、探索体质膏方的配方创新提供了丰富的素材与灵感源泉。

我们满怀信心地期待，《体质膏方案例研究·第三辑》必将续写前两辑的斐然篇章，成为广大读者于中医体质膏方学领域持续深耕、付诸实践的有力臂助。它将进一步传承中医的千年智慧，精准对接现代社会多元的健康诉求，为人们构筑起更加全面、系统且科学的健康生活方案。在不断拓展中医体质膏方应用边界的进程中，第三辑将助力中医体质膏方学在健康领域释放更为强大的能量，为人类健康事业镌刻下更为耀眼的功绩。衷心祝愿每一位翻开本书的读者，都能在第三辑的引领下，踏上一段充满惊喜与收获的中医体质膏方养生新征程，一路顺遂，拥抱健康与幸福，让中医的瑰宝在日常生活中焕发出蓬勃生机。

尤虎

成都双流固正保和互联网医院

成都固正保和中医医学研究院

2025 年 3 月 19 日

目 录

第一章

理论研究

第一节　AI 时代自学中医的十大误区

在人工智能技术呈指数级发展的当下，中医学习的生态正经历着前所未有的深刻变革。传统的中医学习模式在与现代技术的激烈碰撞中，逐渐显露出诸多问题，集中体现为"自学中医的十大误区"。这些误区不仅阻碍了中医爱好者对中医知识的有效掌握，更限制了他们将所学知识灵活运用于临床实践的能力。

本章将以"认知重构——方法革新——实践落地"为主线，深入系统地剖析这些误区的本质，并结合现代医学研究成果与中医经典理论，提供基于经方思维的创新解决方案，旨在帮助中医自学者打破传统思维的禁锢，实现从理论学习到临床应用的跨越。

一、误区一：死记硬背 —— 人工智能时代的记忆困境

传统中医教学最核心的矛盾是，6 008 味中药（《中药大词典》第 2 版）、99 584 首方剂（《中医方剂大辞典》第 2 版）的记忆量 *vs.* 人脑记忆极限（普通人短期记忆仅 7 ± 2 组块）。

在传统观念里，中医学习似乎与大量的背诵记忆紧密相连。人们往往认为，只有将经络、穴位、处方、中药等海量知识牢牢记住，才能踏入中医的大门。然而，在当今这个信息爆炸且人工智能高度发达的时代，这种死记硬背的学习方式是否依然行之有效，值得我们深入思考。

记忆不应是机械地重复，而应是服务于对知识的理解与领悟。中医经典《伤寒论》包含 113 方，《金匮要略》有 262 方，这些方剂的核心价值并非在于让学习者死记硬背，而在于理解其背后病机与经方的逻辑映射关系。学习者若只是单纯背诵方剂组成，而不理解其适用的病症机理，在面对实际临床案例时，必然会陷

入无从下手的困境。

随着科技的飞速发展，数字中医大模型智能体已逐步应用于临床，为中医学习与实践带来了全新的可能性。例如，"尤方道"中医 AI 能够实现"语音问诊—舌象识别—经方 / 膏方 / 体质推荐"的全流程辅助。这一人工智能技术极大地减轻了中医师的记忆负担，让他们将更多精力投入对病情的分析与处方的判断中，即"审方"成为核心工作。在这样的技术背景下，传统死记硬背的学习方式显得愈发不合时宜。

二、误区二：死学教材 —— 从知识到能力的断层陷阱

数据警示：某中医药大学调查显示，83% 的毕业生认为"教材知识与临床脱节"，平均需 3.2 年才能独立处方。

现行的中医教材在知识体系的构建上，主要遵循"病—证—方"的线性逻辑。教材通常将各种疾病进行分类，针对每种疾病列举其常见的证候类型，并给出相应的治疗方剂。然而，在真实的临床实践中，患者的病情往往呈现出复杂的非线性特征。

真实临床中，患者常常同时患有多种疾病，症状相互交织，且个体体质差异对病情的发展与转归有着重要影响。例如，一位糖尿病合并冠心病的患者，其病机可能涉及阴虚、痰瘀等多个方面，并非单一疾病或证候所能简单概括。这种复杂的病情与教材中相对单一、线性的知识呈现方式存在较大差距，使得学习者在将教材知识应用于临床实践时，面临诸多困难。

三、误区三：死磕经典 —— 从文本到临床的解码障碍

在中医学习的漫漫征途中，经典著作无疑占据着举足轻重的地位，诸如《黄帝内经》《伤寒论》《金匮要略》等，皆是历代医家智慧的结晶，蕴含着深厚的医学理论与丰富的临床经验。然而，部分学习者在钻研经典的过程中，却陷入了死磕的泥沼，逐渐演变成所谓的"杠精"，不仅阻碍自身对中医知识的吸收与运用，也不利于中医的传承与发展。

中医经典流传千年，历经多次传抄、校注与修订，版本众多且存在差异。以《伤寒论》为例，目前已知的版本就有宋本、唐本、江南秘本等。不同版本在条文的顺序及文字的表述上有所不同，甚至个别方剂的组成也略有差异。这种版本上

的多样性，使得学习者在研读时容易产生困惑与争议。一些死磕经典的学习者，往往执着于某一版本的文字表述，认为自己所遵循的版本才是唯一正确的，从而与其他持有不同版本观点的学习者争论不休。他们忽视了经典的核心内涵与临床应用价值，将大量精力耗费在对版本细节的无谓争执上，陷入了"杠精"式的思维模式。

中医经典多以文言文撰写，文字古奥、语义深邃，许多概念和表述具有模糊性与多义性。死磕经典的学习者，常常固执地坚持自己对经文的理解，难以接受他人合理的观点与解释。在学术交流中，他们为了维护自己的解读，不惜与他人激烈争辩，罔顾中医经典本应在交流碰撞中被不断深化理解、指导实践的初衷，将学术探讨演变为无意义的口舌之争。

要始终牢记经典是为临床服务的，将经典理论与实际病例紧密结合，在实践中检验和完善对经典的认识。同时，打破门派观念的束缚，尊重不同学术流派对于经典的传承与创新，博采众长，融会贯通。只有如此，才能在中医学习的道路上，充分汲取经典的智慧，不断提升自身的医术水平，而不是陷入无谓的争论，阻碍自身的成长与中医的发展。

四、误区四：百家争鸣 —— 信息过载的认知混乱

在中医发展的历史长河中，形成了众多的学术流派，各家学说精彩纷呈。然而，对于中医自学者来说，面对如此繁杂的信息，往往容易陷入认知混乱的困境。不同流派之间观点各异，甚至相互矛盾，使得学习者在面对实际临床问题时，不知该如何选择与应用。

例如，在对疾病的认识上，理论派注重从经典理论出发，强调阴阳五行、经络气血等理论的运用；而民间流派则更侧重于实践经验的积累，常常依据一些民间偏方、验方进行治疗。学院派则在系统的医学教育体系下，强调规范化的诊断与治疗流程。这种百家争鸣的局面虽然丰富了中医的学术内涵，但也给自学者带来了极大的困扰。

为了应对这一问题，学习者需要建立"经方为体，时方为用"的知识框架。经方，尤其是《伤寒论》《金匮要略》中的经典方剂，经过千百年的临床验证，具有深厚的理论基础与广泛的适用性，是中医治疗疾病的根基。学习者应首先深入学习经方的理论与应用，掌握其核心的辨证论治思维。在此基础上，兼容后世各流

派的精华，如温病学派的清热养阴理论、脾胃学派的调理脾胃方法等。通过将经方与后世时方有机结合，学习者才能够拓宽治疗思路，提高临床疗效。

五、误区五：碎片学习 —— 知识拼图的无序堆砌

在当今这个信息爆炸的时代，碎片化学习成为许多人获取知识的主要方式。中医自学者也不例外，他们通过网络课程、短视频、公众号文章等多种渠道，获取了大量的中医知识。然而，这种碎片化的学习方式往往导致知识的无序堆砌，难以形成系统的知识体系。

例如，一位自学者可能今天学习了某个穴位的功效，明天又了解了某种中药的应用，后天又接触到一种疾病的治疗方法。这些知识看似丰富多样，但由于缺乏系统性的整合，在实际应用时，学习者很难将它们有机地联系起来，形成有效的治疗方案。

为了避免碎片化学习带来的弊端，学习者应制订科学合理的学习计划，以中医基础理论为核心，逐步向外拓展。可以先从中医经典著作入手，如《黄帝内经》《伤寒论》等，建立起中医的基本理论框架。然后，学习中医诊断学、中药学、方剂学等基础知识，将理论与实践相结合。在学习过程中，注重对知识的归纳总结，建立知识之间的逻辑联系。例如，将中药的性味归经与方剂的组成原理相结合，将疾病的症状表现与辨证论治方法相对应。通过这种系统性的学习方式，学习者能够将碎片化的知识整合为一个有机的整体，提高学习效果。

六、误区六：专病专方 —— 理想化的治疗困局

专病专方的理念听起来似乎很有吸引力，即一种疾病对应一张特定的方剂，学习者只要记住这些对应关系，就能轻松治疗疾病。然而，在实际的临床实践中，这种理想化的模式往往难以实现。

首先，世界上的疾病种类繁多且复杂多变。根据 2019 年世界卫生组织发布的国际疾病分类标准 ICD-11，其中有编码的疾病就多达 55 000 个，而且随着医学的发展，新的疾病还在不断被发现。此外，许多疾病并非单一症状，而是多种症状相互交织，同一疾病在不同患者身上也可能表现出不同的证候类型。

以高血压为例，西医治疗高血压需要根据患者的具体情况选择不同的药物，如利尿剂、β 受体阻滞剂、钙通道阻滞剂等，并非一种药物适用于所有患者。中医

治疗高血压更是需要根据患者的整体状况进行辨证论治，可能涉及平肝潜阳、滋阴补肾、化痰祛湿等多种治法，方剂也会因证而异。

因此，专病专方的模式无法涵盖复杂多样的疾病、症状。学习者在学习中医治疗方法时，应注重掌握辨证论治的思维方法，根据患者的具体症状、体征、舌象、脉象等进行综合分析，制定个性化的治疗方案，而不是简单地追求专病专方。

七、误区七：辨证迷局 —— 从"大海捞针"到"精准定位"

辨证论治是中医的核心特色之一，但对于许多中医自学者来说，辨证选方的过程却如同大海捞针，难以准确把握。在中医学习与考试中，辨证分析也往往是难点，学习者需要从复杂的症状信息中梳理出疾病的病机、病位、病性等关键要素，进而制定出合理的治疗方案。

实战技巧："脉—舌—症"三维定位法。

脉象定虚实：脉象是中医诊断疾病的重要依据之一。一般来说，滑脉主实，表现为脉象往来流利，应指圆滑，多见于痰湿、食积、实热等实证；细脉主虚，脉象细小如线，但应指明显，常见于气血两虚、阴虚等虚证。例如，当患者脉象滑数时，结合其他症状，可初步判断为实热证；若脉象细弱，则提示可能存在虚证。

舌象定寒热：舌象能够直观地反映人体的寒热状况。舌红苔黄主热，舌红表示体内有热，苔黄则进一步表明热象较明显，多见于外感温热病或内伤病的热证阶段；舌淡苔白主寒，舌色淡白说明阳气不足，苔白则提示寒邪内盛，常见于虚寒证或外感寒邪初期。比如，患者舌红苔黄腻，多为湿热内蕴之象；舌淡苔白滑，多为寒湿之证。

症状定病位：患者的症状表现往往能够提示疾病所在的部位。例如，头痛在颞部属少阳经病变，因为少阳经循行于头部两侧；头痛在枕部属太阳经病变，太阳经循行于头后部。又如，胁肋部疼痛多与肝胆相关，因为肝胆经分布于胁肋部；胃脘部疼痛则多与脾胃有关。

通过运用"脉—舌—症"三维定位法，学习者能够快速、准确地对疾病进行辨证分析，确定治疗的大方向，从而避免在辨证过程中陷入迷茫，实现从"大海捞针"到"精准定位"的转变。

八、误区八：方证相对 —— 刻舟求剑式的僵化思维

方证相对是指学习者认为一组特定的症状必然对应一张固定的方子，就如同记住了一张方子的说明书，只要看到相应的症状，就直接开方。这种思维方式看似简单直接，但在实际临床中却存在诸多问题。

例如，《伤寒论》中提到"伤寒脉结代，心动悸，炙甘草汤主之"，但在实际临床中，一位43岁女性出现心动悸、脉结代的症状，前一位医生使用炙甘草汤却多服不效。另一位医生在治疗时，处方中并未使用甘草，却成功治愈了患者的心悸和结脉。这进一步说明，方证相对的思维方式过于僵化，忽视了患者个体差异以及病情的动态变化。

因此，学习者应摒弃这种刻舟求剑式的僵化思维，注重对疾病本质的深入分析，结合患者的具体情况进行灵活辨证论治，而不是机械地套用固定的方剂。

九、误区九：玄学偏方 —— 理性学习的偏离

在中医学习过程中，一些人容易陷入对玄学与偏方的迷信，偏离了理性学习的轨道。

所谓玄学，如生辰八字、命理风水、奇门遁甲、紫微斗数等内容，与中医的核心理论和临床实践并无直接关联。中医强调通过望、闻、问、切等方法收集患者的症状信息，依据中医理论进行辨证论治，并不需要借助这些玄学手段。

而偏方验方，虽然在某些情况下可能会取得一定的疗效，但往往缺乏科学的验证与规范的应用指导。许多偏方声称能够"偏方治大病"，然而其疗效具有很大的不确定性，且可能存在一定的毒性或副作用。例如，一些偏方中含有马钱子、乌头等毒性较强的药物，如果使用不当，可能会对人体造成严重伤害。

此外，偏方的药物组成和剂量通常较为模糊，缺乏精准性和标准化。由于个体体质、病情轻重等因素的差异，同一种偏方在不同人身上的效果可能截然不同。而且，多数偏方只是基于个别案例的经验总结，缺乏大规模临床研究的验证，难以推广应用。以治疗咳嗽的偏方为例，有的偏方主张用大量生姜煮水饮用，然而对于阴虚肺燥型咳嗽患者，生姜辛温的特性可能会加重病情。

中医自学者应当秉持科学理性的态度，专注于系统学习中医经典理论、诊断方法和正规方剂。通过深入研究中医基础理论、中药学、方剂学等核心知识，掌握中医辨证论治的思维体系，从而能够根据患者的具体情况准确诊断、合理用药。

同时，对于一些声称有神奇疗效的偏方，要保持警惕，避免盲目尝试，以免延误病情或对人体造成不必要的损害。

十、误区十：只谈个案 —— 缺乏普适性的经验误导

许多中医大夫和爱好者热衷于宣扬自己的有效案例，尤其是那些偶然成功治愈的病例，便迫不及待地四处分享，甚至将其视为自己医术高超的证明，仿佛自己已成为某病的专家。然而，仅凭个别案例就盲目自信并广泛传播，实则存在诸多问题。

从医学研究的角度来看，个案只是孤立的事件，缺乏普遍性和代表性。一个病例的治愈可能受到多种因素的综合影响，包括患者自身的体质差异、病情的特殊演变过程，甚至是偶然的自愈倾向等，难以从中提炼出具有普适性的治疗规律。例如，某位中医爱好者偶然用某方治好了自己家人的某种疾病，便宣称该方剂对所有患此病的人都有效。但实际上，不同患者的体质有强弱之分，病因有内外之别，病情有轻重缓急之异，简单地将个案经验推广到所有同类患者身上，极有可能导致误诊误治。

中医临床实践需要的是对大量病例的系统观察、分析和总结。只有通过对成千上万个案的深入研究，才能揭示疾病的发生发展规律，探索有效的治疗方法。就如同高考中的数学科目，每一道题目都是独特的个案，但备考时不能仅仅依赖背诵例题，而是要深入研究题目背后的公式定理和解题思路，掌握以不变应万变的方法。中医经典著作《伤寒论》亦是如此，其中的每一个条文都是对大量临床病例的高度凝练和总结，蕴含着深厚的医学智慧和普适性的治疗原则。

中医自学者应深刻认识到只谈个案的局限性，注重从大量的临床实践中积累经验，深入分析疾病的共性与个性，学习经典理论中具有普适性的辨证论治方法。只有通过广泛学习和实践，才能在面对不同患者时做出准确判断并制定合理治疗方案。

第二节　AI 时代的中医学习革命

在这个变革时代，应突破传统思维，本章所提出的"十大误区"，本质上反映了中医学习思维层面的"三大革命"：

认知革命：从传统的"记忆知识"模式转变为现代的"调用知识"模式。

在人工智能时代，知识的获取变得极为便捷，学习者无须再将大量精力耗费在机械记忆上，而是要学会如何高效地利用现代技术手段，精准调用所需知识，并深入理解知识背后的逻辑关系与应用场景。

方法革命：打破"线性学习"的局限，构建"系统思维"体系。

中医知识体系庞大且复杂，各知识点之间相互关联、相互影响。传统线性学习方式难以形成整体认知。学习者应建立起系统的学习框架，将中医基础理论、诊断方法、方剂应用等知识有机整合，从整体上把握中医的辨证论治思维，实现从"只见树木，不见森林"到"统揽全局，融会贯通"的转变。

实践革命：摒弃"纸上谈兵"的陋习，走向"实战迭代"的学习路径。

中医是一门实践性极强的学科，理论学习固然重要，但最终目的是应用于临床实践。学习者应积极参与临床实践，通过实际病例的诊断与治疗，不断检验和修正自己所学的知识与方法。在实践中积累经验，发现问题，并及时调整学习策略，实现理论与实践的紧密结合，逐步提升自己的临床诊疗能力。

中医自学者突破从"知道"到"做到"的关键瓶颈，实现从理论学习到临床应用的质的飞跃，真正掌握中医这门古老而又充满活力的医学技艺，为传承和发展中医药事业贡献自己的力量。

附：

中医体质药食　　　药食同源及药膳配方　　　药食同源类食品
同源膏方标准　　　食品质量要求　　　　　质量要求标准

第二章

实验研究

第一节　实验概述

一、研究背景

在中医理论体系中，血瘀质被视为一种重要的体质类型，其特点为血液运行不畅，易出现瘀血阻滞的状态。大量临床观察与研究表明，血瘀质人群相较于其他体质人群，患心血管疾病的风险显著增加，尤其是心肌缺血相关病症。心肌缺血作为心血管领域的常见病症，若长期未得到有效改善，极易引发心肌纤维化，这是一个心肌组织进行性重构的病理过程，严重影响心脏的正常结构与功能，甚至可发展为心力衰竭，对患者的生命健康构成极大威胁。

目前，现代医学针对心肌缺血及心肌纤维化主要采用药物治疗、介入治疗等手段，但这些方法在长期疗效、安全性及改善患者整体体质等方面存在一定局限性。中医中药在心血管疾病防治方面具有独特优势，通过整体调理，有望改善血瘀质状态，进而缓解心肌缺血及纤维化进程。

血瘀质膏作为一种基于中医理论研制的特色膏方，其成分多选用具有活血化瘀、通络止痛等功效的中药，从理论上推测可能对改善心肌缺血（纤维化）具有潜在作用。然而，当前关于血瘀质膏在改善心肌缺血（纤维化）功能方面的研究较少，缺乏系统的科学评价。深入开展血瘀质膏改善心肌缺血（纤维化）的功能评价研究，不仅能为中医膏方防治心血管疾病提供科学依据，拓展中医药在心血管领域的应用，还可能为心肌缺血及纤维化的治疗开辟新的途径。

由中国中医科学院、北京中医药大学、南京中医药大学、成都中医药大学等多家一流高等院校的专家教授团队，经过十余年的科研攻关，以中医整体观念和辨证论治为原则，根据中医体质学说、药食同源理论，集合了南北中医院校最高学府的科研实力与国内知名三甲医院一线的临床优势，总结了历代经典名方与体质相关的内容，并反复应用于临床实践，以精选出的中医经典名方方义为基础，精选道地药食同源的药材，依据经典名方，古法熬制，面向社会推出了血瘀质膏方产品已被市场广泛接受与认可。

　　血瘀质膏依据清代王清任《医林改错》中的经典名方"血府逐瘀汤""补阳还五汤"为基础方义，由人参、桃仁、沙棘、赤小豆、阿胶、黄明胶等药食同源物品组成，依法熬制成膏。从扶正、纠偏、祛邪、调味四个方面进行组方配伍。

　　扶正方面，人参补气，黄明胶养血，阿胶、银耳滋阴，枸杞子、莲子填精；纠偏方面，赤小豆祛湿，薤白散寒；祛邪方面，生麦芽理气，桃仁、葛根、玫瑰花化瘀，茯苓化饮，陈皮消痰，山楂、沙棘除积；调味方面，辅料用低聚异麦芽糖调味。

　　《素问·刺法论》提出："正气存内，邪不可干。"本方人参与黄明胶补气养血，扶助后天之本以扶正祛邪，共为君药；阴血相生，精血同源，阿胶与银耳养阴，枸杞子与莲子填精，扶助后天之本，以滋化源，共为臣药；桃仁、葛根、玫瑰花活血化瘀，缓中补虚；生麦芽疏肝理气，气行则血行；茯苓化饮，陈皮化痰，山楂、沙棘消积滞，以解除痰饮瘀滞互结为患，共为佐药；赤小豆祛湿活血，薤白通阳散寒，低聚异麦芽糖健脾胃，纠苦味，赋型质，改善口感且无升糖之忧，更容易被大众所接受，共为使药。

　　中医传统剂型有丸、散、膏、丹、酒、露、汤、锭等，选择膏方，因其更适合长期的体质调理（因为体质不是一朝一夕形成的），所以调理起来必须能够选择让患者能长期坚持的方案，膏方作为传统滋补剂型便是首选。

　　方案兼顾了食物的安全性，同时又在膏方这种浓缩剂型下提高了疗效，方便长期服用，且无明显的毒副作用。由于膏剂具有较高的稠度，故而其具备有效成分含量高、吸收迅速、作用长期持久、疗效切实等一系列优点。其有效成分通过药物的归经作用而调理机体阴阳平衡、扶正固本、改善体质，从根本上、全方位针对血瘀体质的病机特点而发挥疗效，从而达到调理和保健的作用，具有较好的工业应用前景以及社会和经济价值。

二、研究内容

　　血瘀质膏改善心肌缺血（纤维化）的功能评价。

三、研究目的

血瘀质膏由葛根、山楂、麦芽、银耳、桃仁、沙棘、赤小豆、重瓣红玫瑰、陈皮、茯苓、枸杞子、阿胶、人参（人工种植）、薤白、莲子、黄明胶、低聚异麦芽糖组成，对血瘀体质具有较好的改善作用。我们在使用中发现其对心肌缺血（纤维化）具有明显的改善作用，研究基于上述事实开展血瘀质膏对改善心肌缺血（纤维化）功能评价研究，为血瘀质膏的临床应用提供药理学依据和参考。

四、研究结果

研究从细胞、血清药理学、动物三个层面对血瘀质膏进行了系统评价，证明了其具有明显的改善心肌缺血（纤维化）的作用。

第二节　实验材料

一、实验动物

60 只健康雄性 C57BL/6 小鼠，4~5 周龄，购自三峡大学动物实验中心，动物生产许可证号：SYXK(鄂)2022-0061。在无特定病原体级动物房内适应性喂养 3 d，温度为 23~25℃，相对湿度为 50%，12 h 光照、黑暗交替，实验期间小鼠自由进食和饮水。所有动物实验操作均获得动物实验伦理委员会的批准，并严格遵循《三峡大学实验动物护理和使用指南》进行。

二、实验试剂

九体草本膏-血瘀质由固正保和中医药科技（成都）有限公司提供（批号：240721），盐酸异丙肾上腺素（纯度 >99%）购自普西唐公司，CK–MB、LDH、MDA、SOD 试剂盒购自南京建成生物科技有限公司，4% 多聚甲醛固定液、DCFH–DA 探针购自武汉塞维尔生物科技有限公司，MTT 购自北京索莱宝科技有限公司，10% 中性福尔马林购自上海懋康生物科技有限公司。

第三节　实验方法

一、动物实验

1. 动物分组、造模和给药

将 60 只小鼠随机分为对照组，模型组，血瘀质膏低、中、高剂量组，缬沙坦氨氯地平组（阳性对照），每组 10 只。模型组、血瘀质膏低、中、高剂量组小鼠均通过颈背部皮下注射 5 mg/kg ISO，每日 1 次，连续 21 d，建立心肌缺血（纤维化）模型，对照组小鼠同时注射等体积生理盐水。造模后，从第二天开始血瘀质膏低、中、高剂量组小鼠每日灌胃 0.51 g/kg、1.54 g/kg、4.63 g/kg 血瘀质膏，缬沙坦氨氯地平组小鼠每日灌胃 10 mg/kg 缬沙坦氨氯地平。

小鼠处理及观察指标：小鼠称重后，眼眶取血，随后脱颈处死，取出心脏及胫骨，称重，计算脏器指数及心胫比，血液样本置于离心管中离心，取上清液进行分装保存（−80℃），取 6 只小鼠的心肌组织分装用于后续实验。

2. HE、Masson 染色观察各组小鼠组织形态

每组取 4 只小鼠心脏进行常规的固定、脱水、石蜡包埋、切片（5 μm）和 HE、Masson 染色，制备小鼠心肌组织病理切片，并于光镜下观察，用 Image J 软件统计分析心肌损伤程度。

3. WGA 染色观察各组小鼠心肌组织细胞肥大程度

用麦胚凝集素（WGA）染色法对切片（5 μm）进行染色，以评估心肌切片中的心肌细胞横截面积。

4. 试剂盒检测 CK-MB、LDH、MDA、SOD 的含量

各组小鼠取适量血清及左心室心肌组织，严格按照相应试剂盒说明书操作检测 CK−MB、LDH、MDA、SOD 的含量。

二、细胞实验

1. 细胞实验分组、造模和给药

H9C2 细胞分为对照组、模型组。模型组又分为血瘀质膏低（200 μg/mL）剂量组、血瘀质膏高剂量组（600 μg/mL），缬沙坦氨氯地平组（10 μm）。模型组，血瘀质膏低、高剂量组，缬沙坦氨氯地平组在铺板 48 h 后建立氧糖剥夺再复氧复

糖（OGD/R）模型体外模拟心梗。血瘀质膏低、高剂量组，缬沙坦氨氯地平组在OGD/R 损伤前 12 h，加入药物进行细胞预保护，复氧复糖时，再给药保护。

2. MTT 检测血瘀质膏对细胞活力影响

细胞活力通过 MTT 进行测定，96 孔板的每个孔中接种 2500 个细胞。铺板 24 h 后加入血瘀质膏处理 24 h。向每个孔内加入 10 μL 的 MTT 溶液（5 mg/mL），进行 4 h 的孵育。随后丢弃上清液，每孔加入 150 μL DMSO 以溶解细胞代谢 MTT 所产生的紫色 formazan。通过酶标仪测定 OD 值，细胞活力由 OD 样本–OD 空白 /OD 对照–OD 空白表示。

3. ROS 水平的检测

采用武汉塞维尔生物科技有限公司的活性氧检测试剂盒检测细胞 ROS 水平，细胞孵育 DCFH-DA 探针 30 min，用 PBS 洗两次，分别用流式细胞仪及荧光显微镜检测细胞 ROS 水平评估血瘀质膏药效。

4. Mito-Tracker Green 检测细胞线粒体形态

按照说明书配制检测试剂，去除细胞培养液后，加入 Mito-Tracker Green 染色工作液，置于 37℃培养箱共孵育 15–45 min。使用 37℃预热的新鲜细胞培养液更换工作液后，用共聚焦显微镜观察。

5. 统计学方法

应用 GraphPad Prism 9.5 统计学软件对数据进行统计分析。本研究所有定量实验均至少进行 3 次独立实验，实验结果以均数 ± 标准差（$x \pm s$）表示，两组间比较采用 t 检验，以 $P<0.05$ 为差异有统计学意义。

第四节　实验结果

一、血瘀质膏对小鼠心脏指数和心胫比的影响

如图 2-4-1 所示，小鼠在经过 ISO（盐酸异丙肾上腺素）造模之后，心胫比及心脏指数较对照组显著升高（$P<0.0001$），与模型组相比，血瘀质膏低、中剂量组和阳性药组心脏指数显著降低（$P<0.05$ 或 $P<0.001$），血瘀质膏低剂量组和阳性药组心胫比显著降低（$P<0.01$ 或 $P<0.001$），以上结果说明长时间注射 ISO 可以诱

导小鼠心脏肥大，血瘀质膏可部分缓解 ISO 诱导的心肌肥大。

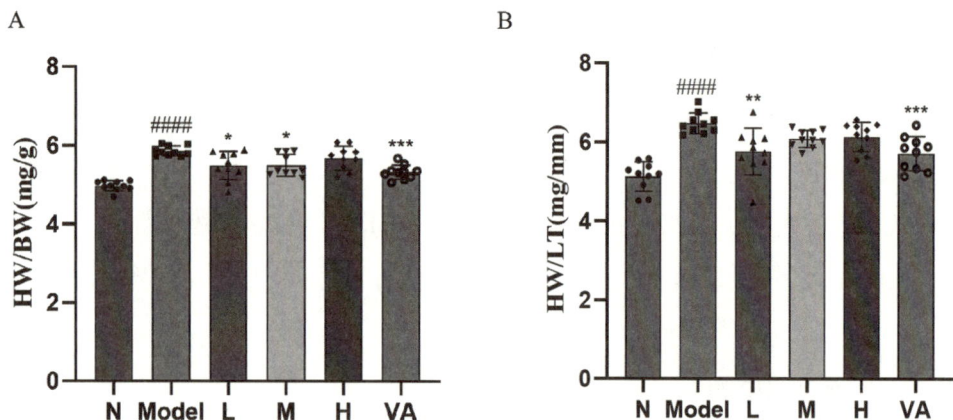

图 2-4-1　各组小鼠心脏指数及心胫比 A 心脏指数；B 心胫比；与正常组相比，####P<0.0001；与模型组相比，*P<0.05，**P<0.01，***P<0.001。

二、心肌组织病理形态变化

如图 2-4-2 所示，对照组心肌组织形态正常，排列规整，大小均一，未见明显炎性细胞浸润。与对照组相比，模型组心肌细胞排列紊乱，坏死细胞增多，部分心肌纤维出现断裂，可见炎性细胞浸润和心肌细胞水肿，心肌损伤程度明显增高。与模型组相比，血瘀质膏低、中、高剂量组心肌组织有明显改善，排列较为整齐，分布较为均匀，坏死细胞明显减少，心肌损伤程度明显降低。

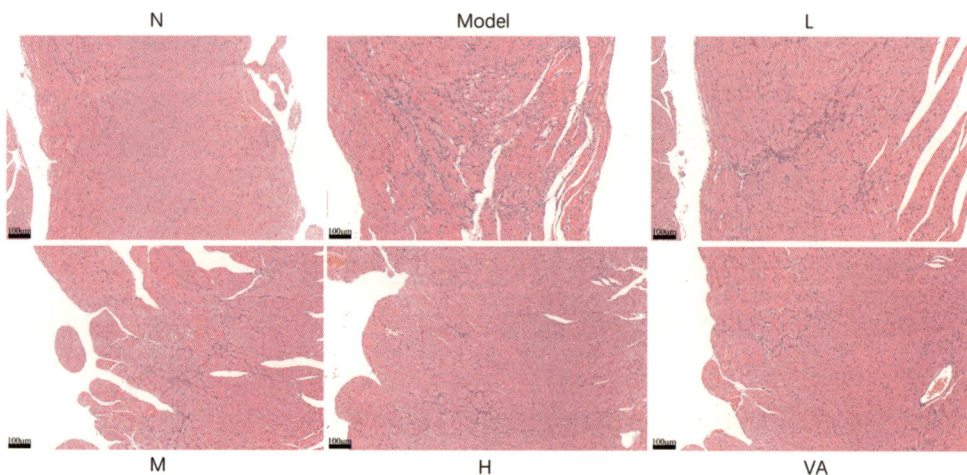

图 2-4-2　各组小鼠心脏组织切片 HE 染色

如图 2-4-3 所示，Masson 染色后，心肌纤维、细胞质及红细胞被染成红色，而胶原纤维被染成蓝色。对照组心肌纤维排列整齐，未见明显胶原沉积。与对照组比较，模型组大量胶原纤维沉积，胶原纤维面积明显增加，纤维排列紊乱，呈现心肌缺血（纤维化）的病理改变。与模型组相比，血瘀质膏低、中、高剂量组心肌组织胶原面积明显降低，胶原纤维排列趋于整齐，心肌缺血（纤维化）程度明显改善。

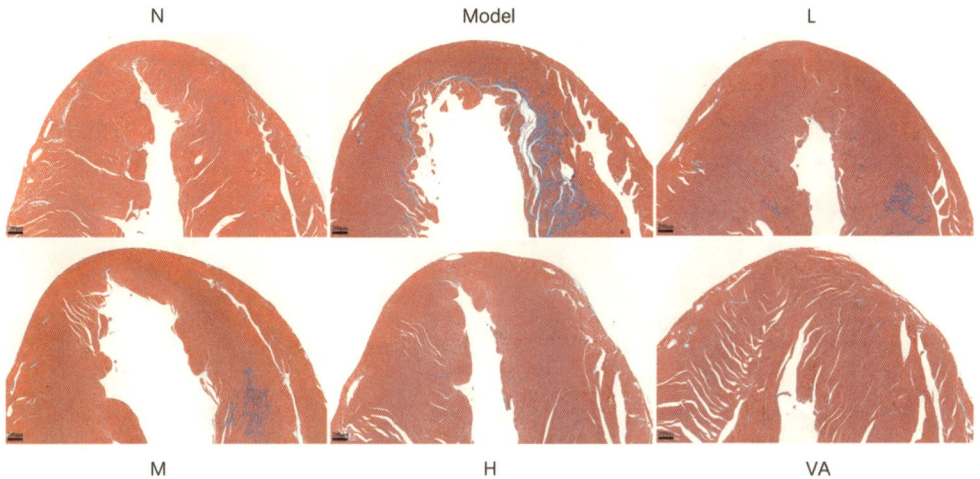

图 2-4-3　各组小鼠心脏组织切片 Masson 染色

如图 2-4-4 所示，对照组心肌细胞大小和形态正常，细胞边界清晰，胶原纤维排列整齐，糖原颗粒分布均匀，细胞间质无胶原纤维增生。与对照组相比，模型组心肌细胞体积明显增大，胶原纤维排列紊乱，细胞间质胶原纤维增生，糖原颗粒分布增多。与模型组相比，血瘀质膏低、中、高剂量组心肌细胞的肥大程度有明显改善，细胞体积和形态接近正常细胞，细胞间质胶原纤维增生情况得到明显减轻。

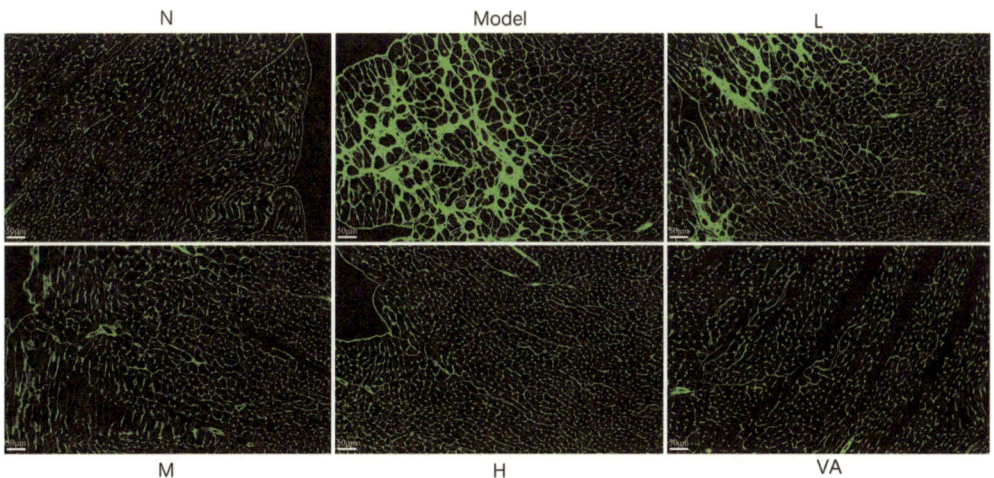

图 2-4-4　各组小鼠心脏组织切片 WGA 染色

三、各组小鼠血清及心肌组织 CK-MB、LDH、MDA、SOD 活力

取小鼠全血室温放置 1 h 后 3000 rpm，4℃，离心 15 min，取上清液检测。心脏组织用预冷 PBS 清洗去除残留血迹，1∶9 重量体积比加入 PBS，匀浆仪充分研磨，$5000 \times g$ 离心 10 min，取上清液检测。如图 2-4-5 所示，与对照组相比模型组血清和心肌组织的 LDH 水平显著上升，提示心肌细胞损伤，细胞内部代谢紊乱，细胞膜通透性增加，LDH 入血。与模型组相比，血瘀质膏给药组 LDH 含量呈现剂量依赖性降低，表明血瘀质膏能够有效减轻心肌细胞损伤，有助于心肌细胞代谢的恢复。

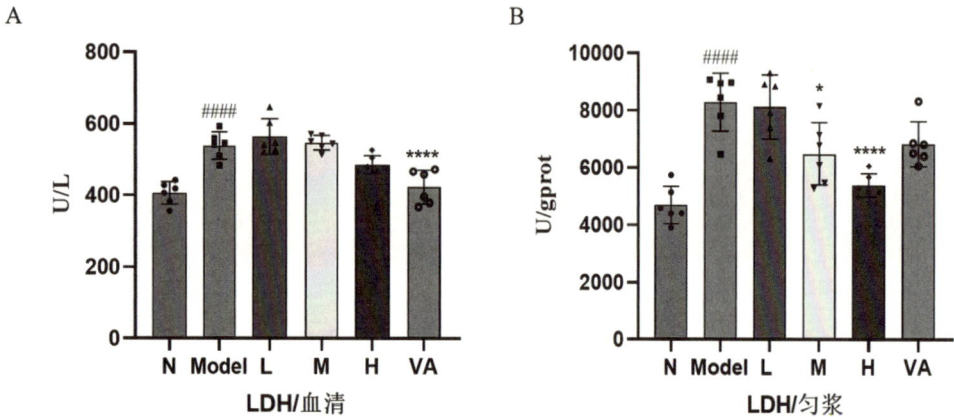

图 2-4-5　小鼠血清和组织匀浆中 LDH 的含量。与对照组相比，####$P<0.0001$；与模型组相比，*$P<0.05$，****$P<0.0001$。

如图 2-4-6 所示，与对照组相比，模型组血清及心脏组织匀浆 SOD 含量均显著降低，表明心肌细胞可能受到氧化应激的损害，抗氧化能力下降，心肌组织发生了纤维化。相较模型组，血瘀质膏中、高剂量组 SOD 含量有所上升，表明血瘀质膏可能增强了心肌细胞的抗氧化能力，减轻了氧化应激的损伤。

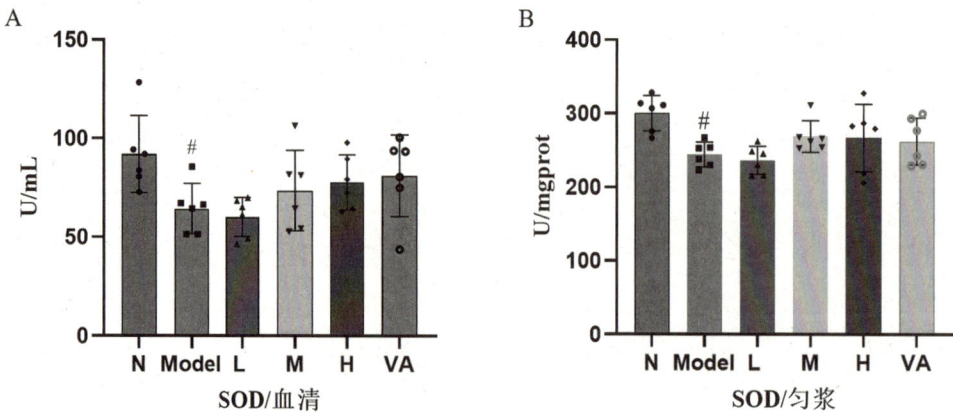

图 2-4-6　小鼠血清和组织匀浆中 SOD 的含量。与对照组相比，#$P<0.05$。

如图 2-4-7 A 所示，与对照组相比，模型组血清 CK-MB 的含量显著升高，表明心肌细胞膜受到了严重的损伤，CK-MB 从受损的心肌细胞释放到血清中。相较模型组，血瘀质膏高剂量组 CK-MB 水平显著下降，与阳性药缬沙坦氨氯地平组水平相当，这表明高剂量血瘀质膏能够有效降低心肌损伤，保护了细胞膜的完整性。如图 2-4-7 B 所示，与对照组相比，模型组心肌组织的 MDA 含量显著高于对照组，表明心肌组织中的脂质过氧化水平升高，这是心肌缺血（纤维化）的一个重要特征。与模型组相比，血瘀质膏组 MDA 水平呈剂量依赖性下降，表明血瘀质膏具有降低心肌组织中 MDA 含量的作用，从而可能减轻心肌缺血（纤维化）的程度。

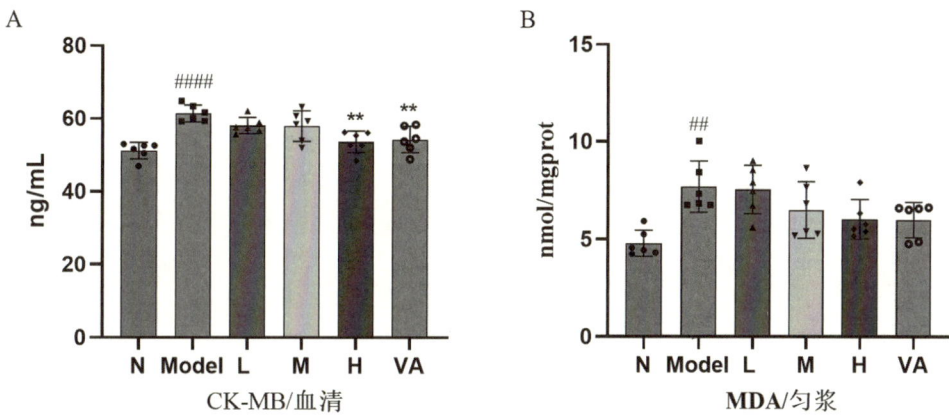

图 2-4-7　A 小鼠血清 CK-MB 的含量，B 小鼠心肌组织匀浆 MDA 的含量。与对照组相比，####$P<0.0001$；与模型组相比，**$P<0.01$。

四、血瘀质膏在 OGD/R 模型中对细胞的保护作用

1. 血瘀质膏对 H9C2 细胞的活力的影响

血瘀质膏对细胞活力的影响如图 2-4-8 A、B 所示，血瘀质膏浓度在 800 μg/mL 及更高浓度时显著抑制细胞活力（$P<0.05$），因此选择使用 600 μg/mL 和 200 μg/mL 作为高剂量和低剂量组的给药浓度进行后续实验。

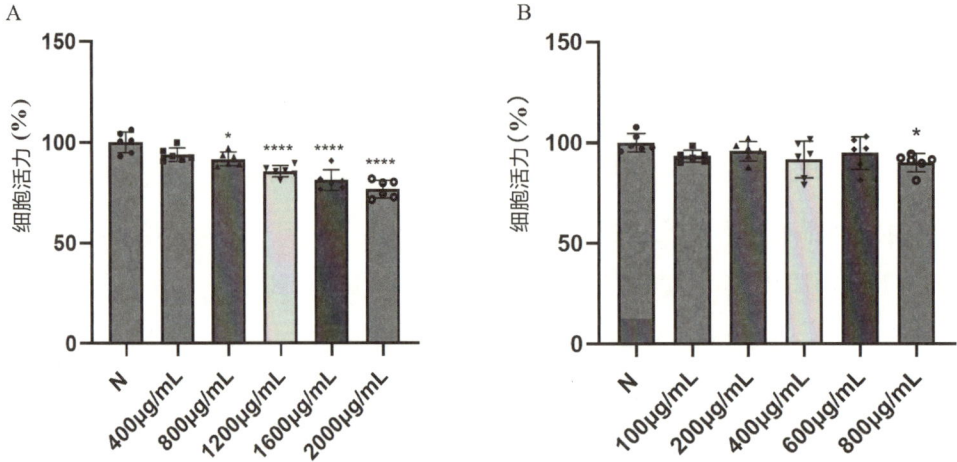

图 2-4-8   A、B 血瘀质膏对 H9C2 细胞活力的影响。与对照组相比，*$P<0.05$，****$P<0.001$。

2. 血瘀质膏对细胞 ROS 水平的影响

如图 2-4-9 所示，与对照组相比，模型组 ROS 水平显著升高（$P<0.001$），给予血瘀质膏干预之后 ROS 水平显著下降，并呈现出剂量依赖性，证明血瘀质膏可以在一定程度上保护细胞免受氧化应激的影响。

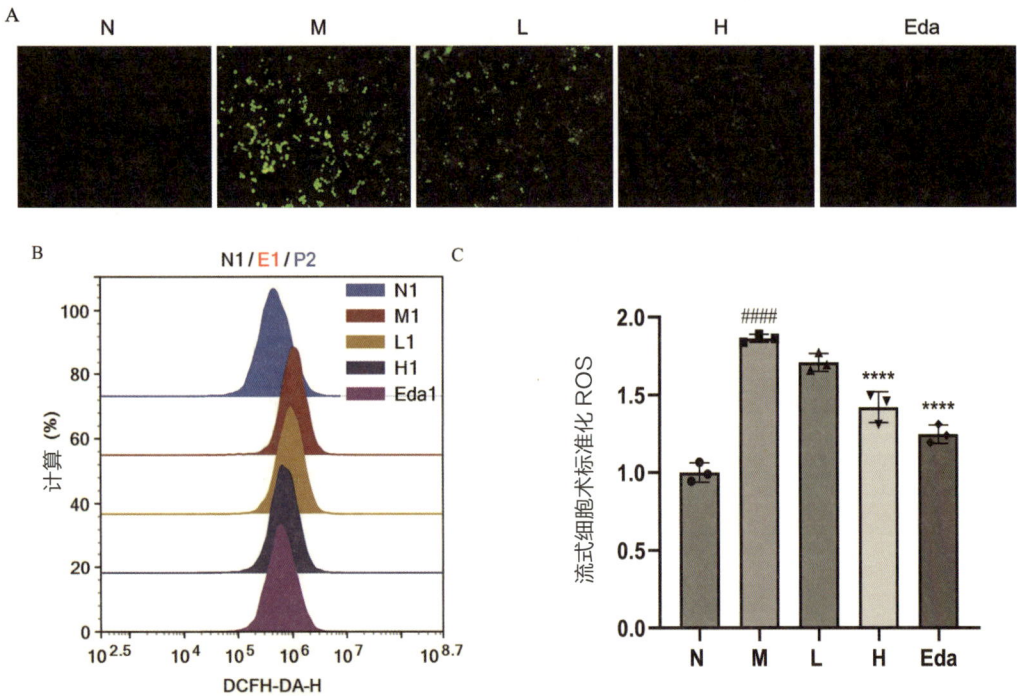

图 2-4-9   血瘀质膏对 H9C2 细胞活性氧水平的影响。A：ROS 荧光染色结果图；B、C：流式细胞术检测 ROS 结果图。与对照组相比，####$P<0.0001$，与模型组相比，****$P<0.001$。

3. 血瘀质膏对细胞线粒体形态的影响

如图 2-4-10 所示，正常组线粒体规则，呈均匀分布，模型组线粒体出现明显的分裂现象，线粒体形态异常，分布不均，给予血瘀质膏及缬沙坦氨氯地平干预后，线粒体分裂状态有所减轻，形态趋于正常，表明血瘀质膏具有保护细胞及改善线粒体形态的作用。

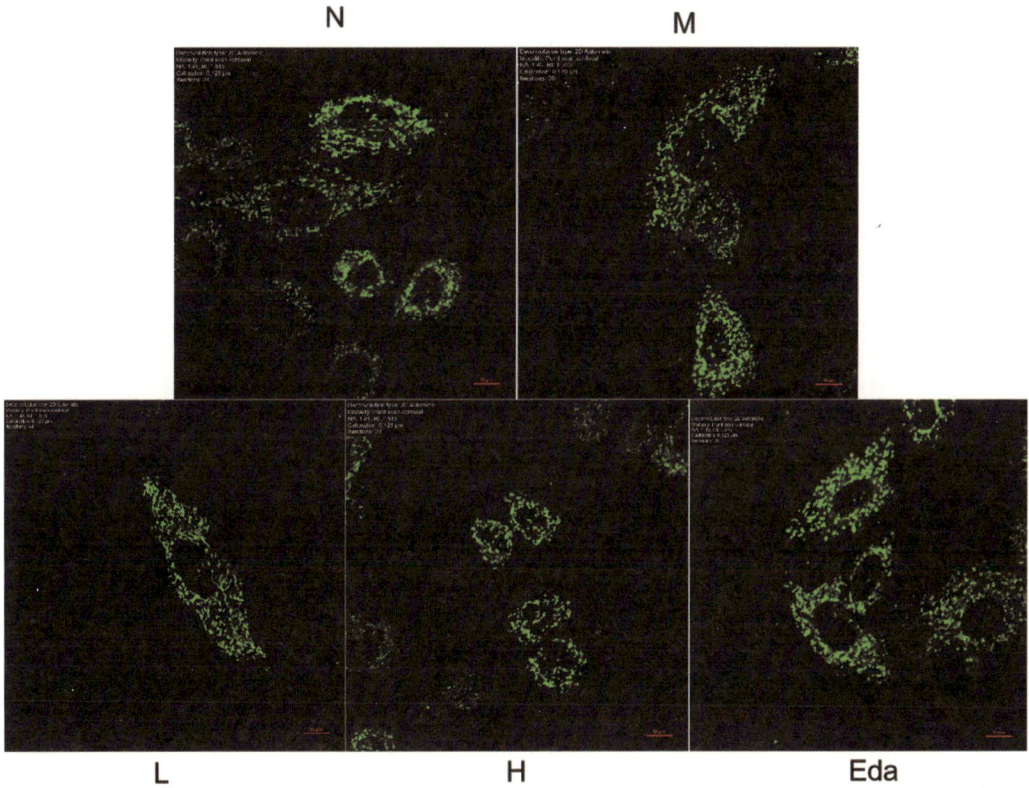

图 2-4-10　血瘀质膏对 H9C2 细胞线粒体形态的影响

第五节　实验讨论

研究从细胞、血清药理学、动物三个层面对血瘀质膏进行了系统评价，证明了其具有明显的改善心肌缺血（纤维化）的作用。

细胞层面：

（1）血瘀质膏干预之后 ROS 水平显著下降，并呈现出剂量依赖性，证明血瘀质膏可以在一定程度上保护细胞免受氧化应激的影响；

（2）给予血瘀质膏后，线粒体分裂状态有所减轻，形态趋于正常，表明血瘀质膏具有保护细胞及改善线粒体形态的作用。

血清药理学层面：

（1）血瘀质膏能够有效减轻心肌细胞损伤，有助于心肌细胞代谢的恢复；

（2）血瘀质膏可能增强了心肌细胞的抗氧化能力，减轻了氧化应激的损伤；

（3）血瘀质膏高剂量组 CK-MB 水平显著下降，与阳性药缬沙坦氨氯地平组水平相当，这表明高剂量血瘀质膏能够有效降低心肌损伤，保护了细胞膜的完整性。血瘀质膏组 MDA 水平呈剂量依赖性下降，表明血瘀质膏具有降低心肌组织中 MDA 含量的作用，从而可能减轻心肌缺血（纤维化）的程度。

动物层面：

（1）血瘀质膏低、中剂量组和阳性药组心脏指数显著降低（$P<0.05$ 或 $P<0.001$），血瘀质膏低剂量组和阳性药组心胫比显著降低（$P<0.01$ 或 $P<0.001$），血瘀质膏可部分缓解 ISO 诱导的心肌肥大。

（2）HE 染色后的病理切片显示，与模型组相比，血瘀质膏低、中、高剂量组心肌组织有明显改善，排列较为整齐，分布较为均匀，坏死细胞明显减少，心肌损伤程度明显降低。

（3）Masson 染色后的病理切片结果显示，与模型组相比，血瘀质膏低、中、高剂量组心肌细胞的肥大程度有明显改善，细胞体积和形态接近正常细胞，细胞间质胶原纤维增生情况得到明显减轻。

（4）Masson 染色后的病理切片结果显示，与模型组相比，血瘀质膏低、中、高剂量组心肌细胞的肥大程度有明显改善，细胞体积和形态接近正常细胞，细胞间质胶原纤维增生情况得到明显减轻。

附件：中国中医科学院中药研究所研究报告

产品名称	固正保和九体草本膏 – 血瘀质		
委托单位	固正保和中医药科技（成都）有限公司		
出品单位	成都固正保和堂健康管理有限责任公司		
产品规格	每袋 18 g	保质期	24 个月
生产日期	2024–07–24	生产批号	240721
研究内容	血瘀质膏改善心肌缺血（纤维化）的功能评价		
研究结论	研究从细胞、血清药理学、动物三个层面对血瘀质膏进行了系统评价，证明了其具有明显的改善心肌缺血（纤维化）的作用。 　　细胞层面：（1）血瘀质膏干预之后 ROS 水平显著下降，并呈现出剂量依赖性，证明血瘀质膏可以在一定程度上保护细胞免受氧化应激的影响；（2）给予血瘀质膏后，线粒体分裂状态有所减轻，形态趋于正常，表明血瘀质膏具有保护细胞及改善线粒体形态的作用。 　　血清药理学层面：（1）血瘀质膏能够有效减轻心肌细胞损伤，有助于心肌细胞代谢的恢复；（2）血瘀质膏可能增强了心肌细胞的抗氧化能力，减轻了氧化应激的损伤；（3）血瘀质膏高剂量组 CK–MB 水平显著下降，与阳性药缬沙坦氨氯地平组水平相当，这表明高剂量血瘀质膏能够有效降低心肌损伤，保护细胞膜的完整性。血瘀质膏组 MDA 水平呈剂量依赖性下降，表明血瘀质膏具有降低心肌组织中 MDA 含量的作用，从而可能减轻心肌缺血（纤维化）的程度。 　　动物层面：（1）血瘀质膏低、中剂量组和阳性药组心脏指数显著降低（$P<0.05$ 或 $P<0.001$），血瘀质膏低剂量组和阳性药组心胫比显著降低（$P<0.01$ 或 $P<0.001$），血瘀质膏可部分缓解 ISO 诱导的心肌肥大；（2）HE 染色后的病理切片显示，与模型组相比，血瘀质膏低、中、高剂量组心肌组织有明显改善，排列较为整齐，分布较为均匀，坏死细胞明显减少，心肌损伤程度明显降低；（3）Masson 染色后的病理切片结果显示，与模型组相比，血瘀质膏低、中、高剂量组心肌细胞的肥大程度有明显改善，细胞体积和形态接近正常细胞，细胞间质胶原纤维增生情况得到明显减轻；（4）Masson 染色后的病理切片结果显示，与模型组相比，血瘀质膏低、中、高剂量组心肌细胞的肥大程度有明显改善，细胞体积和形态接近正常细胞，细胞间质胶原纤维增生情况明显减轻。

第三章

案例研究

案例 1
血瘀质兼湿热质

（胃痛，腹胀，面色暗黄，胆绞痛，胆囊炎）

姓名：陈某某　　性别：女　　年龄：66 岁　　初诊时间：2020 年 7 月 17 日

一、主诉： 间断胃痛、腹胀 2 月余。

二、病史资料： 患者间断性胃脘隐痛 2 月余，腹胀，下午明显；两胁闷胀、隐痛；睡眠较差，怕热，口干，多汗，记忆力下降；面色暗黄，面部老年斑，大便不成形。舌淡紫，苔黄白厚腻，脉弦，按之无力。

三、西医诊断： 慢性胃炎，胆囊炎，骨质疏松，骨质增生，肾结石，口腔包块切除术后。

四、体质辨识报告

表 3-1-1　体质辨识结论图表

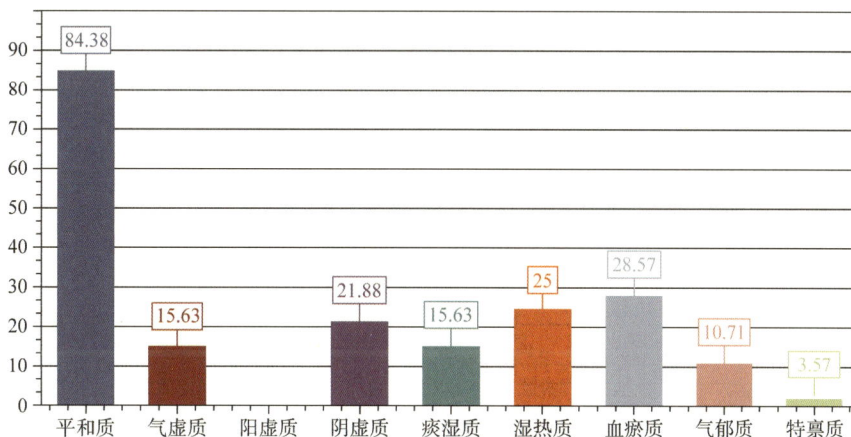

体质类型	分值
平和质	84.38
气虚质	15.63
阳虚质	
阴虚质	21.88
痰湿质	15.63
湿热质	25
血瘀质	28.57
气郁质	10.71
特禀质	3.57

表 3-1-2　舌象结论

舌色	局部特征		苔色	苔质				舌形			
	边尖红	瘀点瘀斑		厚薄	腻	腐	苔剥	胖瘦	齿痕	点刺	裂纹
舌淡紫	无	无	苔黄白相兼	厚	有	无	无	胖	有	无	无

表 3-1-3　脉象结论

	脉位	脉率（次/分）	脉节律	脉力	紧张度	流利度	脉名
右手关部	中	71	齐	无力	弦	无滑、涩特征	脉虚弦

五、体质报告结论：血瘀质兼湿热质。

六、体质分析

血瘀质：该患者近 2 个月间断出现胃脘隐痛，面部有老年斑，有骨质增生、肾结石、口腔包块切除术后病史。舌淡紫，脉弦，按之无力。通过患者症状分析及诊断，考虑为血瘀质。

湿热质：该患者两胁闷胀、隐痛；口干，大便不成形，有胆绞痛、胆囊炎病史，苔黄白厚腻，脉按之无力。通过患者症状分析及诊断，考虑为湿热质。

七、调体方案

早空腹：湿热质膏方。

晚睡前：血瘀质膏方。

一次 1 袋（18 g），一日两次，3 个月为一周期。

{饮食禁忌}血瘀体质的人宜少食生冷、寒凉、酸涩等容易凝滞血脉的食物，如冷饮、冰冻食品、荸荠、冬瓜、绿豆、梨子、柿子、田螺、螺蛳等；湿热体质的人宜少食辛辣燥烈、大热大补，易助长人体湿热的食物，如烧烤、辣椒、生姜、大蒜、狗肉、羊肉、牛肉等温热之品。

{个体化调养建议}起居有常，注意避寒祛湿，加强户外运动调养；保持情绪舒畅，心情愉悦，配合足三里、血海、阴陵泉、曲池等穴位艾灸调理。

八、复诊

该患者体质倾向于血瘀质和湿热质，通过近 4 年的体质调理，症状较前好转。患者定期复查体质，因其年龄已过 65 岁，故按老年人体质标准评估。最近一次复查体质基本为平和质，但有阴虚质倾向，整体偏颇体质较为平衡。

表 3-1-4　复查体质辨识结论图表

复诊时间：2024 年 6 月 6 日

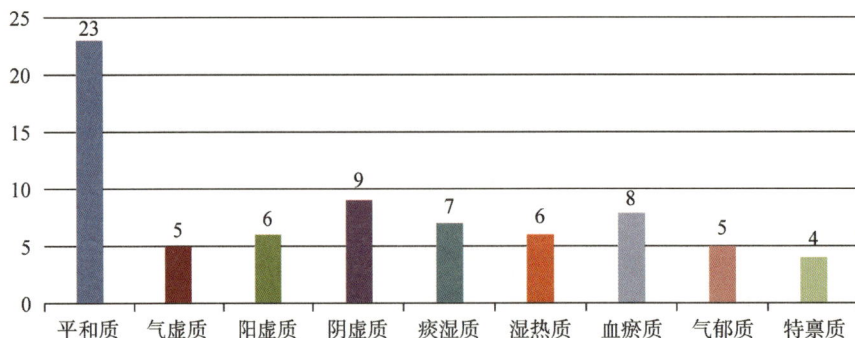

九、疗效反馈

调理 3 个月：胃痛较前稍有改善，腹胀好转。

坚持调理：睡眠较前改善，目前睡眠尚可；自觉身体状态好，面部较前红润有光泽；两胁闷胀、隐痛感较前明显缓解。

反馈视频二维码

十、体会

该患者血瘀质和湿热质明显，湿热易阻遏中焦，损伤脾胃，则脾失健运，湿滞不化，蕴于肝胆，使肝失疏泄和胆汁排泄不畅而发为胆囊炎，故出现两胁闷胀、隐痛。正如《灵枢·胀论篇》所载"胆胀者，胁下胀痛，口中苦，善太息"，而"脾胃为气血化生之源"，考虑患者血瘀为脾胃受损，气血化生乏源，日久气不行血，致使血脉不通，不通则痛，故胃脘隐痛；血脉不通日久则易导致血瘀，故出现面部老年斑等。所以该患者在调理上宜活血化瘀、清热利湿，而使用血瘀体质膏方和湿热体质膏方能有效改善症状，通过 4 年的体质调理，患者反馈症状较前明显好转，身体整体状况良好，体质也基本为平和质，可见体质调理需长期坚持。

案例 2
气虚质兼血瘀质

（反复腹痛呕吐，心慌心累，睡眠障碍，尿频尿急，大便不成形）

姓名：陈某某　　性别：女　　年龄：72 岁　　初诊时间：2023 年 10 月 30 日

一、主诉：反复腹痛呕吐 1 年余。

二、病史资料：患者反复出现腹痛、呕吐，夏季洗碗、洗衣服时遇冷水时易呕吐；冬季亦会呕吐，常年服用"胃药"但改善不明显；心慌、心累；睡眠障碍，易醒，醒后难以入睡；尿频、尿急，有时尿失禁；大便稀溏、不成形。舌淡红，舌体胖大，边有齿痕，中有裂纹，苔薄白，脉缓弦。

三、西医诊断：慢性胃炎，肠粘连，高血压，冠心病，睡眠障碍，骨质疏松，肺气肿术后。

用药：苯磺酸氨氯地平片（1 粒 / 天）。

四、体质辨识报告

表 3-2-1　体质辨识结论图表

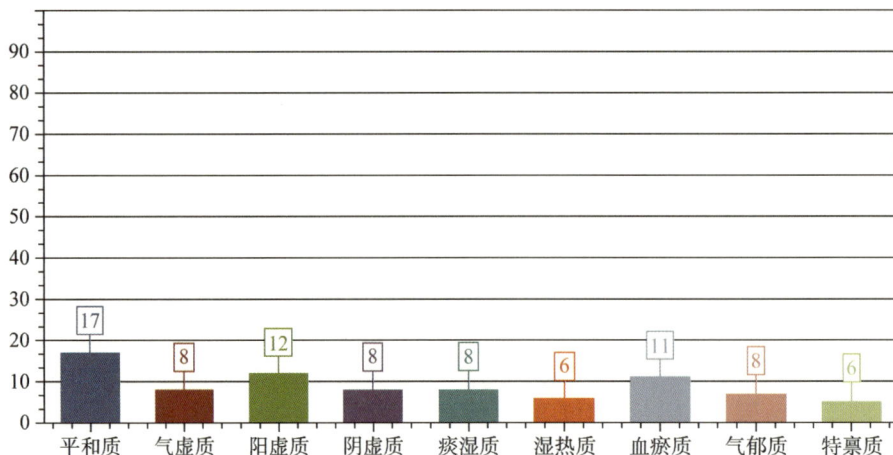

表 3-2-2　舌象结论

舌色	局部特征		苔色	苔质				舌形			
	边尖红	瘀点瘀斑		厚薄	腻	腐	苔剥	胖瘦	齿痕	点刺	裂纹
舌淡红	无	无	苔白	厚	有	无	无	胖	有	无	无

表 3-2-3　脉象结论

	脉位	脉率（次/分）	脉节律	脉力	紧张度	流利度	脉名
右手关部	中	65	齐	中	弦	无滑、涩特征	脉缓弦

五、体质报告结论：阳虚质兼血瘀质（根据患者症状及诊断考虑优先调理气虚质和血瘀质）。

六、体质分析

气虚质：该患者反复出现腹痛、呕吐，心慌、心累；大便稀溏、不成形。舌体胖大，苔薄白。通过患者症状分析，考虑为气虚质。

血瘀质：该患者腹痛，既往有高血压、冠心病、肺气肿手术病史，脉缓弦。通过患者症状分析及诊断，考虑为血瘀质。

七、调体方案

早空腹：气虚质膏方。

晚睡前：血瘀质膏方。

一次 1 袋（18 g），一日两次，3 个月为一周期。

{饮食禁忌}气虚体质的人宜少食生冷性凉、油腻厚味、辛辣刺激等容易耗气破气的食物，如冰冻食品、薄荷、香菜、胡椒、大蒜、柚子、槟榔等；血瘀体质的人宜少食生冷、寒凉、酸涩等容易凝滞血脉的食物，如冷饮、冰冻食品、荸荠、冬瓜、绿豆、梨子、柿子、田螺、螺蛳等。

{个体化调养建议}起居有常，温暖舒适，适量运动，"形劳而不倦"，配合太极站桩；保持情绪舒畅，心情愉悦，配合气海、关元、足三里、血海、太冲等穴位艾灸调理。

八、复诊

该患者体质倾向于阳虚质及血瘀质，但根据患者症状及诊断考虑调理气虚质和血瘀质，通过 1 年的体质调理，症状较前好转。患者定期复查体质。最近一次复查显示基本为平和质，倾向于痰湿质，血瘀质数值较前明显下降，平和质数值较前升高。

表 3-2-4　复查体质辨识结论图表

复诊时间：2024 年 11 月 25 日

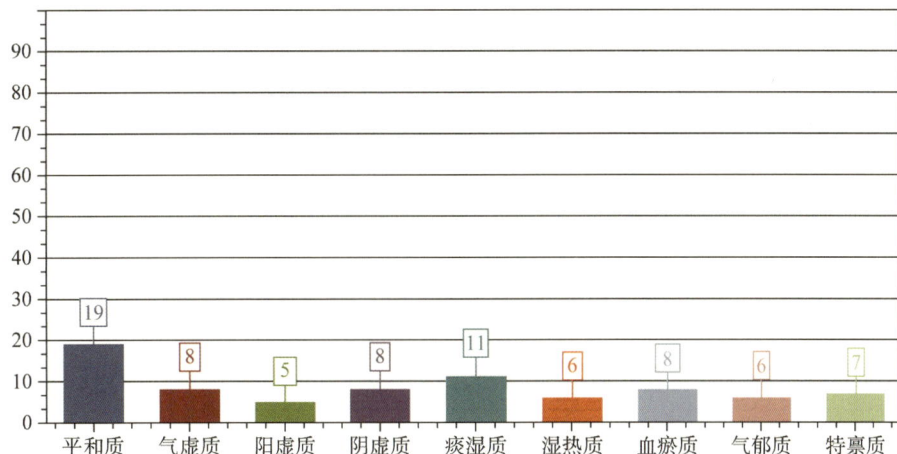

表 3-2-5　复查舌象结论

复诊时间：2024 年 11 月 25 日

舌色	局部特征		苔色	苔质				舌形			
	边尖红	瘀点瘀斑		厚薄	腻	腐	苔剥	胖瘦	齿痕	点刺	裂纹
舌淡紫	无	无	苔黄白相兼	厚	有	无	无	胖	无	无	有

表 3-2-6   复查脉象结论

复诊时间：2024 年 11 月 25 日

	脉位	脉率（次 / 分）	脉节律	脉力	紧张度	流利度	脉名
右手关部	中	76	不齐	无力	弦	无滑、涩特征	脉虚弦结

九、疗效反馈

坚持调理：患者胃部不适较前改善，突然呕吐、腹痛较前缓解；尿频、尿急较前明显改善；睡眠质量明显提升，睡眠时间较前增加，现可以睡到早晨 4-6 点才醒；心慌、心累情况改善；大便成形，1 天 1 次。

反馈视频二维码

十、体会

该患者体质中的阳虚质和血瘀质明显，但根据患者症状以及诊断考虑调理气虚质和血瘀质，气虚和阳虚往往易同时并见，正所谓"正气存内，邪不可干"。需扶人体正气，提高患者自愈能力，才能让患者通过自身调节，调理人体阴阳气血平衡，从而改善患者阳虚质。患者气虚考虑以脾胃气虚为主，脾胃为后天之本，主运化水谷精微，是气血生化之源。当脾胃气虚时，运化功能减弱，水谷精微不能有效输布，导致腹部脏腑失养，从而引发腹痛。脾胃气虚还可能导致胃气上逆，出现呕吐症状。同时，在中医理论中，气机升降有序是维持人体正常生理功能的基础。当气虚时，气机升降失常，清浊不分，混杂而下，走于大肠，则发为泄泻；逆于上，则发为呕吐。这一病机与《素问·阴阳应象大论》中的论述相符，即"清气在下，而生飧泄；浊气在上，而生胀，此阴阳之反作，病之逆从也"。气虚导致心血不足，心主血脉，需要充足的气血来濡养。当气虚时，心血生化无源，心血不足，心失所养，就会出现心慌、心悸、心累等症状。正如《医学正传·怔忡惊悸健忘证》所言："怔忡者，此心血不足也。"且患者有高血压、冠心病、肺气肿术后等慢性病史，久病必瘀，阻滞脉络，血脉不通，不通则痛，故亦可出现腹痛症状。该患者在调理上宜补气健脾、活血化瘀，使用气虚体质膏方和血瘀体质膏方能有效缓解患者症状。体质调理是一个漫长的过程，故需要有持之以恒的信心，长期坚持才能取得令自己满意的效果。

案例 3
痰湿质兼血瘀质

（下肢静脉曲张，失眠，便秘，面色晦暗，老年斑）

姓名：陈某某　　　性别：女　　　年龄：65 岁　　　初诊时间：2019 年 7 月 13 日

一、主诉：下肢静脉曲张 10 年余，失眠数月。

二、病史资料：患者下肢静脉曲张 10 年余，下肢静脉迂曲紫暗；睡眠障碍，睡眠时长 2~3 小时，易惊醒，醒后难以入睡，盗汗，汗多需更换衣物，打鼾，夜尿多，2~4 次 / 晚；精神状态欠佳，疲劳乏力，胸闷，气短，心慌，口干；耳鸣，抑郁；面色晦暗、无光泽；手部老年斑明显；皮肤干燥，关节疼痛；便秘，数日排便 1 次，便秘难解，需要番泻叶或通便药物辅助排便；舌暗红，舌体胖大，中有裂纹，苔白厚腻，脉弦，按之无力。

三、西医诊断：下肢静脉曲张，睡眠障碍，骨质增生，慢性胃炎，子宫肌瘤。

四、体质辨识报告

表 3-3-1　体质辨识结论图表

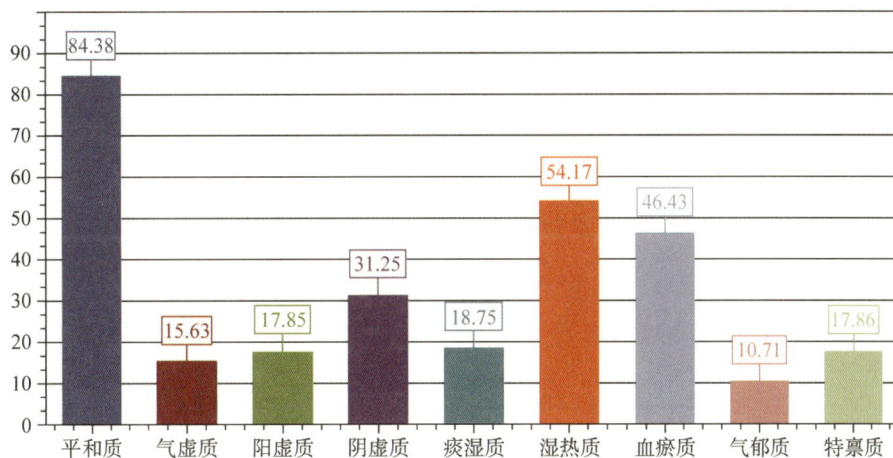

表 3-3-2　舌象结论

舌色	局部特征		苔色	苔质				舌形			
	边尖红	瘀点瘀斑		厚薄	腻	腐	苔剥	胖瘦	齿痕	点刺	裂纹
舌暗红	无	无	苔白	厚	有	无	无	胖	无	无	有

表 3-3-3　脉象结论

	脉位	脉率（次/分）	脉节律	脉力	紧张度	流利度	脉名
右手关部	中	79	齐	无力	弦	无滑、涩特征	脉弦

五、体质报告结论：湿热质兼血瘀质（根据患者症状及诊断考虑调理痰湿质和血瘀质）。

六、体质分析

痰湿质：该患者精神状态欠佳，疲劳乏力，胸闷，气短，心慌，舌体胖大，中有裂纹，苔白厚腻，脉弦，按之无力。通过患者症状分析并结合舌脉象，考虑为痰湿质。

血瘀质：该患者下肢静脉曲张 10 年余，下肢静脉迂曲紫暗；面色晦暗、无光泽，手部老年斑明显；关节疼痛；有骨质增生、子宫肌瘤病史，舌暗红，脉弦，按之无力。通过患者症状分析及诊断，考虑为血瘀质。

七、调体方案

早空腹：痰湿质膏方。

晚睡前：血瘀质膏方。

一次 1 袋（18 g），一日两次，3 个月为一周期。

{饮食禁忌}痰湿体质的人宜少食甜的、油腻、肥甘厚味等容易助湿生痰的食物，如高糖饮料、饴糖、李子、石榴、大枣、枇杷、肥肉等；血瘀体质的人宜少食生冷、寒凉、酸涩等容易凝滞血脉的食物，如冷饮、冰冻食品、荸荠、冬瓜、绿豆、梨子、柿子、田螺、螺蛳等。

{个体化调养建议}起居有常，温暖舒适，加强户外运动调养；保持情志舒畅，心情愉悦；配合足三里、丰隆、血海等穴位艾灸理疗。

八、复诊

该患者体质倾向于湿热质和血瘀质，但根据患者症状及诊断考虑调理痰湿质和血瘀质，通过调理痰湿质亦可改善湿热质。通过 5 年的体质调理，患者各症状较前好转，定期复查体质，患者年龄已过 65 岁，故按老年人体质辨识标准评估，最近一次复查基本为平和质，倾向于痰湿质。

表 3-3-4　复查体质辨识结论图表

复诊时间：2024 年 11 月 22 日

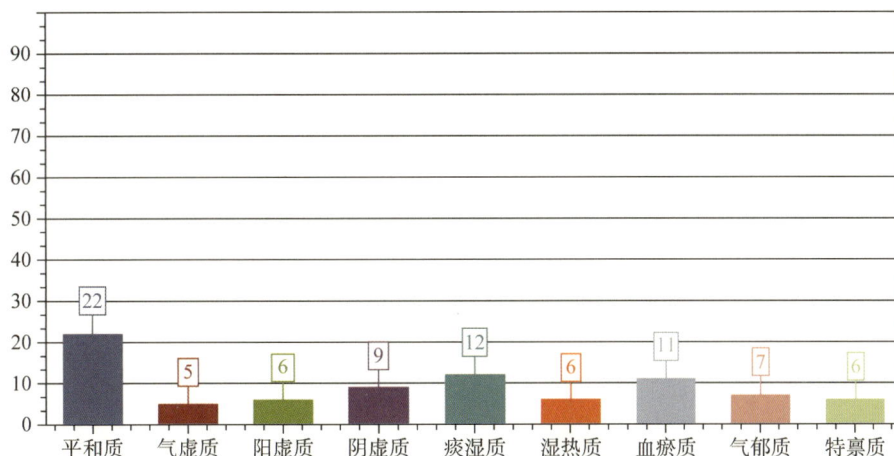

表 3-3-5　复查舌象结论

舌色	局部特征		苔色	苔质				舌形			
	边尖红	瘀点瘀斑		厚薄	腻	腐	苔剥	胖瘦	齿痕	点刺	裂纹
舌淡红	无	无	苔白	厚	有	无	无	胖	有	无	无

表 3-3-6　复查脉象结论

	脉位	脉率（次／分）	脉节律	脉力	紧张度	流利度	脉名
右手关部	中	73	齐	中	弦	无滑、涩特征	脉弦

九、疗效反馈

坚持调理：患者现在面色红润、有光泽；手部老年斑淡化，部分已基本消失；精神状态明显改善，精力充沛；睡眠较前改善，夜间惊醒后易入睡，睡眠时间达 5 小时以上；下肢静脉曲张基本消失；免疫力较前提高；便秘较前明显好转，现大便基本正常，定时早晨 6 点排便。

反馈视频二维码

十、体会

患者血瘀质明显，血瘀易影响气血运行，下肢静脉曲张在中医外科学中称为"筋瘤"，《外科正宗》中描述："筋瘤者，坚而色紫，垒垒青筋，盘曲甚者结若蚯蚓。"中医学认为该病与气血不足和气滞血瘀的综合作用有关，气血不足导致血液运行不畅，气滞血瘀则进一步加重静脉的扩张和迂曲。治疗上需综合考虑，既要补益气血，又要活血化瘀。而患者痰湿质明显，痰湿壅盛，阻遏中焦脾胃，脾失运化，水液代谢失常，困阻四肢，且湿性重浊，易袭阴位，故可出现胸闷、气短、乏力、下肢肿胀等症状。该患者在调理上宜健脾化痰利湿、补气活血化瘀，使用痰湿体质膏方和血瘀体质膏方能有效缓解患者症状。长期坚持体质调理，及时复诊调整方案，患者通过 5 年的体质调理，病症较前明显好转。

案例 4
气虚质兼血瘀质

（高血压，痛风，肝囊肿，秃顶，疲劳乏力，急躁易怒）

姓名：丁某某　　性别：男　　年龄：68 岁　　初诊时间：2021 年 7 月 21 日

一、主诉：高血压 20 年，痛风 10 年余。

二、病史资料：患者高血压 20 年，平素血压控制不佳，血压波动在（150-170）/90 mmHg；痛风 10 年余，发作频繁，每月发作 3-4 次，发作时表现为关节针刺样疼痛，影响行走、睡眠，口服降尿酸药后需 3-4 天缓解；2010 年住院 4 次后，患者易疲劳乏力、气喘，活动后明显；面色黧黑；口臭；手指甲可见黑色竖纹；睡眠障碍，经常失眠，遇事后入睡困难，夜尿次数多，6-7 次 / 晚；平素情绪急躁易怒，腹部肥大（啤酒肚）；头顶掉发明显，基本秃顶；长期吸烟饮酒；舌淡红，舌体胖大，苔白厚腻，舌下静脉紫暗、增粗，脉结弦。

三、西医诊断：高血压，痛风，心律不齐，慢性胃溃疡，便秘，骨质疏松，下肢静脉曲张，双膝关节腔积液，肝囊肿。

四、体质辨识报告

表 3-4-1　体质辨识结论图表

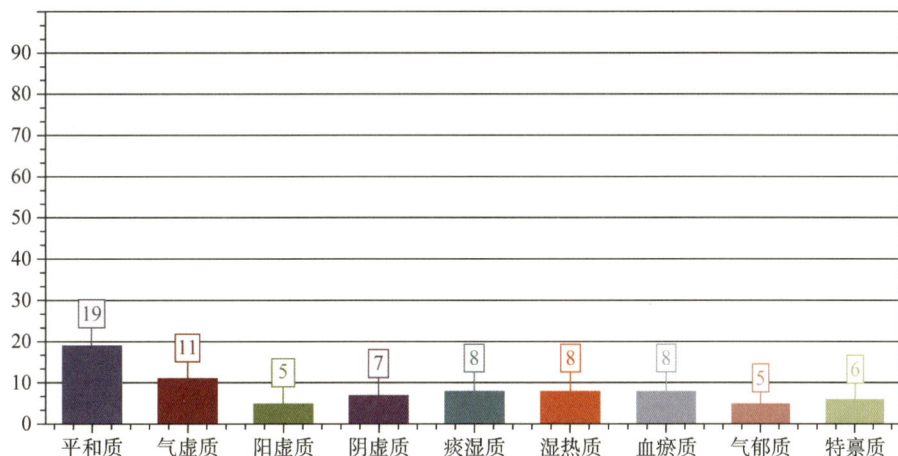

表 3-4-2　舌象结论

舌色	局部特征		苔色	苔质				舌形			
	边尖红	瘀点瘀斑		厚薄	腻	腐	苔剥	胖瘦	齿痕	点刺	裂纹
舌淡红	无	无	苔白	厚	有	无	无	胖	无	无	无

表 3-4-3　脉象结论

	脉位	脉率（次/分）	脉节律	脉力	紧张度	流利度	脉名
右手关部	中	59	不齐	有力	弦	无滑、涩特征	脉结弦

五、体质报告结论： 气虚质兼血瘀质。

六、体质分析

气虚质：该患者 2010 年住院 4 次后，易疲劳乏力、气喘，活动后明显；头顶掉发明显，基本秃顶。通过症状分析，考虑为气虚质。

血瘀质：该患者面色黧黑；手指甲黑色竖纹；痛风发作频繁；曾有高血压、动脉硬化、下肢静脉曲张、肝囊肿等病史；舌下静脉紫暗、增粗，脉结弦。通过症状分析并结合诊断，考虑为血瘀质。

七、调体方案

早空腹：气虚质膏方。

晚睡前：血瘀质膏方。

一次 1 袋（18 g），一日两次，3 个月为一周期。

{饮食禁忌}气虚体质的人宜少食生冷性凉、油腻厚味、辛辣刺激等容易耗气破气的食物，如冰冻食品、薄荷、香菜、胡椒、大蒜、柚子、槟榔等；血瘀体质的人宜少食生冷、寒凉、酸涩等容易凝滞血脉的食物，如冷饮、冰冻食品、荸荠、冬瓜、绿豆、梨子、柿子、田螺、螺蛳等。

{个体化调养建议}起居有常，温暖舒适，注意避风寒，适度运动，保持"形劳而不倦"，配合太极站桩；保持心情愉快，心境平和；配合关元、气海、太冲、血海等穴位艾灸理疗。

八、复诊

该患者体质倾向于气虚质和血瘀质，通过3年多的体质调理，各症状较前明显好转；最近一次复查体质，患者倾向于痰湿质和血瘀质，气虚质数值较前明显下降，但血瘀质数值较前略升高，平和质则基本不变。

表 3-4-4　复查体质辨识结论图表

复诊时间：2024 年 9 月 25 日

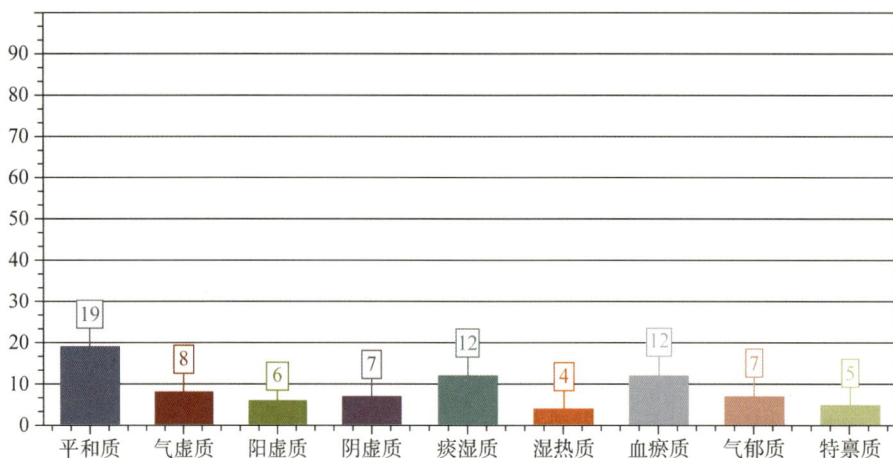

表 3-4-5　复查舌象结论

舌色	局部特征		苔色	苔质				舌形			
	边尖红	瘀点瘀斑		厚薄	腻	腐	苔剥	胖瘦	齿痕	点刺	裂纹
舌淡红	无	无	苔黄	厚	有	无	无	胖	无	无	有

表 3-4-6　复查脉象结论

	脉位	脉率（次/分）	脉节律	脉力	紧张度	流利度	脉名
右手关部	中	64	不齐	无力	弦	滑	脉虚弦结滑

九、反馈

调理体会：夜尿次数较前明显减少，目前 1-2 次 / 晚；面色较前红润；口臭较前好转；睡眠较前好转，情绪较前改善，不易生气，情绪比较平和；肝囊肿较去年缩小。

反馈视频二维码

调理 1 年后：头顶长出头发；精神状态、疲劳乏力、气喘较前明显改善，以前只要爬楼梯就气喘，现在可以负重 25-30kg 轻松上楼；手指甲竖纹颜色淡化；痛风发作频率减少，同时疼痛感明显减轻，基本无明显红肿，配合药物 1-2 天症状基本消失。

调理 2 年后：血压保持稳定，波动在（120-130）/80 mmHg；体检血常规2021 年有 10 项不合格，经过 2 年的调理现目前只有 3 项不合格(如图 3-4-1 所示)。

2021 年血常规：

2023 年血常规：

图 3-4-1　血常规对比

十、体会

《血证论·阴阳水火气血论》中说："运血者，即是气。"因此，气的充盛，气机调畅，气行则血行，血液的正常运行得以保证。反之，气的亏少则无力推动血行，或气机郁滞不通则不能推动血行，都能够产生血瘀的病变。该患者基础疾病多，且患者为老年男性，年老体虚，气虚则推动无力，血行不畅，日久血脉不通，则易化生瘀血，不通则痛，故痛风明显，且患者长期吸烟饮酒，饮食不节，湿热内蕴，日久亦可致痛风；患者平素情绪急躁易怒，情志不畅，《黄帝内经》曰："人少气，时欲怒"，人在气虚时容易动怒。气虚可能导致心神不宁，从而引发急躁易怒的情绪。且在《素问·阴阳应象大论》和《素问·五运行大论》均有"怒伤肝，悲胜怒"的说法。怒伤肝，气血逆乱，故血压波动明显。

该患者气虚质和血瘀质明显，"脾胃为气血化生之源"，故调理上宜益气健脾、活血化瘀，所以使用气虚体质膏方和血瘀体质膏方以改善患者症状，配合饮食、运动调养以及情志调摄，长期坚持一定会取得理想调理效果。

案例 5
血瘀质兼痰湿质

（脑梗死，高血压，面部、下肢水肿，反酸、烧心）

姓名：高某某　　性别：女　　年龄：80 岁　　初诊时间：2022 年 6 月 9 日

一、**主诉**：脑梗死后血压升高 5 年余。

二、**病史资料**：2018 年突发脑梗死后血压升高，最高血压不详，平素血压控制不佳；面部、眼睑水肿，下肢水肿；肤色暗黄、老年斑；记忆力下降，耳鸣；反酸、烧心，大便不成形；四肢不温，肢体麻木；舌淡红，舌体胖大，边有齿痕，苔黄白厚腻，脉弦促，按之无力。

三、**西医诊断**：脑梗死，高血压，冠心病，耳鸣，反流性食管炎。

四、体质辨识报告

表 3-5-1　体质辨识结论图表

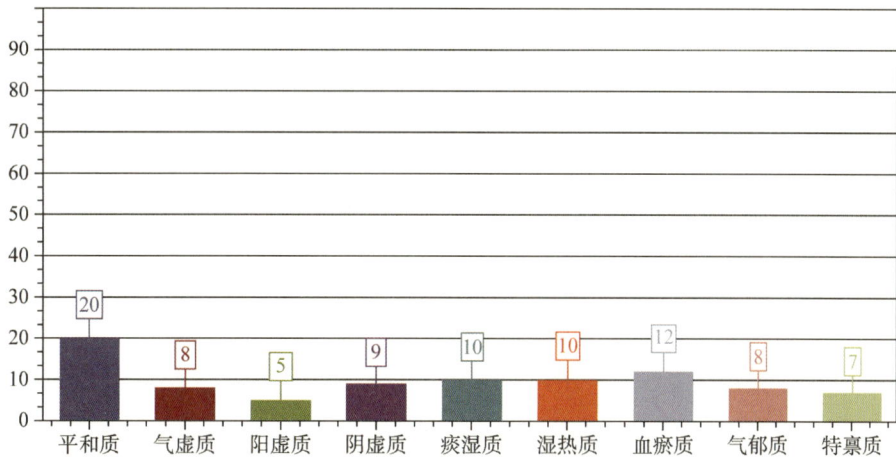

表 3-5-2　舌象结论

舌色	局部特征		苔色	苔质				舌形			
	边尖红	瘀点瘀斑		厚薄	腻	腐	苔剥	胖瘦	齿痕	点刺	裂纹
舌淡红	无	无	苔黄白相兼	厚	有	无	无	胖	有	无	无

表 3-5-3　脉象结论

	脉位	脉率（次/分）	脉节律	脉力	紧张度	流利度	脉名
右手关部	中	92	不齐	无力	弦	无滑、涩特征	脉促而弦

五、体质报告结论：血瘀质兼痰湿质。

六、体质分析

血瘀质：该患者 2018 年突发脑梗死后血压升高，最高血压不详，平素血压控制不佳；肤色暗黄、老年斑；肢体麻木，脉弦促，按之无力。有脑梗死、高血压、心脏病病史。通过患者症状分析及诊断，考虑为血瘀质。

痰湿质：该患者面部、眼睑水肿，下肢水肿；舌体胖大，边有齿痕，苔白厚腻，脉弦促，按之无力。通过患者症状分析，考虑为痰湿质。

七、调体方案

早空腹：痰湿质膏方。

晚睡前：血瘀质膏方。

一次1袋（18g），一日两次，3个月为一周期。

{饮食禁忌}痰湿体质的人宜少食甜的、油腻、肥甘厚味等容易助湿生痰的食物，如高糖饮料、饴糖、李子、石榴、大枣、枇杷、肥肉等；血瘀体质的人宜少食生冷、寒凉、酸涩等容易凝滞血脉的食物，如冷饮、冰冻食品、荸荠、冬瓜、绿豆、梨子、柿子、田螺、螺蛳等。

{个体化调养建议}起居有常，温暖舒适，做中等量运动，保持"形劳而不倦"，配合太极站桩；保持情绪舒畅，心情愉悦，心境平和，配合足三里、阴陵泉、丰隆、血海等穴位艾灸理疗。

八、复诊

该患者体质倾向于血瘀质和痰湿质，通过2年多的体质调理，症状较前好转；患者定期复查体质，最近一次复查显示基本为平和质，倾向于痰湿质，血瘀质数值较前下降，平和质数值较前升高。

表 3-5-4　复查体质辨识结论图表

复诊时间：2024 年 10 月 25 日

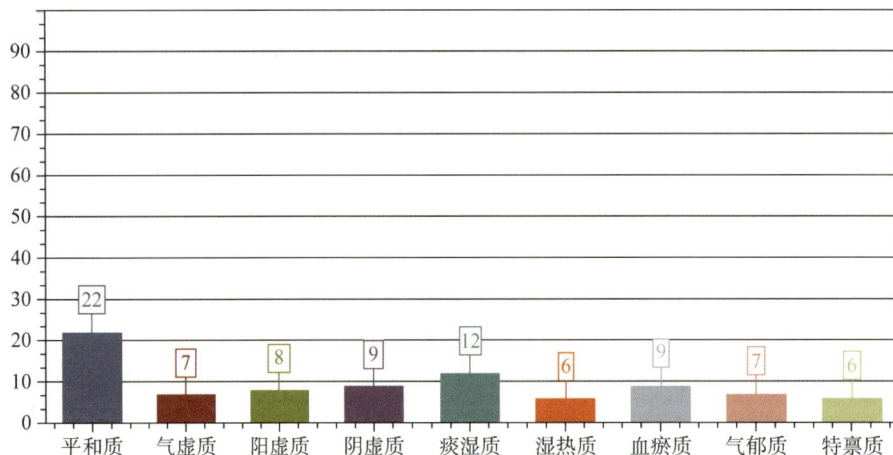

表 3-5-5　复查舌象结论

舌色	局部特征		苔色	苔质				舌形			
	边尖红	瘀点瘀斑		厚薄	腻	腐	苔剥	胖瘦	齿痕	点刺	裂纹
舌淡紫	无	无	苔黄白相兼	厚	有	无	无	胖	无	无	有

表 3-5-6　复查脉象结论

	脉位	脉率（次/分）	脉节律	脉力	紧张度	流利度	脉名
右手关部	中	81	齐	中	弦	无滑、涩特征	脉弦

九、疗效反馈

坚持调理：患者面部、眼睑及下肢的水肿较前明显好转；反酸、烧心症状消失；现血压控制较稳定，控制在 140/60 mmHg 左右。

反馈视频二维码

十、体会

中医认为，脑梗的发生与发展是由于气血不和、脏腑功能失调、经络阻塞造成的。风、火、痰、瘀等病理因素相互作用，会导致气血逆乱，上冲于脑，进而引发脑梗。其中，"风"指外邪侵袭，如寒邪、热邪等，《素问·风论》："风者，百病之长也，至其变化，乃为他病，无常方"，在《黄帝内经》中，"风"被视为百病之长，即所有疾病中最为先导和重要的因素。"火"指体内阴阳失衡，火热内生；"痰"和"瘀"则是气血运行不畅形成的病理产物。脑梗后，这些病理因素可能持续存在或进一步加剧，导致血压升高。而该患者为高龄女性，各脏腑功能明显减退，故极易因各种原因导致脑梗，故该患者为气血逆乱后气血运行不畅，导致血脉不通，瘀血凝滞，故血压高。该患者血瘀质和痰湿质明显，痰湿壅盛，湿性重浊，故湿邪停于哪个部位，则该部位易肿胀，故患者出现面部、眼睑以及下肢水肿等；痰湿壅盛，损伤中焦脾胃，导致脾胃运化失常，故反酸、烧心等。在调理上宜化痰利湿、活血化瘀，长期使用痰湿体质膏方和血瘀体质膏方能有效缓解水肿、控制血压。可见体质调理对于慢性病的控制颇有效果。

案例6
阴虚质兼血瘀质

（失眠，疲乏，精神差，严重便秘）

姓名：龚某某　　　性别：女　　　年龄：74岁　　　初诊时间：2022年7月6日

一、主诉：失眠、疲乏1年余。

二、病史资料：睡眠障碍，入睡困难，需口服安眠药入睡；疲劳乏力，活动后明显，下午精神萎靡；颈腰部酸软、疼痛；眼干，喉间有痰，痰多；便秘，色黑，3-4天排便1次，偶有大便排泄不畅、黏滞不爽、粘马桶；舌淡红，舌体胖大，边有齿痕，中有裂纹，苔黄白厚腻，脉缓弦。

三、西医诊断：睡眠障碍，高血压，糖尿病（20余年），高脂血症，慢性呼吸道疾病，严重便秘，子宫肌瘤。

四、体质辨识报告

表3-6-1　体质辨识结论图表

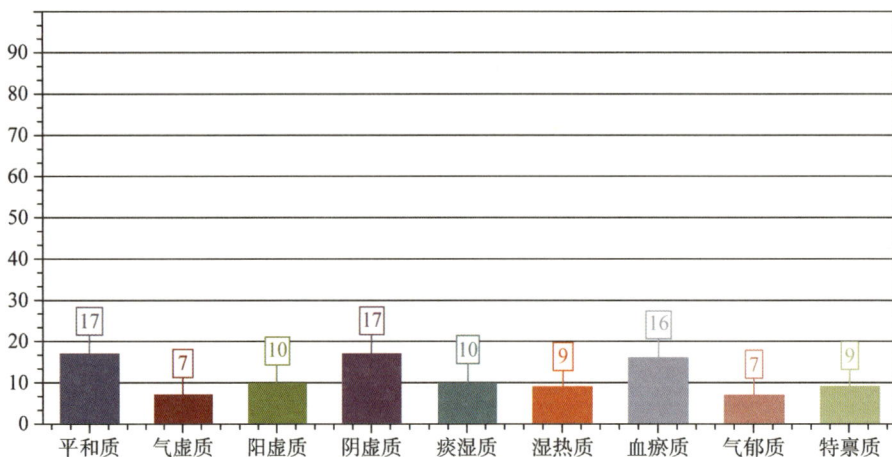

表3-6-2　舌象结论

舌色	局部特征		苔色	苔质				舌形			
	边尖红	瘀点瘀斑		厚薄	腻	腐	苔剥	胖瘦	齿痕	点刺	裂纹
舌淡红	无	无	苔黄白相兼	厚	有	无	无	胖	有	无	有

表 3-6-3 脉象结论

	脉位	脉率（次 / 分）	脉节律	脉力	紧张度	流利度	脉名
右手关部	中	66	齐	中	弦	无滑、涩特征	脉缓弦

五、体质报告结论：阴虚质兼血瘀质。

六、体质分析

阴虚质：该患者睡眠障碍，入睡困难，需口服安眠药入睡；疲劳乏力，活动后明显，下午精神萎靡；眼干，便秘，色黑，3-4 天排便 1 次，脉缓弦。通过患者症状分析，考虑为阴虚质。

血瘀质：该患者颈腰部酸软、疼痛；有高血压、脑供血不足、子宫肌瘤病史；脉缓弦。通过患者症状分析及诊断，考虑为血瘀质。

七、调体方案

早空腹：血瘀质膏方。

晚睡前：阴虚质膏方。

一次 1 袋（18 g），一日两次，3 个月为一周期。

{**饮食禁忌**} 阴虚体质的人宜少食油腻、辛辣、性味温热等易损伤人体阴液的食物，如油炸物、辣椒、花椒、韭菜、桂圆、荔枝、羊肉等；血瘀体质的人宜少食生冷、寒凉、酸涩等容易凝滞血脉的食物，如冷饮、冰冻食品、荸荠、冬瓜、绿豆、梨子、柿子、田螺、螺蛳等。

{**个体化调养建议**} 起居有常，温暖舒适，加强户外运动锻炼；保持情绪舒畅，心情愉悦，配合足三里、血海、三阴交等穴位按摩调理。

八、复诊

该患者体质倾向于阴虚质及血瘀质，通过 2 年多的体质调理，症状较前好转。患者定期复查体质，最近一次复查提示仍倾向于阴虚质和血瘀质，但阴虚质、血瘀质数值较前下降，平和质数值较前略升高。

表 3-6-4　复查体质辨识结论图表

复诊时间：2024 年 9 月 6 日

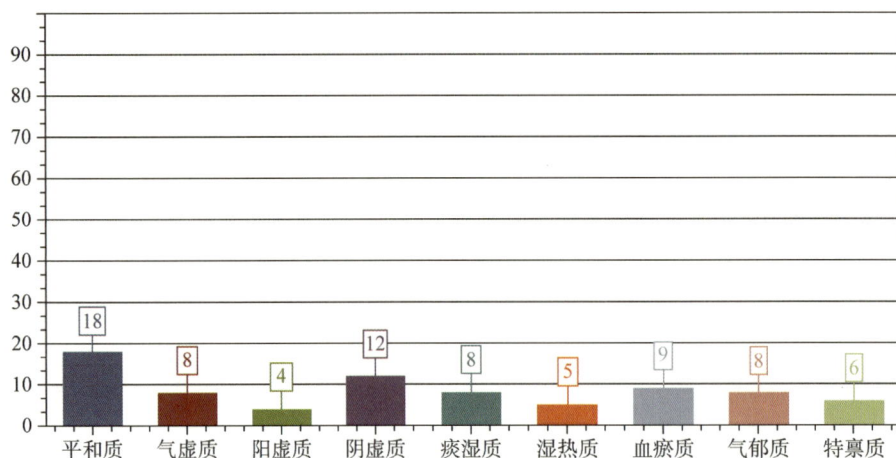

表 3-6-5　复查舌象结论

舌色	局部特征		苔色	苔质				舌形			
	边尖红	瘀点瘀斑		厚薄	腻	腐	苔剥	胖瘦	齿痕	点刺	裂纹
舌淡红	无	无	苔黄白相兼	厚	有	无	无	胖	有	无	无

表 3-6-6　复查脉象结论

	脉位	脉率（次/分）	脉节律	脉力	紧张度	流利度	脉名
右手关部	中	69	齐	中	弦	无滑、涩特征	脉缓弦

九、疗效反馈

坚持调理：患者精神状态较前明显改善，无疲劳乏力等情况；睡眠较前稍有改善，口服安眠药后睡眠时间可达 4-5 小时；大便较前好转，颜色正常，现 1-2 天排便 1 次。

十、体会

　　该患者血瘀质和阴虚质明显，以失眠、疲乏为主症，失眠在中医学上称为"不寐"，阴虚失眠则是阴虚导致虚火内生，阳不入阴、扰动心神所致。正如《灵枢·邪客》篇中提道："卫气行于阳则寤，行于阴则寐。如厥逆之气入侵脏腑，迫使卫气行于阳分，不得行于阴分，则阳盛于外阴虚于内而不得眠。"明确指出了阴虚导致失眠的病机。此外，《伤寒论》第 319 条也指出："少阴病，下利六七日，咳而呕、渴、不得眠者，猪苓汤主之。"描述了阴虚水热互结之证，其

反馈视频二维码

中的"心烦、不得眠"正是阴虚虚火内生导致失眠的表现。阴虚虚火内生，煎熬津液，肠道失去津液濡养，故便秘难解，甚至便秘。该患者为老年女性，年老体虚，基础疾病多且时间长，叶天士在《临证指南医案》中说："凡经主气，络主血，久病血瘀"，"初为气结在经，久则血伤入络"。皆因病久气血阴阳亏虚，无力鼓动血运，血滞于经所致。故该患者在调理阴虚体质和血瘀体质宜滋阴清热降火、活血化瘀通络，同时宜考虑调补气血。使用阴虚体质膏方和血瘀体质膏方能有效缓解患者症状，改善生活质量，患者长期坚持体质调理，收效显著。

案例 7
痰湿质兼血瘀质

（慢性腹泻，脂肪肝，眼袋）

姓名：苟某某　　性别：女　　年龄：67 岁　　初诊时间：2023 年 11 月 20 日

一、**主诉**：大便不成形 3 月余。

二、**病史资料**：患者近 3 个月大便不成形，一天 4-6 次，晨起大便次数多，胃肠功能差；面部色斑、眼袋明显；舌淡紫，舌体胖大，苔黄白厚腻，脉结，按之无力。

三、**西医诊断**：慢性腹泻，脂肪肝（轻度）。

四、**体质辨识报告**

表 3-7-1　体质辨识结论图表

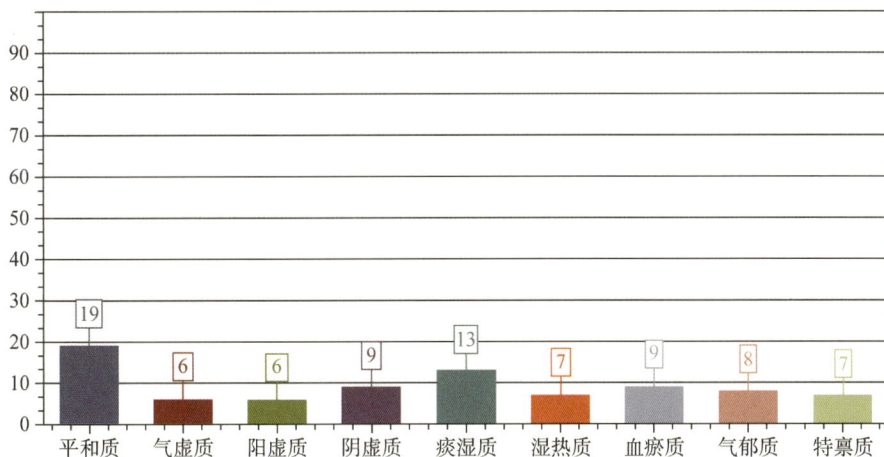

表 2-7-2　舌象结论

舌色	局部特征		苔色	苔质				舌形			
	边尖红	瘀点瘀斑		厚薄	腻	腐	苔剥	胖瘦	齿痕	点刺	裂纹
舌淡紫	无	无	苔黄白相兼	厚	有	无	无	胖	无	无	无

表 3-7-3　脉象结论

	脉位	脉率（次/分）	脉节律	脉力	紧张度	流利度	脉名
右手关部	中	81	不齐	无力	无弦、紧特征	无滑、涩特征	脉结弦

五、体质报告结论：痰湿质兼血瘀质。

六、体质分析

痰湿质：该患者近 3 个月大便不成形，一天 4-6 次，晨起大便次数多，胃肠功能差；眼袋明显；既往有脂肪肝病史，舌体胖大，苔白腻，脉结，按之无力。通过患者症状分析及诊断，考虑为痰湿质。

血瘀质：该患者面部有色斑；舌淡紫，脉结，按之无力。通过患者症状分析并结合舌脉象，考虑为血瘀质。

七、调体方案

早空腹：痰湿质膏方。

晚睡前：血瘀质膏方。

一次 1 袋（18 g），一日两次，3 个月为一周期。

{饮食禁忌}痰湿体质的人宜少食甜的、油腻、肥甘厚味等容易助湿生痰的食物，如高糖饮料、饴糖、李子、石榴、大枣、枇杷、肥肉等；血瘀体质的人宜少食生冷、寒凉、酸涩等容易凝滞血脉的食物，如冷饮、冰冻食品、荸荠、冬瓜、绿豆、梨子、柿子、田螺、螺蛳等。

{个体化调养建议}起居有常，温暖舒适，加强户外运动调养，配合太极站桩；保持情绪舒畅，心情愉悦，配合足三里、丰隆、血海、太冲等穴位艾灸调理。

八、复诊

该患者体质倾向于痰湿质及血瘀质，通过 1 年的体质调理，症状较前好转，定期复查体质，最近一次复查患者体质倾向于血瘀质、痰湿质，痰湿质数值较前略有下降。

表 3-7-4　复查体质辨识结论图表

复诊时间：2024 年 12 月 24 日

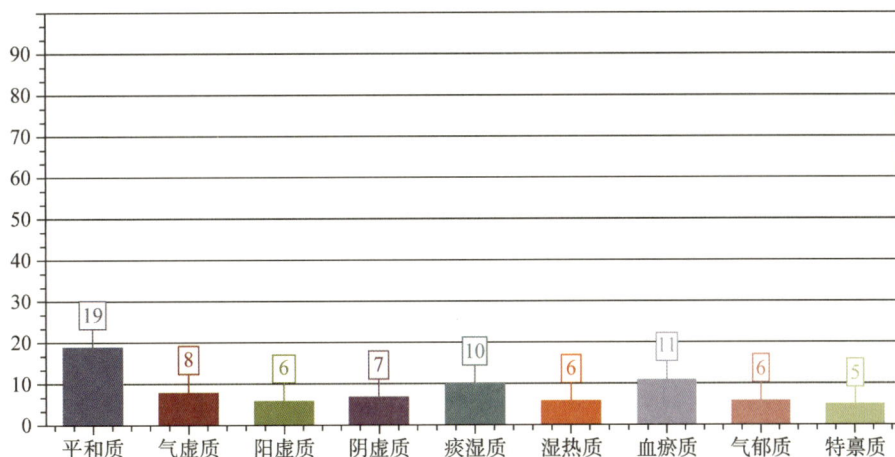

表 3-7-5　复查舌象结论

舌色	局部特征		苔色	苔质				舌形			
	边尖红	瘀点瘀斑		厚薄	腻	腐	苔剥	胖瘦	齿痕	点刺	裂纹
舌淡红	无	无	苔黄白相兼	厚	有	无	无	胖	无	无	有

表 3-7-6　复查脉象结论

	脉位	脉率（次/分）	脉节律	脉力	紧张度	流利度	脉名
右手关部	中	86	不齐	无力	弦	无滑、涩特征	脉促而弦

九、疗效反馈

调理 3 个月：大便情况改善，次数减少，现晨起基本 2-3 次。

坚持调理：大便不成形情况较前明显改善，大便基本正常；精神状态较前明显提升，眼袋较前缩小。

反馈视频二维码

十、体会

该患者以大便不成形为主症，辨识后体质以痰湿质和血瘀质为主，痰湿壅盛，阻遏脾胃，脾失运化，导致输液代谢失常，日久水湿内停，积聚于肠道，故大便

不成形，次数多；湿性重浊，湿邪聚于眼部，可表现出眼袋明显；瘀血阻滞，气血运行不畅，血脉不通，日久易生斑、包块、结节甚至肿瘤等病症，故患者面部色斑明显。结合患者症状及诊断，患者整体病情较轻，但患者重视身体，相信中医养生，《素问·四气调神大论》提到"未病先防，既病防变"，这是中医养生保健的重要理论，提倡在疾病发生之前进行预防，以及在疾病发生后防止进一步发展和变化。体质调理是根据不同的体质类型，采取相应的方法来调整和平衡人体的功能，以达到预防疾病、增强身体抵抗力和促进健康的目的，这是中医养生的重要手段。该患者使用痰湿体质膏方和血瘀体质膏方以健脾燥湿化痰、活血化瘀通络，长期坚持体质调理有效地缓解了患者大便不成形、眼袋明显等痰湿症状以及面部色斑的血瘀质症状。

案例 8
气虚质兼痰湿质

（肺大疱术后，慢阻肺，慢性支气管炎，胃痛，静脉曲张）

姓名：郭某某   性别：男   年龄：62 岁   初诊时间：2023 年 12 月 6 日

一、**主诉**：肺大疱术后疲乏、气紧 1 年余。

二、**病史资料**：患者肺大疱术后疲劳乏力、气紧喘促，活动后易疲乏，偶有气短表现；头昏沉，喉中有痰；汗多，半身汗出明显；胃部不适，食质地较硬的食物易烧心、胃痛；平素烦躁易怒，睡眠尚可，睡眠时长达 6–7 小时每晚；腰部疼痛，下肢静脉曲张明显，静脉增粗迂曲；大便 1 天 1 次，排泄不畅，大便黏滞不爽、粘马桶。舌暗红，舌边有齿痕，苔白厚腻，脉弦，按之无力。

三、**西医诊断**：肺大疱术后，慢性阻塞性肺疾病，慢性支气管炎，高血压，高脂血症，脂肪肝，慢性胃炎，颈动脉斑块，下肢静脉曲张。

四、体质辨识报告

表 3-8-1　体质辨识结论图表

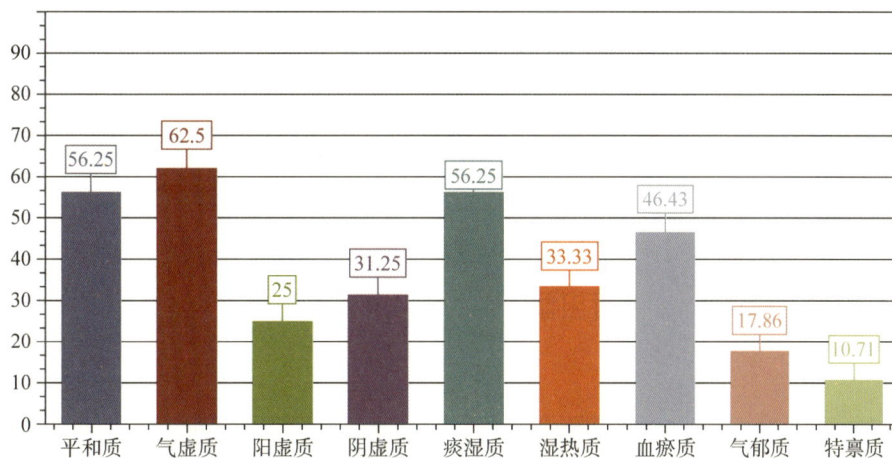

表 3-8-2　舌象结论

舌色	局部特征		苔色	苔质				舌形			
	边尖红	瘀点瘀斑		厚薄	腻	腐	苔剥	胖瘦	齿痕	点刺	裂纹
舌暗红	无	无	苔白	厚	有	无	无	适中	有	无	无

表 3-8-3　脉象结论

	脉位	脉率（次/分）	脉节律	脉力	紧张度	流利度	脉名
右手关部	中	82	齐	无力	弦	无滑、涩特征	脉虚弦

五、体质报告结论：气虚质兼痰湿质。

六、体质分析

气虚质：该患者肺大疱术后疲劳乏力、气紧喘促，活动后易累，偶有气短表现；汗多，半身汗出；既往有慢性阻塞性肺疾病、慢性支气管炎病史，脉弦，按之无力。通过患者症状分析及诊断，考虑为气虚质。

痰湿质：该患者头昏沉，喉中有痰；大便 1 天 1 次，排泄不畅，大便黏滞不爽、粘马桶；既往有脂肪肝、高脂血症病史，舌边有齿痕，苔白厚腻，脉弦，按之无力。通过患者症状分析及诊断，考虑为痰湿质。

七、调体方案

早空腹：气虚质膏方。

晚睡前：痰湿质膏方。

一次 1 袋（18 g），一日两次，3 个月为一周期。

{饮食禁忌} 气虚体质的人宜少食生冷性凉、油腻厚味、辛辣刺激等容易耗气破气的食物，如冰冻食品、薄荷、香菜、胡椒、大蒜、柚子、槟榔等；痰湿体质的人宜少食甜的、油腻、肥甘厚味等容易助湿生痰的食物，如高糖饮料、饴糖、李子、石榴、大枣、枇杷、肥肉等。

{个体化调养建议} 起居有常，温暖舒适，适量运动，保持"形劳而不倦"，配合太极站桩；保持情绪舒畅，心情愉悦，心境平和，配合关元、气海、足三里、丰隆等穴位艾灸理疗。

八、复诊

该患者体质倾向于气虚质和痰湿质，通过近 1 年的体质调理，症状较前好转。患者定期复查体质，最近一次复查提示基本为平和质，倾向于血瘀质，气虚质和痰湿质数值较前明显降低，余偏颇体质数值亦较前下降，平和质数值较前升高。

表 3-8-4　复查体质辨识结论图表

复诊时间：2024 年 12 月 2 日

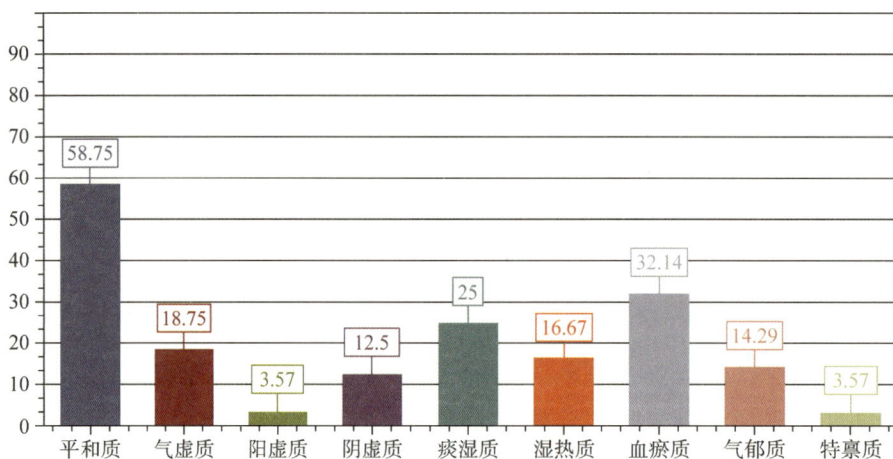

表 3-8-5　复查舌象结论

舌色	局部特征		苔色	苔质				舌形			
	边尖红	瘀点瘀斑		厚薄	腻	腐	苔剥	胖瘦	齿痕	点刺	裂纹
舌淡红	无	无	苔黄白相兼	厚	有	无	无	瘦	无	无	有

表 3-8-6　复查脉象结论

	脉位	脉率 （次/分）	脉节律	脉力	紧张度	流利度	脉名
右手关部	中	95	不齐	无力	无弦，紧特征	无滑、涩特征	脉促而虚

九、疗效反馈

坚持调理：患者气紧喘促较前好转，疲劳乏力缓解，走路轻松有劲，活动后无明显疲乏感；下肢静脉曲张较前好转，静脉增粗迂曲较前减轻；胃部烧心、疼痛情况明显改善，胃痛明显减少；汗多较前明显缓解。

反馈视频二维码

十、体会

《素问·凌兰秘典论》中有"肺者，相傅之官，治节出焉。"该患者既往有慢性支气管炎、慢性阻塞性肺疾病的基础病史，且患者年老体虚，肺气虚弱，导致肺功能减弱，气流不畅，使得局部肺组织容易发生扩张；而肺气升降失常，导致肺气上逆，故可出现疲劳乏力、气紧喘促、活动后易疲乏等症状。此外，久病体虚也可能导致气虚血瘀，肺络瘀阻，从而产生肺大疱。血瘀日久，阻滞脉络，瘀血凝滞，积于脉道，故出现静脉曲张。患者痰湿明显，上蒙清窍，故头昏沉；痰湿壅盛，阻遏中焦脾胃，导致脾失运化，水湿代谢失常，日久聚湿成痰，故喉间有痰；湿性重浊黏滞，易袭阴位，故可出现大便排泄不畅，大便黏滞不爽的表现。在调理上宜补肺益气、祛湿化痰，使用气虚体质膏方和痰湿体质膏方能有效缓解患者症状。而通过定期复查体质，及时调整方案，阶段性使用血瘀体质膏方改善患者静脉曲张病症。

案例9
痰湿质兼阳虚质

（糖尿病，半月板损伤术后，骨质疏松，腰椎间盘突出，高脂血症）

姓名：郭某某　　性别：女　　年龄：77岁　　初诊时间：2019年10月18日

一、**主诉**：糖尿病数年。

二、病史资料：患者患糖尿病，血糖控制不佳，空腹血糖 6~7 mmol/L，有糖尿病家族史；疲劳乏力，睡眠质量较差，多梦，嗜睡，夜尿 2~4 次，眼干、口干、口苦、口黏；皮肤干燥、瘙痒，关节酸痛；骨关节、半月板损伤术后行走困难，怕冷；检查提示尿酸、甘油三酯指标偏高（具体不详）；食后易反酸；舌暗红，边有齿痕，苔白厚，脉弦沉，按之无力。

三、西医诊断：糖尿病，高脂血症，脂肪肝，骨质疏松，腰椎间盘突出，肺结节，甲状腺结节，骨关节、半月板损伤术后。

四、体质辨识报告

表 3-9-1 体质辨识结论图表

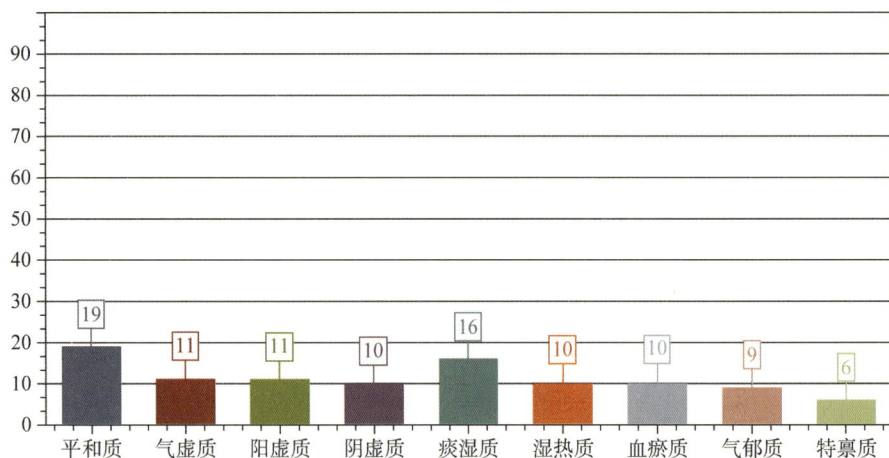

表 3-9-2 舌象结论

舌色	局部特征		苔色	苔质				舌形			
	边尖红	瘀点瘀斑		厚薄	腻	腐	苔剥	胖瘦	齿痕	点刺	裂纹
舌暗红	无	无	苔白	厚	无	无	无	适中	有	无	无

表 3-9-3 脉象结论

	脉位	脉率（次/分）	脉节律	脉力	紧张度	流利度	脉名
右手关部	沉	72	齐	无力	弦	无滑、涩特征	脉虚弦沉

五、体质报告结论：痰湿质兼阳虚质。

六、体质分析

痰湿质：该患者患糖尿病，血糖控制不佳，空腹血糖 6~7 mmol/L，检查提示尿酸、甘油三酯指标偏高；口黏，关节酸痛。既往有糖尿病、高脂血症、脂肪肝、甲状腺结节病史，舌边有齿痕，苔白厚，脉弦沉，按之无力。通过患者症状分析及诊断，考虑为痰湿质。

阳虚质：该患者疲劳乏力，骨关节、膝盖半月板损伤术后行走困难，怕冷；舌边有齿痕，脉弦沉，按之无力。通过患者症状分析，考虑为阳虚质。

七、调体方案

早空腹：阳虚质膏方。

晚睡前：痰湿质膏方。

一次1袋（18g），一日两次，3个月为一周期。

{**饮食禁忌**}痰湿体质的人宜少食甜的、油腻、肥甘厚味等容易助湿生痰的食物，如高糖饮料、饴糖、李子、石榴、大枣、枇杷、肥肉等；阳虚体质的人宜少食生冷及性味寒凉等易损伤人体阳气的食物，如菱角、茄子、冬瓜、苦瓜、梨子、西瓜、蛏肉、海螺等。

{**个体化调养建议**}起居有常，温暖舒适，中等量户外运动调养，"形劳而不倦"，配合太极站桩；保持情绪舒畅，心情愉悦，配合关元、命门、足三里、丰隆等穴位艾灸调理。

八、复诊

该患者体质倾向于痰湿质及阳虚质，通过5年的体质调理，患者症状较前好转，定期复查体质，最近一次复查患者体质倾向于痰湿质和阴虚质，但痰湿质和阳虚质数值较前下降。

表3-9-4 复查体质辨识结论图表

复诊时间：2024年12月12日

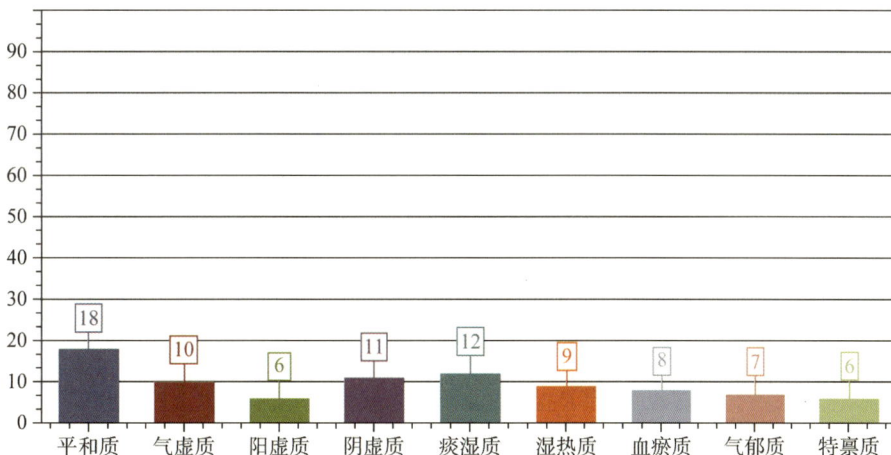

平和质	气虚质	阳虚质	阴虚质	痰湿质	湿热质	血瘀质	气郁质	特禀质
18	10	6	11	12	9	8	7	6

表 3-9-5　复查舌象结论

舌色	局部特征		苔色	苔质				舌形			
	边尖红	瘀点瘀斑		厚薄	腻	腐	苔剥	胖瘦	齿痕	点刺	裂纹
舌淡红	无	无	苔黄白相兼	厚	有	无	无	瘦	无	无	无

表 3-9-6　复查脉象结论

	脉位	脉率（次/分）	脉节律	脉力	紧张度	流利度	脉名
右手关部	中	72	齐	无力	弦	无滑、涩特征	脉虚弦

九、疗效反馈

坚持调理：自觉睡眠变好，夜尿次数减少，现在 1 次或者不起夜；行走困难较前改善，现可以走平路；尿酸、甘油三酯指标较前改善；现血糖控制稳定，家里兄弟姐妹都有糖尿病、癌症，身体均较差，但自己身体保持很好。

反馈视频二维码

十、体会

该患者痰湿质和阳虚质明显。患者主要为糖尿病数年，其在中医学中属于"消渴"范畴，在中医理论中，痰湿是人体脏腑气血失和、津液运化失常的病理产物，同时又是一种致病因素。痰湿阻滞，可影响脾胃的运化功能，使得津液不能正常输布，进而化燥伤津，引发消渴。这与《素问·奇病论》中的论述相吻合，即"此肥美之所发也，此人必数食甘美而多肥也，肥者令人内热，甘者令人中满，故其气上溢，转为消渴。"痰湿壅盛，脾胃受损，脾失运化，水液代谢失常，日久亦可出现血脂异常，故患者有高脂血症病史；患者为骨关节、半月板损伤术后损伤机体阳气，加之患者为老年女性，脾肾阳虚，导致机体、肠道失于温煦，故出现怕冷、大便不成形等症。在调理上宜健脾燥湿化痰、温阳补肾，使用痰湿体质膏方和阳虚体质膏方能有效缓解症状。而定期复查体质，及时调整方案，长期坚持可以令患者保持一种以平和质为主的动态平衡状态。

案例 10
痰湿质兼气虚质

（左侧大腿麻木胀痛，糖尿病，易感冒，颈部左侧疼痛）

姓名：韩某某　　性别：男　　年龄：74 岁　　初诊时间：2019 年 10 月 12 日

一、主诉： 左侧大腿麻木胀痛 20 年余，糖尿病 7 年余。

二、病史资料： 患者无明显诱因出现左侧大腿麻木胀痛 20 年余，长期反复发作；7 年前患者被诊断为"糖尿病"，近期血糖控制不佳，空腹血糖 8 mmol/L 左右，长期口服降糖药；精神一般，平素易感冒，一年 3-4 次，疲劳乏力；颈部左侧疼痛 5 年余，反复发作。舌暗红，舌中有裂纹，苔白腻，脉弦，按之无力。

三、西医诊断： 下肢静脉曲张，糖尿病，颈椎病。

目前用药： 二甲双胍缓释片（1 天 3 次，1 次 1 粒），阿卡波糖片（1 天 3 次，早晚各 1 粒，中午 2 粒），盐酸罗格列酮胶囊（1 天 2 次，早晚各 1 粒），格列美酮片（1 天 2 次，早晚各 1 粒）。

四、体质辨识报告

表 3-10-1　体质辨识结论图表

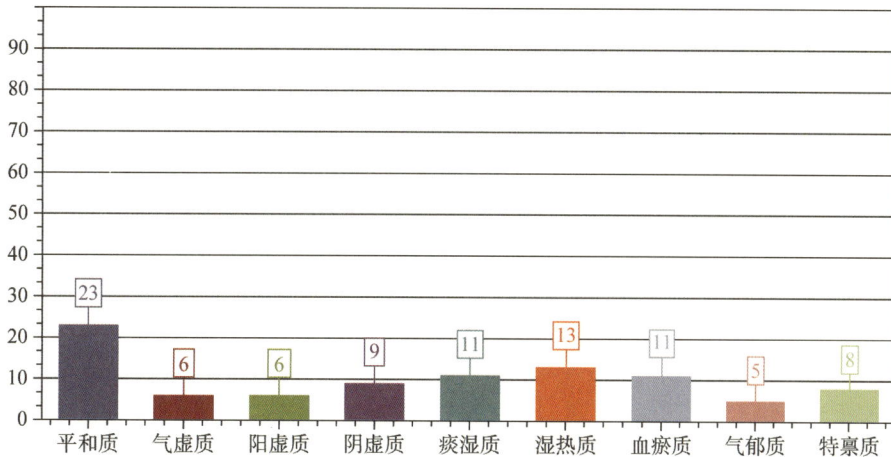

表 3-10-2　舌象结论

舌色	局部特征		苔色	苔质				舌形			
	边尖红	瘀点瘀斑		厚薄	腻	腐	苔剥	胖瘦	齿痕	点刺	裂纹
舌暗红	无	无	苔白	薄	有	无	无	适中	无	无	有

表 3-10-3　脉象结论

	脉位	脉率（次/分）	脉节律	脉力	紧张度	流利度	脉名
右手关部	中	79	齐	无力	弦	无滑、涩特征	脉虚弦

五、体质报告结论：湿热质兼痰湿质（根据患者症状及诊断考虑调理痰湿质和气虚质）。

六、体质分析

痰湿质：该患者 20 余年前无明显诱因出现左侧大腿麻木胀痛，长期反复发作；7 年余前患者诊断为"糖尿病"，近期血糖控制不佳。舌中有裂纹，苔白腻，脉按之无力。通过患者症状分析及诊断，考虑为痰湿质。

气虚质：该患者精神一般，平素易感冒，一年 3-4 次，疲劳乏力；脉弦，按之无力。通过患者症状分析，考虑为气虚质。该患者首先改善气虚状态，以增强机体抗邪能力，"正气存内，邪不可干，邪之所凑，其气必虚"，为后续调理血瘀质做好准备。

七、调体方案

早空腹：气虚质膏方。

晚睡前：痰湿质膏方。

一次 1 袋（18 g），一日两次，3 个月为一周期。

{饮食禁忌}气虚体质的人宜少食生冷性凉、油腻厚味、辛辣刺激等容易耗气破气的食物，如冰冻食品、薄荷、香菜、胡椒、大蒜、柚子、槟榔等；痰湿体质的人宜少食甜的、油腻、肥甘厚味等容易助湿生痰的食物，如高糖饮料、饴糖、李子、石榴、大枣、枇杷、肥肉等。

{个体化调养建议}起居有常，温暖舒适，适度运动，"形劳而不倦"，配合太极站桩；保持情绪舒畅，心情愉悦，心境平和，配合关元、气海、丰隆、足三里等穴位艾灸调理。

八、复诊

该患者体质倾向于湿热质和痰湿质，根据患者症状及诊断考虑调理痰湿质和气虚质，通过 5 年多的体质调理，患者症状较前明显好转，定期复查体质，及时调整调体方案，最近一次复查患者体质基本为平和质，倾向于痰湿质，痰湿质数值较前降低。

表 3-10-4 复查体质辨识结论图表

复诊时间：2024 年 12 月 12 日

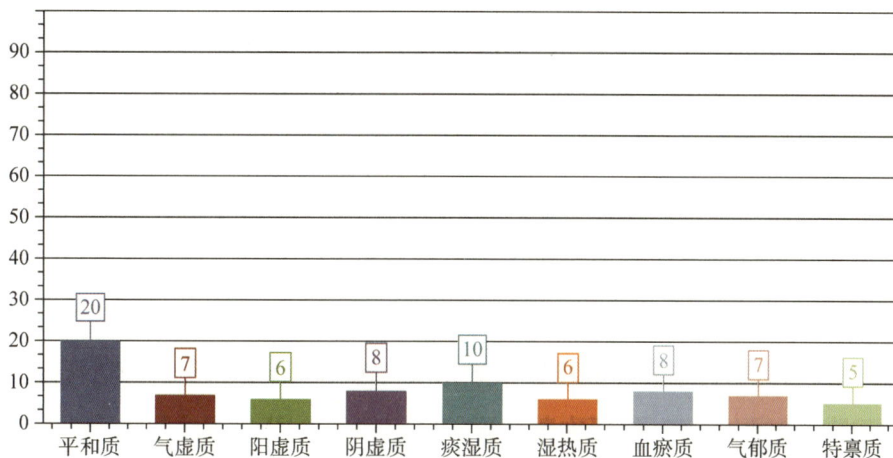

表 3-10-5 复查舌象结论

舌色	局部特征		苔色	苔质				舌形			
	边尖红	瘀点瘀斑		厚薄	腻	腐	苔剥	胖瘦	齿痕	点刺	裂纹
舌淡红	无	无	苔黄白相兼	厚	有	无	无	胖	无	无	无

表 3-10-6 复查脉象结论

	脉位	脉率（次／分）	脉节律	脉力	紧张度	流利度	脉名
右手关部	中	70	齐	有力	弦	无滑、涩特征	脉缓弦

九、疗效反馈

调理半年：左侧大腿麻木、胀痛完全消失，颈部左侧疼痛较前好转；免疫力较前提高，2019 年后未再感冒，感染新冠病毒后 3-4 天也就基本痊愈；现在精力充沛，走路有劲，食欲可。

坚持调理：2024 年 6 月开始，监测空腹血糖指标 5.4-6.6 mmol/L，已控制到较满意的状态。

反馈视频二维码

十、体会

该患者辨识体质后虽倾向于湿热质和痰湿质，但结合患者当时症状及诊断，考虑优先调理气虚质和痰湿质。正如《素问·刺法论》所说："正气存内，邪不可干"，改善气虚体质，增强患者抗邪驱邪能力，从而增强调理痰湿质、湿热质的效果。在中医理论中，糖尿病被归类为消渴症，而痰湿体质则是中医体质学说中常见的一种类型。痰湿体质的人由于脾虚导致运化功能失常，体内津液运行不畅，容易积聚成痰湿，这种状态可能会影响到糖尿病的发生和发展。《金匮要略》中关于因湿致渴的阐述说："湿家，其人当头汗出……渴欲得饮而不能饮，则口燥烦也。""夫水病人，目下有卧蚕……其人消渴。"所以该患者调理上宜益气健脾、祛湿化痰，故使用气虚体质膏方和痰湿体质膏方能有效改善患者症状，患者通过5年多的体质调理，血糖得到有效控制，取得了令自己满意的效果。体质调理需要遵循"长效第一"的宗旨，长期坚持调理，有效控制慢性病，使自身尽可能保持平和质的状态。

案例 11

气虚质兼血瘀质

（急性腰扭伤，高脂血症，梅尼埃病，消瘦，纳差，便秘）

姓名：何某某　　性别：女　　年龄：85 岁　　初诊时间：2023 年 11 月 25 日

一、**主诉**：腰扭伤致腰痛伴活动受限 1 月余。

二、**病史资料**：患者 1 月余前因腰扭伤导致腰痛，伴活动受限，需卧床，伴有坐骨神经痛，行走不利；颈部僵硬感；疲劳乏力，纳差，消瘦，身高 159 cm，体重 34 kg；睡眠一般，睡眠时间 4-5 小时，易醒，醒后难以入睡，偶有早醒；便秘难解，色黑；舌淡紫，舌边有齿痕，中有裂纹，苔黄厚腻，脉弦结，按之无力。

三、**西医诊断**：急性腰扭伤，高脂血症，慢性鼻炎，梅尼埃病，慢性浅表性胃炎，肱骨骨折，便秘。

四、体质辨识报告

表 3-11-1　体质辨识结论图表

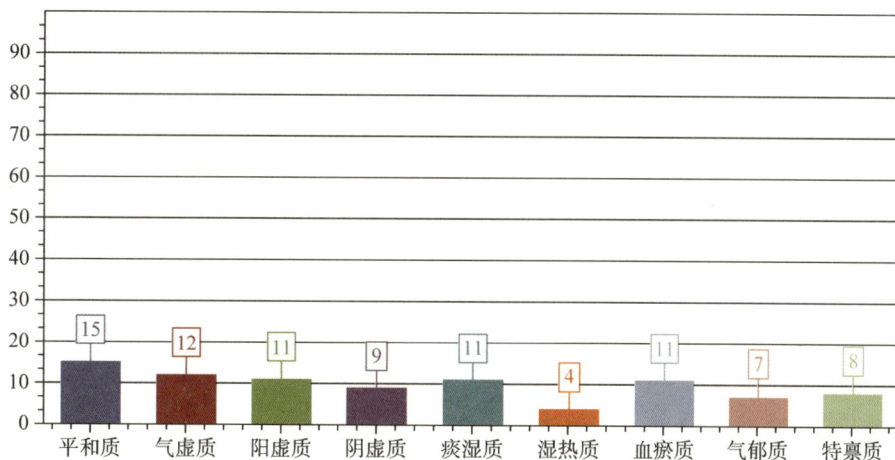

表 3-11-2　舌象结论

舌色	局部特征		苔色	苔质				舌形			
	边尖红	瘀点瘀斑		厚薄	腻	腐	苔剥	胖瘦	齿痕	点刺	裂纹
舌淡紫	无	无	苔黄	厚	有	无	无	适中	有	无	有

表 3-11-3　脉象结论

	脉位	脉率（次/分）	脉节律	脉力	紧张度	流利度	脉名
右手关部	中	82	不齐	无力	弦	无滑、涩特征	脉虚弦结

五、体质报告结论：气虚质兼血瘀质。

六、体质分析

气虚质：该患者疲劳乏力，纳差，消瘦，身高 159 cm，体重 34 kg；按之无力。通过患者症状分析，考虑为气虚质。

血瘀质：该患者 1 个多月前因腰扭伤导致腰痛，伴活动受限，需卧床，伴有坐骨神经痛，行走不利；颈部僵硬感；有急性腰扭伤、肱骨骨折病史，舌淡紫，脉弦结，按之无力。通过患者症状分析及诊断，考虑患者为血瘀质。

七、调体方案

早空腹：气虚质膏方。

晚睡前：血瘀质膏方。

一次 1 袋（18 g），一日两次，3 个月为一周期。

{饮食禁忌}气虚体质的人宜少食生冷性凉、油腻厚味、辛辣刺激等容易耗气破气的食物，如冰冻食品、薄荷、香菜、胡椒、大蒜、柚子、槟榔等；血瘀体质的人宜少食生冷、寒凉、酸涩等容易凝滞血脉的食物，如冷饮、冰冻食品、荸荠、冬瓜、绿豆、梨子、柿子、田螺、螺蛳等。

{个体化调养建议}起居有常，温暖舒适，适量运动，"形劳而不倦"，配合太极站桩；保持情绪舒畅，心情愉悦，心境平和，配合关元、气海、血海、足三里等穴位艾灸理疗。

八、复诊

该患者体质倾向于气虚质和血瘀质，通过1年多的体质调理，症状较前好转。患者定期复查体质，最近一次复查提示基本为平和质，倾向于阳虚质，气虚质和血瘀质数值较前降低，平和质数值较前升高。

表3-11-4 复查体质辨识结论图表

复诊时间：2024年12月9日

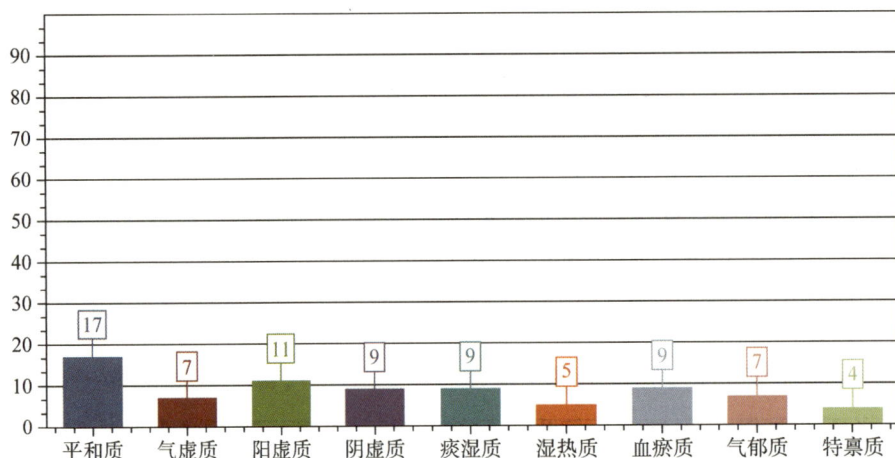

表3-11-5 复查舌象结论

舌色	局部特征		苔色	苔质				舌形			
	边尖红	瘀点瘀斑		厚薄	腻	腐	苔剥	胖瘦	齿痕	点刺	裂纹
舌淡红	无	无	苔黄白相兼	厚	有	无	无	适中	有	无	有

表3-11-6 复查脉象结论

	脉位	脉率（次/分）	脉节律	脉力	紧张度	流利度	脉名
右手关部	中	59	不齐	无力	弦	无滑、涩特征	脉结弦

九、疗效反馈

调理 3 个月：患者体重较前增加，目前体重 36 kg；精神状态较前明显改善，食欲好转、有饥饿感；颈部僵硬改善；睡眠质量较前改善；现腰腿疼痛好转，无活动受限，可以随便走、随便跑；大便较前明显改善，现大便基本正常。

反馈视频二维码

十、体会

患者为高龄女性，年老体虚，各脏腑功能减退，气虚质和血瘀质明显。《难经·八难》说："气者，人之根本也。"当气虚时，气的生理功能会受到影响。例如，气的推动作用减弱，脾胃的运化功能就会失常。脾胃是后天之本，气血生化之源，脾胃运化无力，水谷精微不能正常地被吸收和输布，导致身体得不到足够的营养物质来维持正常的体重和生理功能，从而消瘦。《脾胃论》中提到："脾胃之气既伤，而元气亦不能充，而诸病之所由生也。"脾胃气虚是导致消瘦的一个重要原因。脾胃气虚后，受纳和运化水谷的功能失调。一方面，胃不能正常受纳食物，患者可能会出现食欲减退，食量减少。另一方面，脾不能运化水谷精微，即使摄入了食物，也无法将其有效地转化为气血等营养物质。如"脾主运化，脾虚则运化失司，水谷精微不能输布全身，肌肉失于濡养，故形体消瘦"（《中医内科学》）。所以改善患者气虚体质需健脾益气。

"气为血之帅，血为气之母"，二者相互依存、相互为用。当腰部突然扭伤时，《杂病源流犀烛·跌仆闪挫源流》提及："跌仆闪挫，卒然身受，由外及内，气血俱伤病也。"腰部扭伤属于外伤，直接损伤了局部的经络气血，导致气血运行不畅。故患者血瘀质需活血化瘀通络。

所以使用气虚体质膏方和血瘀体质膏方以健脾益气、活血化瘀，有效改善患者腰痛、疲劳乏力、消瘦、纳差等症状，患者通过长期坚持体质调理，症状较前明显好转。

案例 12

痰湿质兼血瘀质

（疲乏，头昏，身体沉重，少气懒言）

姓名：胡某某 性别：女   年龄：71 岁   初诊时间：2019 年 7 月 4 日

一、主诉：疲乏 5 年，头昏 1 年余。

二、病史资料：患者近 5 年感疲劳乏力，伴气短、胸闷、心慌，少气懒言；1 年多前患者外出旅游因饮食不洁出现腹泻，继则感头昏沉、下肢无力，身体沉重不适；平素易过敏，多汗，肤色暗黄，皮肤干燥，皮肤可见色斑，面部氧化斑；耳鸣，双眼水肿；膝关节疼痛，睡眠较差，睡眠时间 5-6 小时，易醒，夜间口干、口黏；舌淡，舌边有齿痕，中有裂纹，苔白厚腻，脉结弦，按之无力。

三、西医诊断：慢性胃炎，胆囊切除术后，腰椎滑脱术后。

四、体质辨识报告

表 3-12-1 体质辨识结论图表

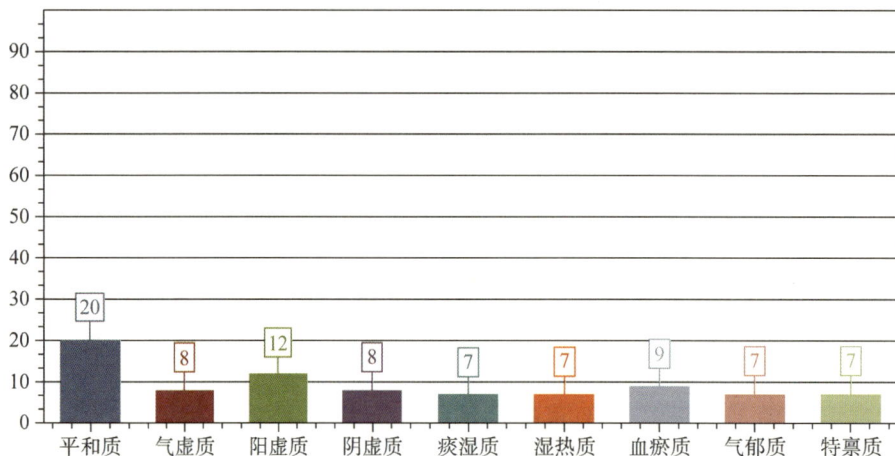

表 3-12-2 舌象结论

舌色	局部特征		苔色	苔质				舌形			
	边尖红	瘀点瘀斑		厚薄	腻	腐	苔剥	胖瘦	齿痕	点刺	裂纹
舌淡	无	无	苔白	厚	有	无	无	适中	有	无	有

表 3-12-3　脉象结论

	脉位	脉率 （次 / 分）	脉节律	脉力	紧张度	流利度	脉名
右手关部	中	70	不齐	无力	弦	无滑、涩特征	脉结弦

五、体质报告结论：阳虚质兼血瘀质（根据患者症状及辨识时节为夏季，综合考虑调理痰湿质和血瘀质）。

六、体质分析

痰湿质：该患者头昏沉、下肢无力，身体沉重不适，耳鸣，双眼浮肿；夜间口黏；舌淡，舌边有齿痕，中有裂纹，苔白厚腻，脉按之无力。通过患者症状分析并结合舌脉象、当时季节，考虑为痰湿质。

血瘀质：该患者皮肤可见色斑，面部氧化斑；膝关节疼痛，既往有胆囊切除术和腰椎滑脱术的手术史，脉结弦，按之无力。通过患者症状分析及诊断，考虑为血瘀质。

七、调体方案

早空腹：痰湿质膏方。

晚睡前：血瘀质膏方。

一次 1 袋（18 g），一日两次，3 个月为一周期。

{饮食禁忌}痰湿体质的人宜少食甜的、油腻、肥甘厚味等容易助湿生痰的食物，如高糖饮料、饴糖、李子、石榴、大枣、枇杷、肥肉等；血瘀体质的人宜少食生冷、寒凉、酸涩等容易凝滞血脉的食物，如冷饮、冰冻食品、荸荠、冬瓜、绿豆、梨子、柿子、田螺、螺蛳等。

{个体化调养建议}起居有常，温暖舒适，注意避寒祛湿，加强户外运动调养，保持"形劳而不倦"，配合太极站桩；保持情绪舒畅，心情愉悦；配合足三里、丰隆、血海、太冲等穴位艾灸理疗。

八、复诊

该患者体质倾向于阳虚质和血瘀质，但根据患者症状以及辨识的季节，考虑调理痰湿质和血瘀质，而患者通过 5 年多的体质调理，症状较前好转，定期复查体质，最近一次复查患者体质倾向于气虚质，偏颇体质较前改善不明显。

表 1-12-4 复查体质辨识结论图表

复诊时间：2024 年 12 月 13 日

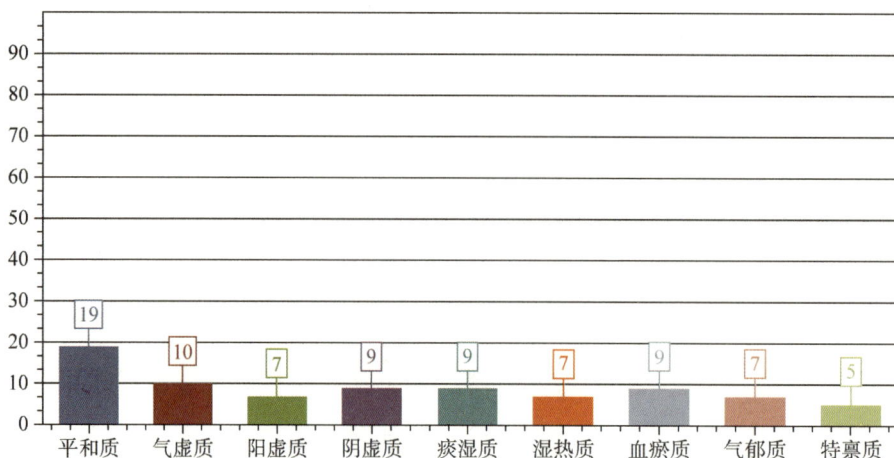

表 2-12-5 复查舌象结论

舌色	局部特征		苔色	苔质				舌形			
	边尖红	瘀点瘀斑		厚薄	腻	腐	苔剥	胖瘦	齿痕	点刺	裂纹
舌淡红	无	无	苔黄白相兼	厚	有	无	无	适中	有	无	有

表 3-12-6 复查脉象结论

	脉位	脉率（次 / 分）	脉节律	脉力	紧张度	流利度	脉名
右手关部	中	73	齐	无力	弦	无滑、涩特征	脉弦

九、疗效反馈

患者的家人已进行体质调理，症状有所改善，患者因此增加了调理体质的决心和信心。患者本着"未病先防"的理念来调理体质。

坚持调理：患者精神状态提升，自觉免疫力增强；少气懒言、下肢无力较前明显改善；调理后身体基本保持较好的状态。

反馈视频二维码

十、体会

该患者虽气虚质和血瘀质较为明显，但调理体质因人制宜、因时制宜，故根据患者症状以及当时季节，考虑调理痰湿质和血瘀质；患者本身有痰湿所致的头昏沉、下肢无力、身体沉重以及双眼浮肿的症状，其因湿邪具有湿性重浊，易袭阴位的致病特点，故易出现上述症状，而痰湿壅盛易损伤中焦脾胃，导致睡眠障碍，正如《素问·逆调论》中所谓"胃不和则卧不安"。而患者因既往有胆囊切除术和腰椎滑脱术的手术史，手术易导致脉络受损，血脉不通，则血液凝滞，日久形成血瘀，血瘀阻滞，不通则痛，故患者出现膝关节疼痛、皮肤色斑等瘀血所致症状。在体质调理上宜健脾化痰利湿、活血化瘀通络，使用痰湿体质膏方和血瘀体质膏方能有效缓解患者症状，通过长期坚持，患者目前症状较前明显好转，身体保持在较平和的状态。

案例 13
血瘀质兼痰湿质

（左侧腋下包块，白内障，睡眠障碍，下肢乏力伴活动不利，痰多，皮肤瘙痒）

姓名：户某某　　性别：女　　年龄：80 岁　　初诊时间：2022 年 9 月 29 日

一、主诉：发现左侧腋下包块数年。

二、病史资料：患者左侧腋下可扪及一包块，医生建议手术治疗；下肢乏力伴活动不利，行走困难；疲劳乏力，易累；痰多；饮酒后自觉皮肤瘙痒，呈游走性；睡眠障碍，易醒；视物模糊；记忆力下降；舌淡红，苔白腻，脉弦，按之无力。

三、西医诊断：左侧腋下结节，白内障，睡眠障碍，盆腔结节。

四、体质辨识报告

表 3-13-1　体质辨识结论图表

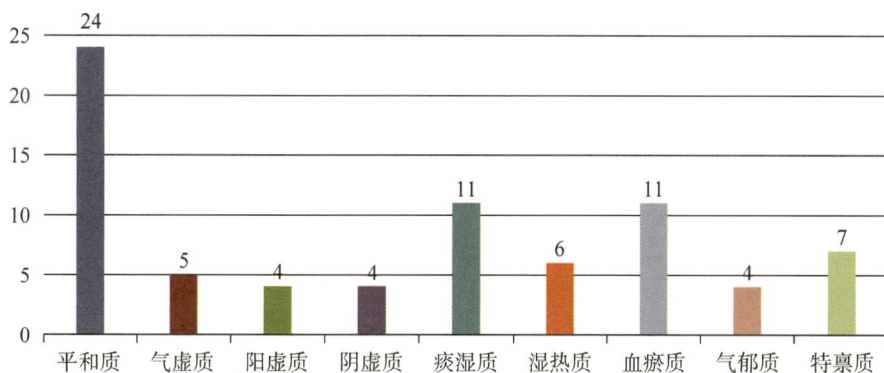

五、体质报告结论：血瘀质兼痰湿质。

六、体质分析

血瘀质：该患者左侧腋下可扪及一包块，医生建议手术治疗；下肢乏力伴活动不利，行走困难；既往有盆腔结节病史，脉弦，按之无力。通过患者症状分析及诊断，考虑为血瘀质。

痰湿质：该患者下肢乏力伴活动不利，行走困难；疲劳乏力，易累；痰多；苔白腻，脉弦，按之无力。通过患者症状分析，考虑为痰湿质。

七、调体方案

早空腹：血瘀质膏方。

晚睡前：痰湿质膏方。

一次 1 袋（18 g），一日两次，3 个月为一周期。

{饮食禁忌}血瘀体质的人宜少食生冷、寒凉、酸涩等容易凝滞血脉的食物，如冷饮、冰冻食品、荸荠、冬瓜、绿豆、梨子、柿子、田螺、螺蛳等；痰湿体质的人宜少食甜的、油腻、肥甘厚味等容易助湿生痰的食物，如高糖饮料、饴糖、李子、石榴、大枣、枇杷、肥肉等。

{个体化调养建议}起居有常，温暖舒适，中等量运动锻炼，配合太极站桩；保持情绪舒畅，心情愉悦，配合丰隆、血海、太冲、足三里等穴位艾灸调理。

八、复诊

该患者体质倾向于血瘀质及痰湿质，通过 2 年的体质调理，症状较前好转，定期复查体质，最近一次复查患者体质倾向于痰湿质和血瘀质，血瘀质数值较前明显下降。

表 3-13-2　复查体质辨识结论图表

复诊时间：2024 年 6 月 14 日

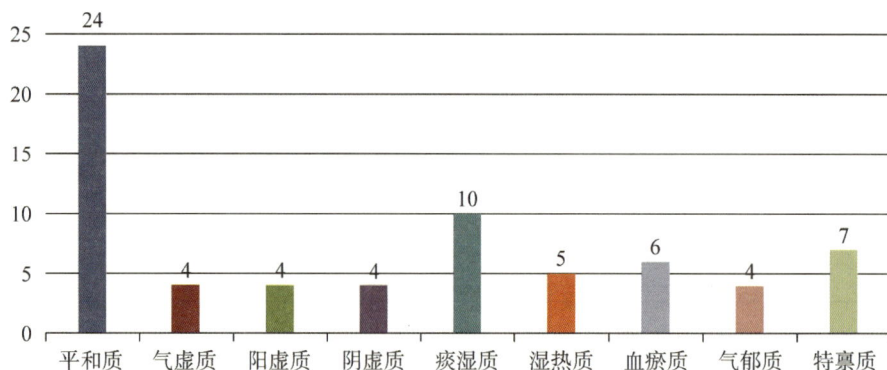

九、疗效反馈

调理 3 个月：痰多及身上皮肤发痒情况改善。

坚持调理：精神状态明显提升，体力增强、走路轻松；睡眠质量提升，不易醒，深睡明显增多，现可睡到早上 7 点；左侧腋下包块消失；视物模糊较前明显好转；自觉抵抗力较前增强，不易感冒；自觉身体状态更加年轻，头脑灵活。

反馈视频二维码

十、体会

该患者痰湿质和血瘀质明显，患者为高龄女性，年老体虚，脏腑功能减退，气血生化之源不足，脾胃功能减弱，脾失运化，水液代谢失常，日久水湿内停，聚湿成痰，导致痰湿壅盛，故痰多；反过来痰湿壅盛亦会阻遏中焦脾胃，"脾胃为气血化生之源"，导致气血化生不足；气虚则气行血能力减弱，导致血行不畅，血脉不通，日久血液凝滞，形成血瘀，而血瘀日久，积聚于某一部位，则易生结节、包块甚至肿瘤等，故患者出现左侧腋下包块、盆腔结节等病症。正如《素问·调经论》阐述："人之所有者，血与气耳。"指出血液一旦失其流动之性，发生滞涩不流，则转化为瘀血，瘀血为病，可以造成癥瘕积聚。该患者在调体上宜燥湿化痰、活血化瘀，故长期使用痰湿体质膏方和血瘀体质膏方能有效缓解患者症状。长期坚持，定期复查，配合运动、饮食及情志调养，综合兼顾，通过 2 年的体质调理患者症状较前明显改善，且腋下包块基本消失，调体收获显著。

案例 14
阳虚质兼痰湿质

（怕冷，易感冒，心慌，头痛，冠心病，肺气肿）

姓名：黄某某　　**性别**：女　　**年龄**：83 岁　　**初诊时间**：2018 年 10 月 19 日

一、主诉：怕冷，大便不成形半年余。

二、病史资料：怕冷，吃凉的东西易腹泻，手脚凉；大便不成形，7-8 次/天，甚至 10 余次；频繁感冒，换季时明显，感冒时症状重，需住院治疗；平素身体状态不佳，易头痛、犯困；疲劳乏力，多汗；心慌明显，曾至医院体检要求行心脏搭桥手术；睡眠较差，频繁做梦，夜尿 2-3 次，皮肤干燥；舌淡，舌体胖大，苔白腻，脉弦，按之无力。

三、西医诊断：冠心病，肺气肿，偏头痛，慢性肠炎。

四、体质辨识报告

表 3-14-1　体质辨识结论图表

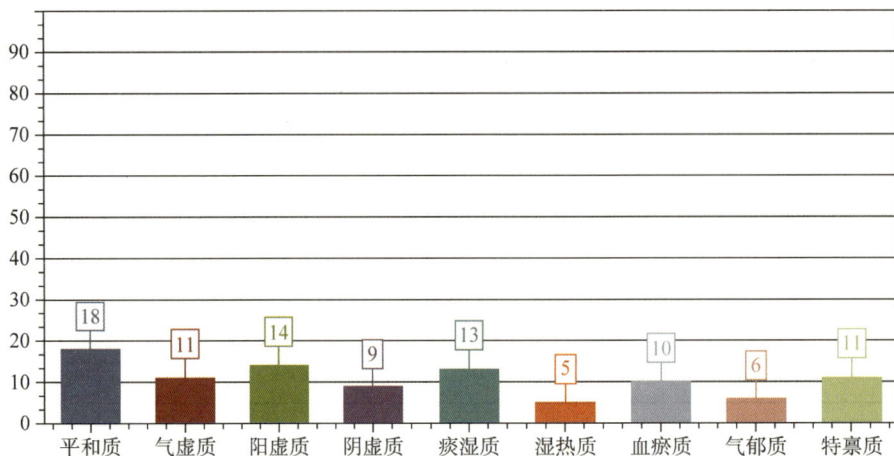

五、体质报告结论：阳虚质兼痰湿质。

六、体质分析

阳虚质：该患者怕冷，吃凉的东西易腹泻，手脚凉；大便不成形，7-8 次 / 天，甚至 10 余次；舌淡，舌体胖大，苔白，脉按之无力。通过患者症状分析，考虑为阳虚质。

痰湿质：该患者平素身体状态不佳，易头痛、犯困；疲劳乏力，多汗；舌淡，舌体胖大，苔白腻，脉弦，按之无力。通过患者症状分析，考虑为痰湿质。

七、调体方案

早空腹：阳虚质膏方。

晚睡前：痰湿质膏方。

一次 1 袋（18 g），一日两次，3 个月为一周期。

{**饮食禁忌**}阳虚体质的人宜少食生冷及性味寒凉等易损伤人体阳气的食物，如菱角、茄子、冬瓜、苦瓜、梨子、西瓜、蛏肉、海螺等；痰湿体质的人宜少食甜的、油腻、肥甘厚味等容易助湿生痰的食物，如高糖饮料、饴糖、李子、石榴、大枣、枇杷、肥肉等。

{**个体化调养建议**}起居有常，温暖舒适，适量运动，"形劳而不倦"，配合太极站桩；保持情绪舒畅，心情愉悦，心境平和，配合关元、命门、神阙、丰隆、足三里等穴位艾灸理疗。

八、复诊

该患者体质倾向于阳虚质和痰湿质，通过6年的体质调理，症状较前好转。患者定期复查体质，最近一次复查体质基本为平和质，倾向于痰湿质、阴虚质和血瘀质。

表3-14-2　复查体质辨识结论图表

复诊时间：2024年10月18日

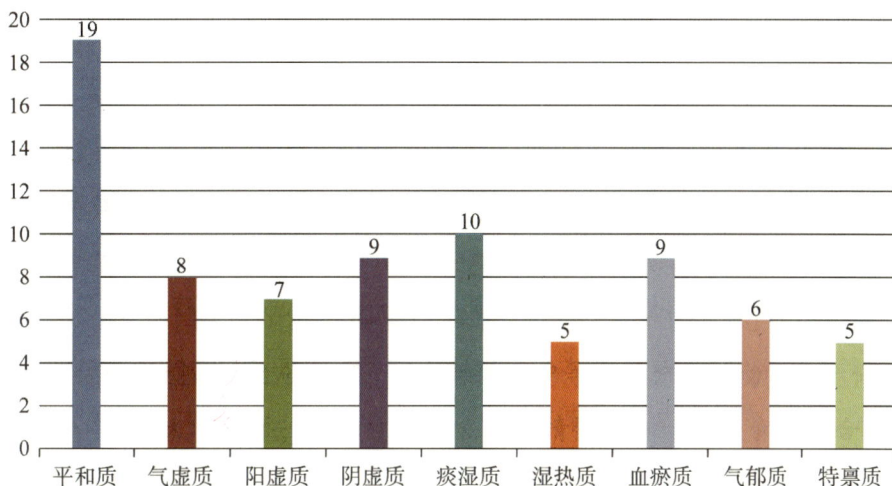

九、疗效反馈

坚持调理：患者免疫力较前提高，感冒较前明显减少；精神状态明显改善，心慌、头痛、犯困较前好转，大便较前好转，现大便基本成形，2-3次/天。

反馈视频二维码

十、体会

患者阳虚质和痰湿质明显，痰湿主要源于脾胃运化失调，水湿停滞，日久成痰。而阳虚则易致寒湿内生，进一步阻碍了气血津液的正常运行，使痰湿更难被输布和转化。《素问·调经论》曰："阳虚则外寒，阴虚则内热"，患者阳虚考虑为寒湿之邪侵袭人体，易困阻脾阳，导致脾失健运。正如《黄帝内经》所云："湿盛则濡泻。"寒湿困脾，运化失职，不仅会出现大便不成形，还常伴有肢体沉重、畏寒怕冷等症状。此外，脾阳虚还可能导致面色萎黄、四肢不温、神倦乏力等脾虚湿盛的症状。在调理上宜温阳健脾、化痰利湿，故使用阳虚体质膏方和痰湿体质膏方能有效缓解患者阳虚痰湿所致的症状。而阳虚与气虚往往并见，所以调理阳虚质亦可从侧面改善患者疲劳乏力、易感冒等气虚症状。体质调理是一个漫长的过程，配合饮食、运动、情志等调养，长期坚持效果更好。

案例 15
阴虚质兼气郁质

（眼、鼻、嘴唇干，睡眠障碍，慢性胃炎，甲状腺消融术后）

姓名：康某某　　性别：女　　年龄：60 岁　　初诊时间：2023 年 12 月 6 日

一、主诉：眼干、鼻干、嘴唇干 1 年余。

二、病史资料：眼干，眼角不明原因发红，伴有疼痛，需外用眼膏方可缓解；鼻干、嘴唇干明显，口腔溃疡反复发作；睡眠障碍，睡眠时间 3-4 小时，入睡困难，易醒，醒后不易入睡，且早醒；食欲差，消化不良，食多后胃脘胀闷，自觉食后体重未见增加；平素性情急躁易怒，易焦虑；舌淡红，苔黄白厚腻，脉沉结，按之无力。

三、西医诊断：慢性胃炎，慢性咽炎，甲状腺消融术后。

四、体质辨识报告

表 3-15-1　体质辨识结论图表

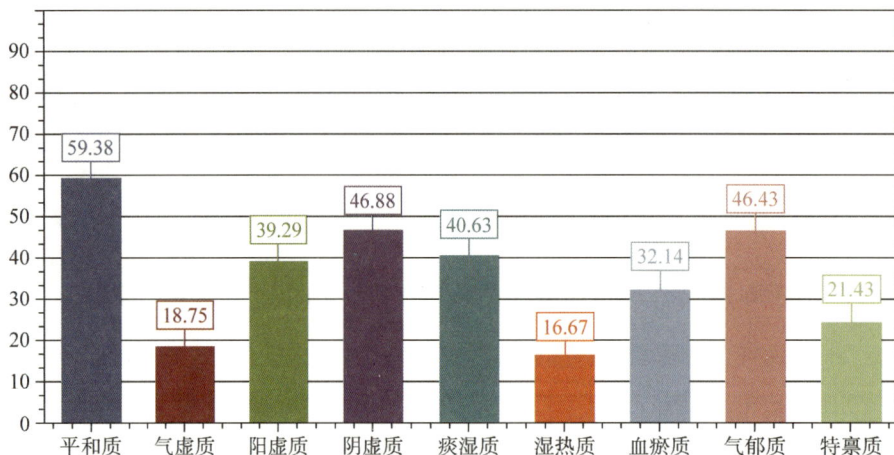

表 3-15-2　舌象结论

舌色	局部特征		苔色	苔质				舌形			
	边尖红	瘀点瘀斑		厚薄	腻	腐	苔剥	胖瘦	齿痕	点刺	裂纹
舌淡红	无	无	苔黄白相兼	厚	有	无	无	适中	无	无	无

表 3-15-3　脉象结论

	脉位	脉率 （次/分）	脉节律	脉力	紧张度	流利度	脉名
右手关部	沉	53	不齐	无力	无弦、紧特征	无滑、涩特征	脉沉而结虚

五、体质报告结论：阴虚质兼气郁质。

六、体质分析

阴虚质：该患者眼、鼻、嘴唇干明显，睡眠障碍，睡眠时间 3-4 小时，入睡困难，易醒，醒后不易入睡，且早醒；平素性情急躁易怒，易焦虑，脉沉结，按之无力。通过患者症状分析，考虑为阴虚质。

气郁质：该患者平素性情急躁易怒，易焦虑，脉沉结。通过症状分析，考虑患者为气郁质。

七、调体方案

早空腹：气郁质膏方。

晚睡前：阴虚质膏方。

一次 1 袋（18 g），一日两次，3 个月为一周期。

{饮食禁忌}气郁体质的人宜少食具有收敛酸涩之性等容易加重气郁表现的食物，如石榴、杨桃、柠檬、乌梅、酸枣等；阴虚体质的人宜少食油腻、辛辣、性味温热等易损伤人体阴液的食物，如油炸物、辣椒、花椒、韭菜、桂圆、荔枝、羊肉等。

{个体化调养建议}起居有常，温暖舒适，注意避暑，加强户外运动调养，配合太极站桩；保持情绪舒畅，心情愉悦；配合三阴交、太冲、肝俞、足三里等穴位按摩调理。

八、复诊

该患者体质倾向于阴虚质和气郁质，通过近 1 年的体质调理，症状较前好转。患者定期复查体质，最近一次复查提示基本为平和质，倾向于阴虚质，但阴虚质、气郁质等偏颇体质数值较前下降，平和质较前升高。

表 3-15-4　复查体质辨识结论图表

复诊时间：2024 年 10 月 12 日

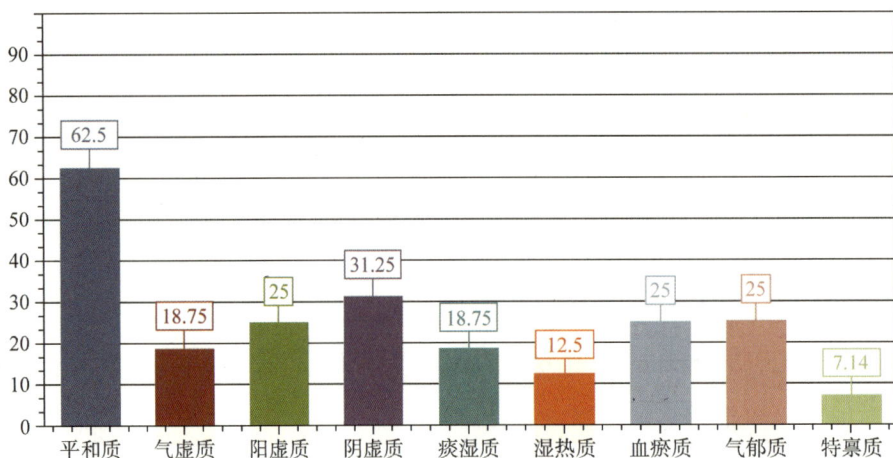

表 3-15-5　复查舌象结论

舌色	局部特征		苔色	苔质				舌形			
	边尖红	瘀点瘀斑		厚薄	腻	腐	苔剥	胖瘦	齿痕	点刺	裂纹
舌淡红	无	无	苔黄白相兼	厚	有	无	无	适中	有	无	无

表 3-15-6　复查脉象结论

	脉位	脉率（次/分）	脉节律	脉力	紧张度	流利度	脉名
右手关部	中	75	不齐	无力	弦	无滑、涩特征	脉虚弦结

九、疗效反馈

调理半个月：患者鼻干、嘴唇干较前缓解。

坚持调理：患者入睡困难改善，入睡时间短，睡眠质量提升，深睡眠基本 2 小时以上，总时长 5-6 小时；近两个月眼角无发红；增加使用强强虎膏 1 个月后胃胀较前改善，体重增加了一斤多，自觉面部有肉感；且整体气色较前改善，心情愉悦，走路有劲，对进行中医体质调理更加有信心。

反馈视频二维码

十、体会

该患者辨识后阴虚质和气郁质明显，其主要涉及阴液亏虚和肝气郁结两个方面，这两者常常相互关联、相互影响。阴虚会导致肝气更易郁结，因为阴液不足无法滋养肝脏，使肝脏功能失常；而肝郁也会进一步加重阴虚的症状，因为肝气郁结会导致气机不畅，影响津液的输布，从而加重阴虚的程度。正如《黄帝内经》所说："阴虚则热，阳虚则寒。"《临证指南医案·郁证》指出："郁则气滞，气滞久则必化热，热郁则津液耗而不流，升降之机失度，初伤气分，久延血分，延及郁劳沉疴。故用药大旨，每以苦辛凉润宣通，不投燥热敛涩呆补，此治疗之法也。"在调理上宜疏肝解郁、滋阴清热，故使用气郁体质膏方和阴虚体质膏方能有效缓解患者鼻干、嘴唇干、眼干、便秘、睡眠障碍等阴虚所致症状以及性情急躁易怒、易焦虑等气郁症状，配合饮食、运动调养以及情志调摄，患者通过长期坚持，症状均较前明显好转，故体质调理需长期坚持收效更好。

案例 16
痰湿质兼气虚质

（长期便秘，咳嗽、痰多，睡眠障碍，精神差，肺结节）

姓名：赖某某　　性别：女　　年龄：59 岁　　初诊时间：2021 年 8 月 19 日

一、**主诉**：反复便秘 40 年，咳嗽 1 个月。

二、**病史资料**：患者反复便秘 40 年，3–5 天排便 1 次，口服中药可缓解，但易反复；咳嗽 1 个月，痰多；曾因肺结节住院治疗，医生建议手术治疗，但患者拒绝手术，要求保守治疗，长期中药汤剂调理；精神状态差，活动后疲劳乏力、腰酸背痛；睡眠障碍，入睡困难，眠浅，易惊醒，睡眠时间 3–4 小时；夜间常双手肿胀、僵硬，甚至影响睡眠；自觉感冒稍多，每年感冒 3 次；舌淡紫，舌边有齿痕，苔灰黑厚腻，脉弦迟。

三、**西医诊断**：便秘，肺结节（0.8 cm），睡眠障碍，颈动脉斑块，乳腺结节。

四、体质辨识报告

表 3-16-1　体质辨识结论图表

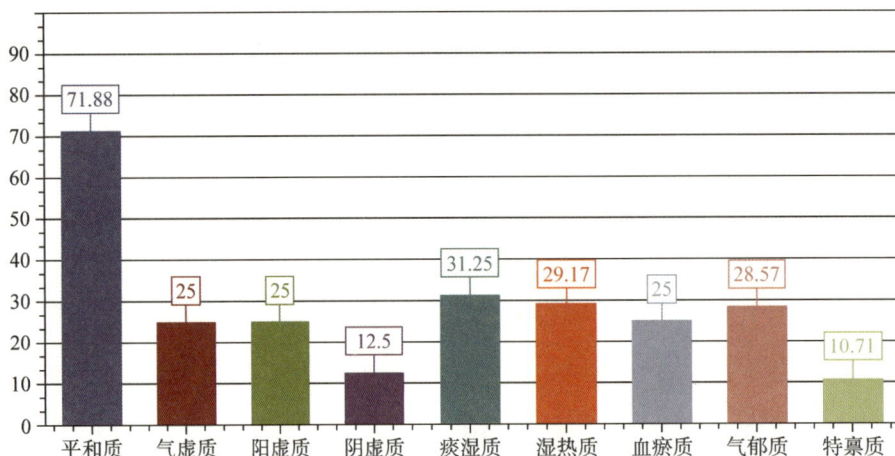

表 3-16-2　舌象结论

舌色	局部特征		苔色	苔质				舌形			
	边尖红	瘀点瘀斑		厚薄	腻	腐	苔剥	胖瘦	齿痕	点刺	裂纹
舌淡紫	无	无	苔灰黑	厚	有	无	无	适中	有	无	无

表 3-16-3　脉象结论

	脉位	脉率（次/分）	脉节律	脉力	紧张度	流利度	脉名
右手关部	中	48	齐	无力	弦	无滑、涩特征	脉迟而弦

五、体质报告结论：痰湿质兼湿热质（根据患者目前最困扰的症状考虑调理痰湿质和气虚质）。

六、体质分析

痰湿质：该患者咳嗽 1 个月，痰多；精神状态差，活动后疲劳乏力、腰酸背痛；夜间常双手肿胀、僵硬，舌边有齿痕，苔厚腻。通过患者症状分析，考虑为痰湿质。

气虚质：该患者精神状态差，活动后疲劳乏力、腰酸背痛；自觉感冒稍多，每年感冒 3 次。通过患者症状分析，考虑为气虚质。

七、调体方案

早空腹：气虚质膏方。

晚睡前：痰湿质膏方。

一次 1 袋（18 g），一日两次，3 个月为一周期。

{**饮食禁忌**}气虚体质的人宜少食生冷性凉、油腻厚味、辛辣刺激等容易耗气破气的食物，如冰冻食品、薄荷、香菜、胡椒、大蒜、柚子、槟榔等；痰湿体质的人宜少食甜的、油腻、肥甘厚味等容易助湿生痰的食物，如高糖饮料、饴糖、李子、石榴、大枣、枇杷、肥肉等。

{**个体化调养建议**}起居有常，温暖舒适，适量运动，保持"形劳而不倦"，配合太极站桩；保持情绪舒畅，心情愉悦，配合气海、关元、足三里、丰隆等穴位艾灸调理。

八、复诊

该患者体质倾向于痰湿质和湿热质，但根据患者当时困扰的症状考虑调理痰湿质和气虚质，通过3年多的体质调理，患者各症状较前好转，定期复查体质，最近一次复查患者体质基本为平和质。

表3-16-4　复查体质辨识结论图表

复诊时间：2024 年 10 月 16 日

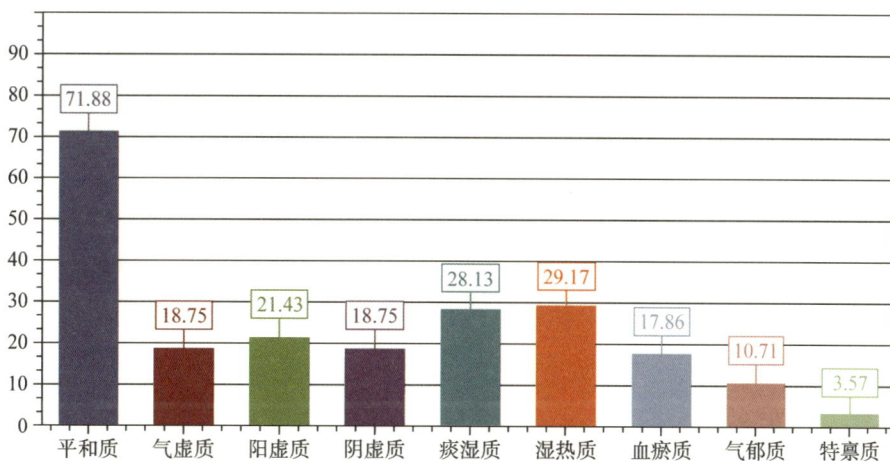

表3-16-5　复查舌象结论

舌色	局部特征		苔色	苔质				舌形			
	边尖红	瘀点瘀斑		厚薄	腻	腐	苔剥	胖瘦	齿痕	点刺	裂纹
舌淡红	无	无	苔黄	厚	有	无	无	适中	无	无	无

表3-16-6　复查脉象结论

	脉位	脉率（次/分）	脉节律	脉力	紧张度	流利度	脉名
右手关部	沉	51	不齐	无力	弦	无滑、涩特征	脉沉弦结

九、疗效反馈

调理1周：精神状态较前明显改善，无明显疲乏感。

坚持调理：睡眠较前改善，有深度睡眠，睡眠时长6~7小时；夜间手肿胀较前明显好转，手指僵硬较前缓解，但是中指偶有疼痛，不影响睡眠；咳嗽、痰多较前改善；免疫力较前提高，调理之后2年基本没有感冒；大便较前改善，现大便每天1次，排便顺畅。

感受：自觉调理后的状态、体态比年轻时候还要好，精神状态和生活品质都有提高。感叹如果能早点知道体质调理，现在的状态一定更好。

反馈视频二维码

十、体会

该患者辨识后痰湿质和湿热质明显，痰湿和湿热都涉及人体内的湿邪，痰湿和湿热可以相互转化，痰湿体质的患者由于身体抵抗力下降，更容易受到外邪侵袭，从而可能诱发湿热。根据患者目前最困扰的症状考虑调理痰湿质和气虚质。《证治汇补·痰证》中有"脾为生痰之源，肺为贮痰之器"的记载。《医宗必读·痰饮》："按痰之为病，十常六七，而内经叙痰饮四条，皆因湿土为害，故先哲云'脾为生痰之源'……脾复健运之常，而痰自化矣。"脾为生痰之源，脾主运化，运化水液，若脾失健运，则水湿内停，聚而成痰。痰湿形成后，容易上犯于肺，因为"肺为贮痰之器"，在《素问·咳论》中有记载："此皆聚于胃，关于肺，使人多涕唾，而面浮肿气逆也"。当脾虚生湿，痰湿增多时，肺的宣降功能会受到影响，导致气逆而咳，从而将痰排出体外。"脾胃为气血化生之源"，脾胃虚弱，则气的生成减少，气虚明显，则疲劳乏力、易感冒等。在调理上宜益气健脾、燥湿化痰，故使用气虚体质膏方和痰湿体质膏方能有效缓解患者症状，且通过调理痰湿质亦可改善患者湿热体质，可见调理体质须因人制宜、因时制宜、因地制宜。

案例 17
痰湿质兼血瘀质

（头晕，全身乏力，睡眠障碍，消化不良，腹胀，白内障术后）

姓名：李某某　　　性别：男　　　年龄：80 岁　　　初诊时间：2020 年 7 月 17 日

一、主诉：头晕 3 月余。

二、病史资料：患者近 3 个月出现头晕，胸闷，全身乏力；咳嗽，痰多；睡眠障碍，眠浅，易醒，打鼾；腰部酸软疼痛，四肢不温；皮肤有色斑、氧化斑；食欲一般，消化不良，腹胀，便秘难解，2-3 天排便 1 次，舌淡红，舌体胖大，苔黄白厚腻，舌下静脉增粗，脉沉弦，按之无力。

三、西医诊断：睡眠障碍，消化不良，白内障术后。

四、体质辨识报告

表 3-17-1　体质辨识结论图表

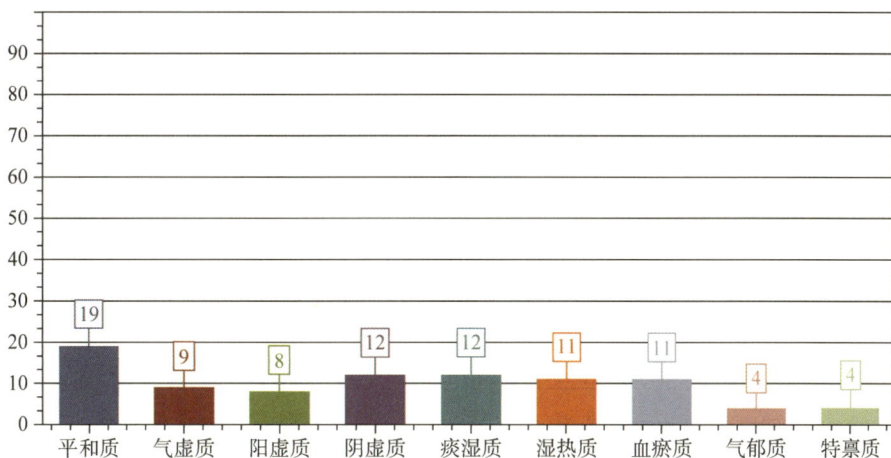

表 3-17-2　舌象结论

舌色	局部特征		苔色	苔质				舌形			
	边尖红	瘀点瘀斑		厚薄	腻	腐	苔剥	胖瘦	齿痕	点刺	裂纹
舌淡红	无	无	苔黄白相兼	厚	有	无	无	胖	无	无	无

表 3-17-3 脉象结论

	脉位	脉率 （次/分）	脉节律	脉力	紧张度	流利度	脉名
右手关部	沉	69	齐	无力	弦	无滑、涩特征	脉沉缓弦

五、体质报告结论：痰湿质兼阴虚质（根据患者症状及诊断考虑调理痰湿质和血瘀质）。

六、体质分析

痰湿质：该患者近 3 个月出现头晕，胸闷，全身乏力；咳嗽，痰多；舌体胖大，苔白厚腻，脉沉弦，按之无力。通过患者症状分析，考虑为痰湿质。

血瘀质：该患者皮肤有色斑、氧化斑；既往有脑供血不足、白内障手术病史，舌下静脉增粗，脉沉弦，按之无力。通过患者症状分析及诊断，考虑为血瘀质。

七、调体方案

早空腹：痰湿质膏方。

晚睡前：血瘀质膏方。

一次 1 袋（18 g），一日两次，3 个月为一周期。

{饮食禁忌}痰湿体质的人宜少食甜的、油腻、肥甘厚味等容易助湿生痰的食物，如高糖饮料、饴糖、李子、石榴、大枣、枇杷、肥肉等；血瘀体质的人宜少食生冷、寒凉、酸涩等容易凝滞血脉的食物，如冷饮、冰冻食品、荸荠、冬瓜、绿豆、梨子、柿子、田螺、螺蛳等。

{个体化调养建议}起居有常，温暖舒适，注意避寒祛湿，加强户外运动调养，配合太极站桩；保持情绪舒畅，心情愉悦；配合足三里、丰隆、血海、太冲等穴位艾灸调理。

八、复诊

该患者体质倾向于痰湿质和阴虚质，根据患者症状及诊断考虑调理痰湿质和血瘀质，通过 4 年的体质调理，症状较前缓解。患者定期复查体质，最近一次复查提示基本为平和质，倾向于气虚质和血瘀质，痰湿质数值较前稍降低，整体体质较为平衡。

表 3-17-4 复查体质辨识结论图表

复诊时间：2024 年 9 月 6 日

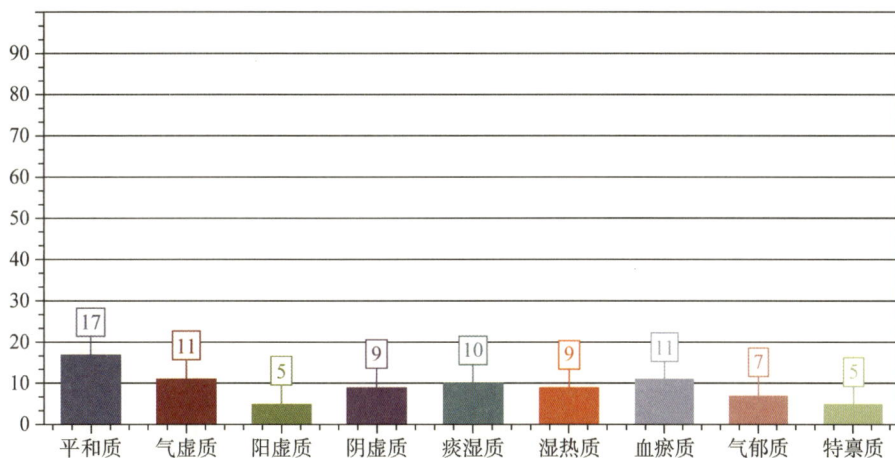

表 3-17-5 复查舌象结论

舌色	局部特征		苔色	苔质				舌形			
	边尖红	瘀点瘀斑		厚薄	腻	腐	苔剥	胖瘦	齿痕	点刺	裂纹
舌淡紫	无	无	苔黄白相兼	厚	有	无	无	适中	无	无	有

表 3-17-6 复查脉象结论

	脉位	脉率（次/分）	脉节律	脉力	紧张度	流利度	脉名
右手关部	中	71	齐	有力	弦	无滑、涩特征	脉弦

九、疗效反馈

坚持调理：患者精神状态好，中气十足，食欲较前好转，饭量增加，消化功能明显改善，无腹胀；睡眠较前明显改善，睡眠时间可达 9 小时。

反馈视频二维码

十、体会

该患者辨识体质后虽以痰湿质和阴虚质为主，但根据患者症状及诊断考虑调理痰湿质和血瘀质。患者为高龄男性，年老体虚，脾胃等脏腑功能减弱，脾胃虚弱，脾主运化功能减弱，运化失常，水湿内停，日久聚湿成痰，故患者出现食欲差、消化不良、腹胀等症，正如《医宗必读·痰饮》："按痰之为病，十常六七，而内经叙痰饮四条，皆因湿土为害，故先哲云'脾为生痰之源'……脾复健运之常，而痰自化矣。"《素问·生气通天论》云："因于湿，首如裹。"描述了因湿邪导致的头晕症状，其是因湿性重浊，痰湿易上蒙清窍，导致清阳不升，故头晕；且痰湿困厄肢体易导致全身困重乏力。"脾胃为气血化生之源"，脾胃虚弱，气血化生乏源，气的行血功能减弱，导致气不行血，血脉不通，日久血液凝滞，形成瘀血，瘀血又阻滞脉络，停留于肌表，故出现皮肤色斑、氧化斑等血瘀表现。在调理上宜健脾燥湿化痰、活血化瘀通络，使用痰湿体质膏方和血瘀体质膏方能有效缓解患者症状。长期坚持调理，阶段性根据复查体质调整调体方案，患者通过4年多的调理，症状较前明显好转，但仍需继续坚持调理使自身保持在平和质为主的动态平衡状态。

案例 18

阴虚质兼气郁质

（睡眠障碍，梅核气，慢性胃炎，疲乏）

姓名：李某某　　性别：女　　年龄：61 岁　　初诊时间：2023 年 12 月 9 日

一、主诉：失眠、喉中异物感 1 年余。

二、病史资料：睡眠障碍，睡眠时间 3 小时左右，眠浅，多梦；自觉喉中异物感，吞之不下，吐之不出；频繁打嗝，伴胸前胀痛，口服中药调理无明显改善；易疲乏，口干，感冒后加重；舌淡红，舌体胖大，苔黄白厚腻，脉结弦，按之无力。

三、西医诊断：睡眠障碍，慢性胃炎，子宫切除术（因子宫内膜增厚）。

四、体质辨识报告

表 3-18-1　体质辨识结论图表

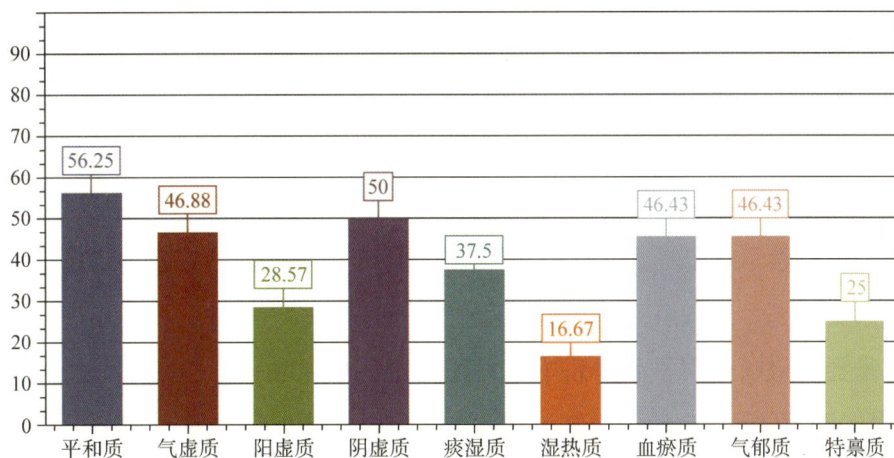

表 3-18-2　舌象结论

舌色	局部特征		苔色	苔质				舌形			
	边尖红	瘀点瘀斑		厚薄	腻	腐	苔剥	胖瘦	齿痕	点刺	裂纹
舌淡红	无	无	苔黄白相兼	厚	有	无	无	胖	无	无	无

表 3-18-3　脉象结论

	脉位	脉率（次/分）	脉节律	脉力	紧张度	流利度	脉名
右手关部	中	70	不齐	无力	弦	无滑、涩特征	脉结弦

五、体质报告结论：阴虚质兼气郁质。

六、体质分析

阴虚质：该患者睡眠障碍，睡眠时间 3 小时左右，眠浅，多梦；口干，疫情后加重；脉结弦，按之无力。通过患者症状分析，考虑患者为阴虚质。

气郁质：该患者自觉喉中异物感，吞之不下，吐之不出；频繁打嗝，伴胸前胀痛，口服中药调理无明显改善；脉结弦。通过患者症状分析，考虑患者为气郁质。

七、调体方案

早空腹：气郁质膏方。

晚睡前：阴虚质膏方。

一次 1 袋（18 g），一日两次，3 个月为一周期。

{饮食禁忌}阴虚体质的人宜少食油腻、辛辣、性味温热等易损伤人体阴液的食物，如油炸物、辣椒、花椒、韭菜、桂圆、荔枝、羊肉等；气郁体质的人宜少食具有收敛酸涩之性等容易加重气郁表现的食物，如石榴、杨桃、柠檬、乌梅、酸枣等。

{个体化调养建议}起居有常，温暖舒适，注意情绪调节，避免过度劳累，增加户外运动调养，参加社区活动，配合太极站桩；配合三阴交、太冲、足三里、肝俞等穴位按摩调理。

八、复诊

该患者体质倾向于阴虚质和气郁质，通过近 1 年的体质调理，症状较前好转。患者定期复查体质，最近一次复查提示基本为平和质，倾向于气虚质，各偏颇体质数值较前均有所下降，平和质数值较前升高。

表 3-18-4　复查体质辨识结论图表

复诊时间：2024 年 10 月 26 日

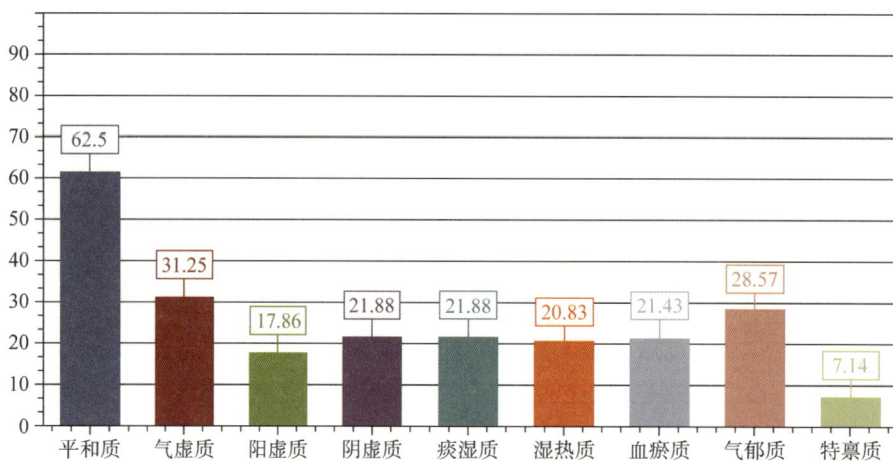

表 3-18-5　复查舌象结论

舌色	局部特征		苔色	苔质				舌形			
	边尖红	瘀点瘀斑		厚薄	腻	腐	苔剥	胖瘦	齿痕	点刺	裂纹
舌淡红	无	无	苔黄白相兼	厚	有	无	无	适中	有	无	无

表 3-18-6　复查脉象结论

	脉位	脉率（次/分）	脉节律	脉力	紧张度	流利度	脉名
右手关部	沉	72	齐	无力	无弦、紧特征	无滑、涩特征	脉沉虚

九、疗效反馈

调理 3 个月：患者喉中异物感（梅核气）较前明显减轻。

调理半年：患者梅核气基本消失，未再打嗝；口干较前好转；精神状态较前明显改善，不易疲乏；睡眠较前明显好转，深睡时间增加，梦减少，睡眠时间达 6 小时以上。

反馈视频二维码

十、体会

该患者喉中异物感明显，吐之不出，咽之不下，中医诊断其为"梅核气"，在《古今医统大全》中曰："梅核气者，似呃逆而非呃逆，系痰气窒塞于咽喉之间，咯之不出，咽之不下。"而在《太平惠民和剂局方》所述："喜、怒、悲、思、忧、恐、惊之气，成痰涎，状如破絮，或如梅核在咽，咯不出，咽不下。"肝主疏泄，性喜条达，若情志不遂，则肝气不得疏泄，气机不畅，循经上逆咽喉，壅聚不散，故发为此病。肝气郁结，气机失调，肝气上逆胸膈，肝气横逆犯胃，导致胃气上逆，故打嗝。阴虚则易内生虚热，热邪壅盛，煎熬津液，故口干明显；且阴虚则阴不制阳，阴阳不相交，扰动心神，心神不安，故睡眠障碍、眠浅；经体质辨识，患者以阴虚质和气郁质明显，而阴虚之人性格上往往急躁易怒，且睡眠障碍、多梦，此亦是气郁的表现，故对于阴虚和气郁体质的人宜协同调理。该患者通过使用阴虚体质膏方和气郁体质膏方以滋阴清热、疏肝解郁，长期坚持调理，令患者症状较前明显好转，现体质基本保持以平和质为主的状态。

案例 19
血瘀质兼气虚质

（高血压，全身乏力，睡眠障碍，黑眼圈，双下肢及面部水肿，血糖偏高，腰膝关节痛）

姓名：李某某　　性别：女　　年龄：74 岁　　初诊时间：2022 年 5 月 11 日

一、主诉：高血压 20 余年，全身乏力半年余。

二、病史资料：患者高血压 20 余年，平素血压控制不佳；全身无力，气短，下肢乏力；睡眠质量差，易醒，每小时醒 1 次，醒后难以入睡；黑眼圈，口唇青紫，至医院检查未查明原因；平素易烦躁、情绪低落；腰、膝、髋关节疼痛，痛甚时不能行走，经多种治疗症状未见缓解；每年春季双下肢、面部水肿，常年双眼迎风流泪，每年至少住院治疗一次；空腹血糖偏高（7 mmol/L 以上）；舌淡红，舌体胖大，苔黄白厚腻，舌下静脉紫暗，脉缓弦。

三、西医诊断：高血压，冠心病，下肢静脉曲张，睡眠障碍，骨质疏松，脂肪瘤，肺结节，甲状腺囊肿术后，双眼白内障术后。

四、体质辨识报告

表 3-19-1　体质辨识结论图表

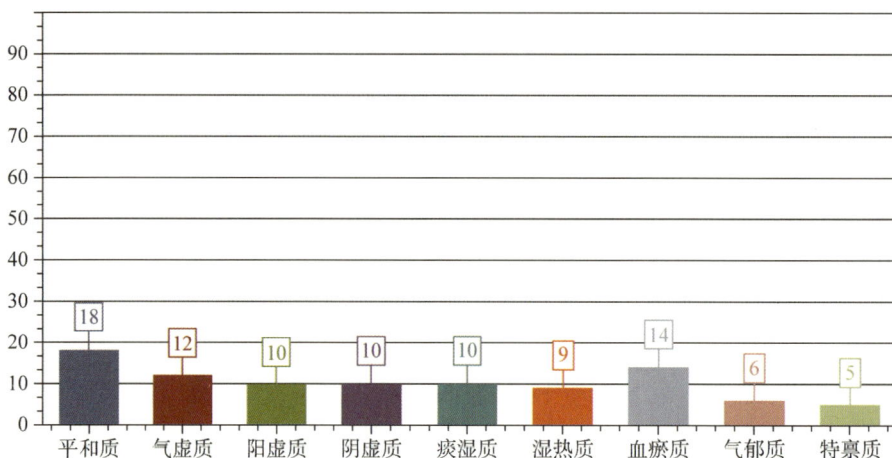

表 3-19-2　舌象结论

舌色	局部特征		苔色	苔质				舌形			
	边尖红	瘀点瘀斑		厚薄	腻	腐	苔剥	胖瘦	齿痕	点刺	裂纹
舌淡红	无	无	苔黄白相兼	厚	有	无	无	胖	无	无	无

表 3-19-3　脉象结论

	脉位	脉率（次/分）	脉节律	脉力	紧张度	流利度	脉名
右手关部	中	69	齐	无力	弦	无滑、涩特征	脉缓弦

五、体质报告结论：血瘀质兼气虚质（根据患者症状及诊断考虑调理痰湿质和气郁质）。

六、体质分析

痰湿质：该患者每年春季双下肢及面部水肿，全身无力，气短，下肢乏力；

空腹血糖偏高 7 mmol/L 以上；既往有脂肪瘤、甲状腺囊肿病史，舌体胖大，苔黄白厚腻，脉缓弦。通过患者症状分析及诊断，考虑为痰湿质。

气郁质：该患者平素易烦躁、情绪低落；平素血压控制不佳，口唇青紫，睡眠质量差，脉缓弦。通过患者症状分析，考虑为气郁质。

七、调体方案

早空腹：痰湿质膏方。

晚睡前：气郁质膏方。

一次 1 袋（18 g），一日两次，3 个月为一周期。

{饮食禁忌}痰湿体质的人宜少食甜的、油腻、肥甘厚味等容易助湿生痰的食物，如高糖饮料、饴糖、李子、石榴、大枣、枇杷、肥肉等；气郁体质的人宜少食具有收敛酸涩之性等容易加重气郁表现的食物，如石榴、杨桃、柠檬、乌梅、酸枣等。

{个体化调养建议}起居有常，温暖舒适，中等强度户外运动调养，保持"形劳而不倦"，配合太极站桩；保持情绪舒畅，心情愉悦，心境平和，配合足三里、三阴交、太冲、丰隆等穴位艾灸调理。

八、复诊

该患者体质倾向于血瘀质及气虚质，但根据患者症状及诊断考虑优先调理痰湿质和气郁质，通过 2 年多的体质调理，症状较前好转，但体质较前略有反复，最近一次体质复查提示倾向于血瘀质和痰湿质。

表 3-19-4　复查体质辨识结论图表

复诊时间：2024 年 12 月 25 日

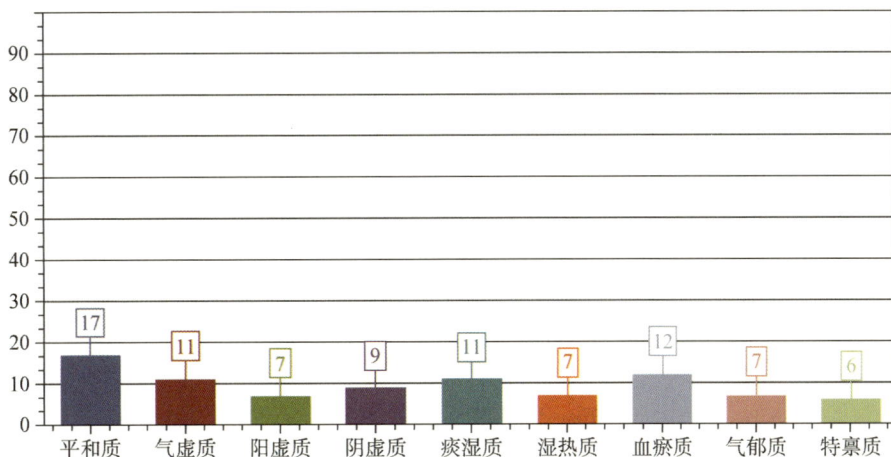

表 3-19-5　复查舌象结论

复诊时间：2024 年 12 月 25 日

舌色	局部特征		苔色	苔质				舌形			
	边尖红	瘀点瘀斑		厚薄	腻	腐	苔剥	胖瘦	齿痕	点刺	裂纹
舌淡红	无	无	苔黄白相兼	厚	有	无	无	胖	无	无	无

表 3-19-6　复查脉象结论

复诊时间：2024 年 12 月 25 日

	脉位	脉率（次／分）	脉节律	脉力	紧张度	流利度	脉名
右手关部	中	70	齐	有力	弦	无滑、涩特征	脉缓弦

九、疗效反馈

开始调理一直效果不显。

调理 3 个月：精神状态有所改变，黑眼圈慢慢开始变淡，直至消失。

调理半年：睡眠开始改善，口唇青紫的情况改善，口唇较前稍红润；烦躁易怒较前减少；眼睛流眼泪情况改善。

调理 1 年：整体状态提升，气短改善，眼睑下垂明显好转，血糖稳定在 5 mmol/L 左右；面部水肿明显改善，双下肢水肿有所好转；关节疼痛好转；调理之后，基本不用去医院，药品也很少服，整体状态比较稳定，现在女儿也开始体质调理，同样身体变化很大。

反馈视频二维码

十、体会

该患者虽血瘀质和气虚质明显，但根据患者症状及诊断考虑先调理痰湿质和气郁质。中医理论认为，气是人体生命活动的动力和基础，气机失调会导致气血失调、阴阳失衡、脏腑紊乱等，进而引发各种疾病。《素问·举痛论》中曰："余知百病生于气也。怒则气上，喜则气缓，悲则气消，恐则气下，寒则气收，灵则气泄，惊则气乱，劳则气耗，思则气结。"指出疾病的发生多与气机失调相关，强调了气机失调在疾病发生中的重要性。所以调理气郁质，促进气血的流通和脏腑功能的恢复，为其他体质的调理创造良好的内环境。通过逐渐改变患者的气郁体质，使其气机顺畅，情绪稳定。同时，这也有助于更好地调理患者的其他体质问题，如气虚、痰湿、血瘀等，从而提高患者的整体健康水平。患者调体时，临近夏季，湿气严重，湿性黏滞，日久会致疾病迁延难愈，故考虑调理痰湿体质，痰湿壅盛，困厄四肢，故全身乏力，而通过改变患者痰湿体质为后续调理气虚质提供条件，易于补气健脾。

调理上宜健脾燥湿化痰、疏肝理气解郁，长期坚持使用痰湿体质膏方和气郁体质膏方有效地缓解患者症状，改善体质。定期复查体质，及时调整调体方案，配合运动、饮食以及情志调养，综合兼顾，长期坚持一定会取得满意的效果。

案例 20
血瘀质兼阴虚质

（易上火，口腔溃疡，睡眠障碍，夜尿多，结肠黑变病，脾脏切除术后）

姓名：刘某某　　性别：男　　年龄：59 岁　　初诊时间：2022 年 11 月 17 日

一、**主诉**：易上火 2 年余。

二、**病史资料**：平素易上火，口周、鼻子明显，口腔溃疡，冬季严重，辣椒、生姜等辛辣燥烈之品不敢食用，因频繁口服清热泻火药物，至医院体检发现结肠黑变病；睡眠障碍，早醒，精神不佳，疲乏，尿频，夜尿多；舌淡红，舌中有裂纹，苔黄白厚腻，舌下静脉紫暗、增粗，脉虚。

三、**西医诊断**：口腔溃疡，结肠黑变病，睡眠障碍，高尿酸血症，动脉硬化，脾脏切除术后。

四、体质辨识报告

表 3-20-1　体质辨识结论图表

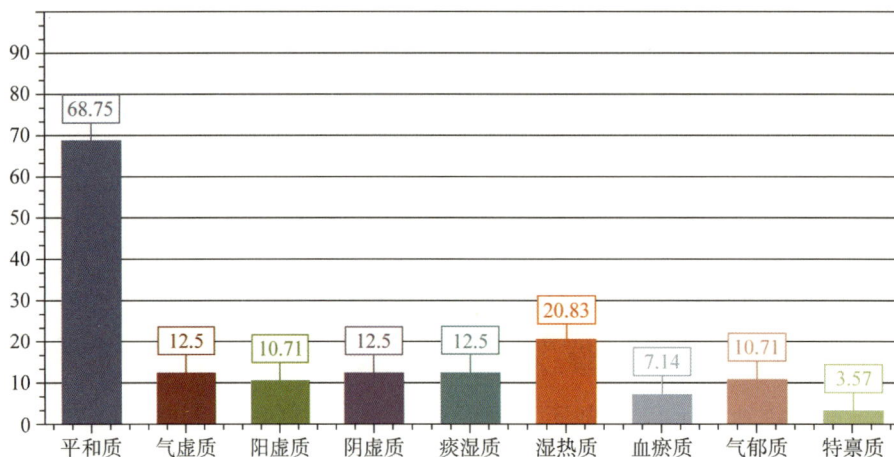

表 3-20-2　舌象结论

舌色	局部特征		苔色	苔质				舌形			
	边尖红	瘀点瘀斑		厚薄	腻	腐	苔剥	胖瘦	齿痕	点刺	裂纹
舌淡红	无	无	苔黄白相兼	厚	有	无	无	适中	无	无	有

表 3-20-3　脉象结论

	脉位	脉率（次／分）	脉节律	脉力	紧张度	流利度	脉名
右手关部	中	77	齐	无力	无弦、紧特征	无滑、涩特征	脉虚

五、体质报告结论：湿热质（根据患者症状及诊断，考虑调理阴虚质和血瘀质）。

六、体质分析

阴虚质：该患者平素易上火，口周、鼻子明显，冬季严重，辣椒、生姜等辛辣燥烈之品不敢食用，因频繁口服清热泻火药物，至医院体检发现结肠黑变病；睡眠欠佳；脉虚。通过患者症状分析，考虑为阴虚质。

血瘀质：该患者有动脉硬化、脾脏切除手术病史，舌下静脉紫暗、增粗，脉虚。结合患者舌脉象及诊断，考虑为血瘀质。

七、调体方案

早空腹：血瘀质膏方。

晚睡前：阴虚质膏方。

一次 1 袋（18 g），一日两次，3 个月为一周期。

{饮食禁忌}血瘀体质的人宜少食生冷、寒凉、酸涩等容易凝滞血脉的食物，如冷饮、冰冻食品、荸荠、冬瓜、绿豆、梨子、柿子、田螺、螺蛳等；阴虚体质的人宜少食油腻、辛辣、性味温热等易损伤人体阴液的食物，如油炸物、辣椒、花椒、韭菜、桂圆、荔枝、羊肉等。

{个体化调养建议}起居有常，温暖舒适，加强户外运动调养，配合太极站桩；保持情绪舒畅，心情愉悦；配合足三里、三阴交、血海等穴位按摩调理。

八、复诊

该患者体质基本为平和质，倾向于湿热质，但根据患者症状及诊断考虑调理血瘀质和阴虚质，通过 2 年的体质调理，患者症状较前好转，定期复查体质，最近一次复查提示基本仍为平和质，倾向于湿热质，平和质数值较前升高。

表 3-20-4 复查体质辨识结论图表

复诊时间：2024 年 11 月 28 日

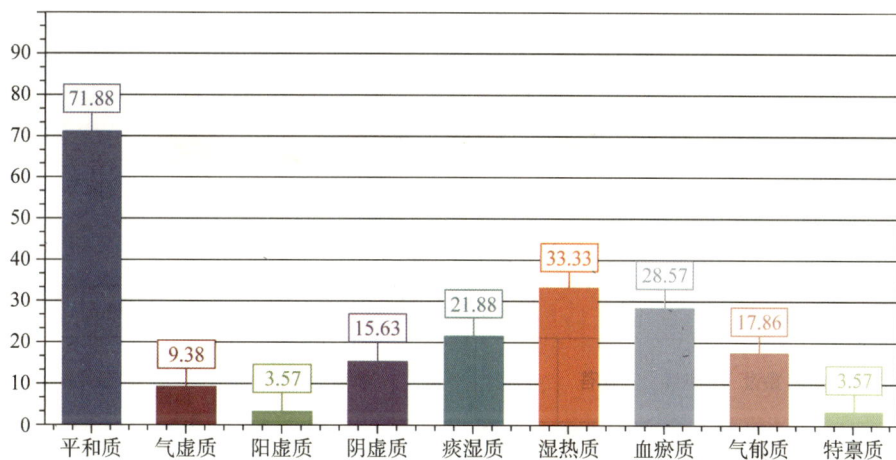

表 3-20-5 复查舌象结论

舌色	局部特征		苔色	苔质				舌形			
	边尖红	瘀点瘀斑		厚薄	腻	腐	苔剥	胖瘦	齿痕	点刺	裂纹
舌淡红	无	无	苔黄白相兼	厚	有	无	无	胖	有	无	无

表 3-20-6 复查脉象结论

| | 脉位 | 脉率（次／分） | 脉节律 | 脉力 | 紧张度 | 流利度 | 脉名 |
| 右手关部 | 中 | 76 | 齐 | 无力 | 无弦、紧特征 | 滑 | 脉滑 |

九、疗效反馈

坚持调理：患者目前基本不上火了，口腔溃疡消失，现在辣椒等辛辣之品可以食用了；睡眠较前改善，睡眠时间可达 5-6 小时，且能午休半小时；精神状态明显改善，干活有劲；夜尿次数较前减少。

反馈视频二维码

十、体会

该患者体质辨识虽为湿热质，但结合患者症状及诊断，考虑调理阴虚质和血瘀质。《素问·调经论》曰："阳虚则外寒，阴虚则内热，阳盛则外热，阴盛则内寒"。患者以易上火为主症，而表现出一系列上火的症状，考虑其为阴虚火旺所致，阴虚则阴不制阳，导致阳盛则火热亢盛，热邪上灼口鼻，故口周和鼻子上火明显、口腔溃疡；阴不制阳，阴阳不相交，扰动心神，心神不安，故睡眠障碍；而血瘀主要因患者行脾脏切除术，手术导致气血瘀滞，阻滞脉络，血脉不通，日久血瘀明显，故出现动脉硬化等疾患。在调理上宜滋阴清热、活血化瘀，使用阴虚体质膏方和血瘀体质膏方后症状得到有效改善。长期坚持体质调理，配合饮食、运动及情志调养，患者在调体过程中获得了满意的效果。

案例 21
阳虚质兼血瘀质

（免疫力低下，睡眠障碍，消瘦，腰痛，腰椎间盘突出，胃息肉）

姓名：刘某某　　性别：女　　年龄：68 岁　　初诊时间：2019 年 12 月 27 日

一、主诉：免疫力低下、睡眠障碍、食欲差 1 年余。

二、病史资料：免疫力低下，平素易感冒，一年感冒 4-5 次，且症状重，主要表现为咳嗽，甚则小便失禁，需住院输液治疗；精神状态差，睡眠障碍，睡眠时间 3-4 小时，入睡困难，夜尿 2-3 次，起夜后不易入睡；食欲差，食量小，消瘦，体重 45 kg，粗粮红薯、花生、核桃食后易胃胀，多食水果后出现胃部不适；怕冷，手脚凉，腰痛，腰部发凉，翻身困难，膝关节疼痛，药物治疗及理疗未见改善；舌暗红，苔薄白，舌下静脉紫暗、增粗，脉弦，按之无力。

三、**西医诊断**：睡眠障碍，腰椎间盘突出，骨质增生，骨质疏松，胃息肉（2017 年），肾囊肿（2023 年），阑尾切除术后（1976 年）。

四、**体质辨识报告**

表 3-21-1　体质辨识结论图表

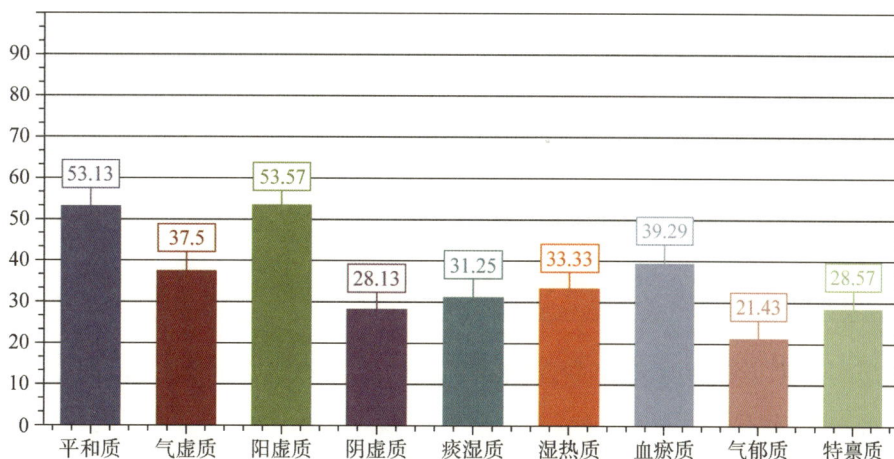

表 3-21-2　舌象结论

舌色	局部特征		苔色	苔质				舌形			
	边尖红	瘀点瘀斑		厚薄	腻	腐	苔剥	胖瘦	齿痕	点刺	裂纹
舌暗红	无	无	苔白	薄	无	无	无	适中	无	无	无

表 3-21-3　脉象结论

	脉位	脉率（次/分）	脉节律	脉力	紧张度	流利度	脉名
左手关部	中	78	齐	无力	弦	无滑、涩特征	脉弦

五、**体质报告结论**：阳虚质兼血瘀质。

六、**体质分析**

阳虚质：该患者免疫力低下，平素易感冒，怕冷，手脚凉，腰部发凉，多食水果后出现胃部不适；苔薄白，脉按之无力。通过患者症状分析，考虑为阳虚质。

血瘀质：该患者腰痛，翻身困难，膝关节疼痛；有腰椎间盘突出、骨质增生、骨质疏松、胃息肉、肾囊肿、阑尾切除术病史，舌下静脉紫暗、增粗，脉弦，按之无力。通过患者症状分析及诊断，考虑为血瘀质。

七、**调体方案**

早空腹：阳虚质膏方。

晚睡前：血瘀质膏方。

一次 1 袋（18 g），一日两次，3 个月为一周期。

{饮食禁忌} 阳虚体质的人宜少食生冷及性味寒凉等易损伤人体阳气的食物，如菱角、茄子、冬瓜、苦瓜、梨子、西瓜、蛏肉、海螺等；血瘀体质的人宜少食生冷、寒凉、酸涩等容易凝滞血脉的食物，如冷饮、冰冻食品、荸荠、冬瓜、绿豆、梨子、柿子、田螺、螺蛳等。

{个体化调养建议} 起居有常，温暖舒适，适量运动，保持"形劳而不倦"，配合太极站桩；保持情绪舒畅，心情愉悦；配合关元、命门、足三里、血海等穴位艾灸理疗。

八、复诊

该患者体质倾向于阳虚质和血瘀质，通过 5 年的体质调理，患者症状较前好转。定期复查体质，患者年龄已过 65 岁，按老年人体质辨识标准，最近一次复查提示基本为平和质，倾向于阴虚质、痰湿质。

表 3-21-4　复查体质辨识结论图表

复诊时间：2024 年 12 月 13 日

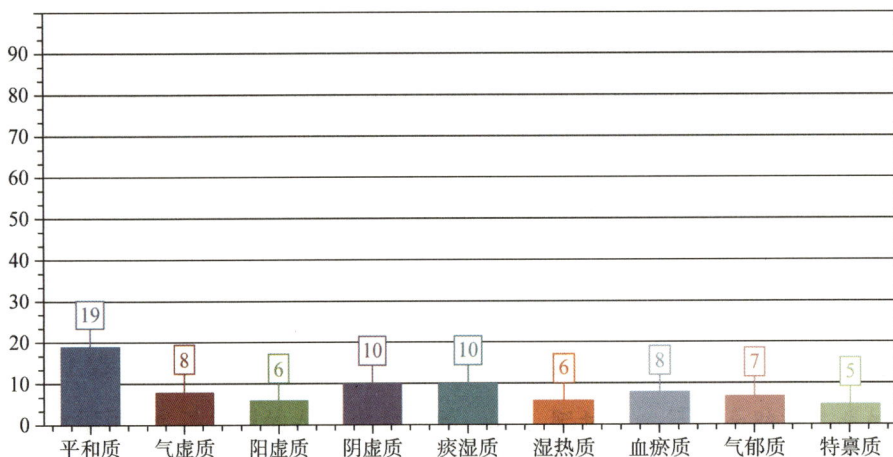

表 3-21-5　复查舌象结论

舌色	局部特征		苔色	苔质				舌形			
	边尖红	瘀点瘀斑		厚薄	腻	腐	苔剥	胖瘦	齿痕	点刺	裂纹
舌淡紫	无	无	苔黄	厚	有	无	无	适中	无	无	无

表 3-21-6　复查脉象结论

	脉位	脉率 （次/分）	脉节律	脉力	紧张度	流利度	脉名
右手关部	中	78	齐	有力	弦	无滑、涩特征	脉弦

九、疗效反馈

调理 3 个月：患者精神状态较前改善。

调理半年：患者免疫力明显提高，2019 年至今近 5 年感冒 1 次，症状轻，口服药物后即痊愈；睡眠明显改善，睡眠时间 5-6 小时，起夜后能很快入睡；腰痛基本消失，膝关节疼痛也较前好转；胃肠功能较前明显改善，食欲好转，食量增加，食用粗粮红薯、花生、核桃后未再胃胀。患者因体质调理效果颇佳，还介绍自己亲友进行体质调理。

反馈视频二维码

十、体会

该患者阳虚质和血瘀质明显，如《素问·调经论》所言："五脏之道，皆出于经隧，以行血气，血气不和，百病乃变化而生。"患者为老年女性，年老体虚，脏腑功能逐渐衰退，气血生化之源不足，无法濡养心脉，血运无力，而长期患病会耗损正气，导致气血阴阳失调；阳虚易受寒邪入侵而出现感冒；然久病入络，痰浊瘀血内生，痹阻脉道，形成血瘀。阳虚日久会进一步加重血瘀，正如《素问·举痛论》中"寒气入经而稽迟，泣而不行"，表明久病可导致气血凝滞。在调理上宜温阳散寒、活血化瘀，所以使用阳虚体质膏方和血瘀体质膏方能有效缓解患者症状，且阳虚和气虚往往同时并见，通过对阳虚质的调理可同时改善患者气虚质，使患者免疫力得到明显提高，达到"正气存内，邪不可干"的身体状态。

案例 22
痰湿质兼血瘀质

（失眠伴打鼾，易感冒，尿频尿急，前列腺增生）

姓名：莫某某　　性别：男　　年龄：89 岁　　初诊时间：2019 年 7 月 13 日

一、主诉：失眠伴打鼾 1 年余。

二、病史资料：患者近 1 年出现失眠，睡眠障碍，入睡困难，易醒，且醒后难以入睡，伴明显打鼾；易感冒；尿频、尿急，甚至害怕出门，夜尿 3-4 次；舌暗红，舌边有齿痕，中有裂纹，苔白厚腻，脉弦。

三、西医诊断：睡眠障碍，前列腺增生，高血压，免疫力低下，动脉硬化，骨质疏松，膀胱结石术后（2022 年 7 月）。

四、体质辨识报告

表 3-22-1　体质辨识结论图表

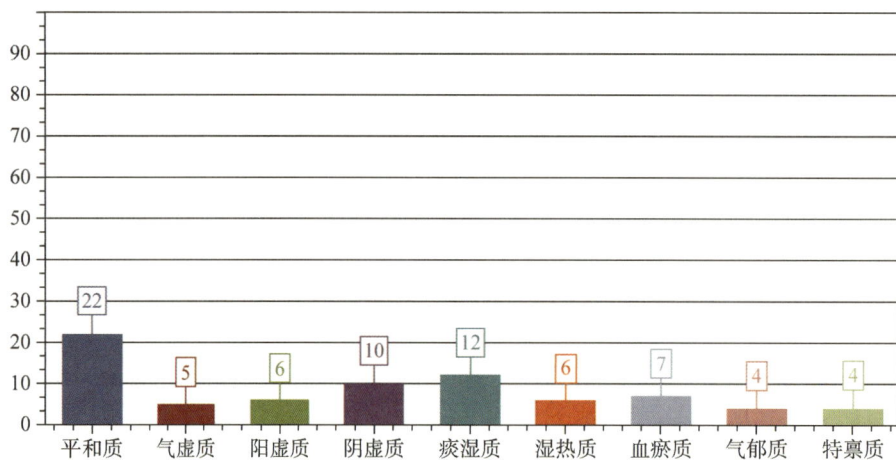

平和质	气虚质	阳虚质	阴虚质	痰湿质	湿热质	血瘀质	气郁质	特禀质
22	5	6	10	12	6	7	4	4

表 3-22-2　舌象结论

舌色	局部特征		苔色	苔质				舌形			
	边尖红	瘀点瘀斑		厚薄	腻	腐	苔剥	胖瘦	齿痕	点刺	裂纹
舌暗红	无	无	苔白	厚	有	无	无	适中	有	无	有

表 3-22-3　脉象结论

	脉位	脉率 （次/分）	脉节律	脉力	紧张度	流利度	脉名
右手关部	中	83	齐	有力	弦	无滑、涩特征	脉弦

五、体质报告结论：痰湿质兼阴虚质（根据患者症状及诊断考虑调理痰湿质和血瘀质）。

六、体质分析

痰湿质：该患者睡眠障碍，入睡困难，易醒，且醒后难以入睡，伴明显打鼾；舌边有齿痕，中有裂纹，苔白厚腻。通过患者症状分析，考虑为痰湿质。

血瘀质：该患者既往有前列腺增生、高血压、动脉硬化等病史，舌暗红，脉弦。结合患者舌脉象及诊断，考虑为血瘀质。

七、调体方案

早空腹：痰湿质膏方。

晚睡前：血瘀质膏方。

一次 1 袋（18 g），一日两次，3 个月为一周期。

{饮食禁忌}痰湿体质的人宜少食油腻、肥甘厚味等容易助湿生痰的食物，如高糖饮料、饴糖、李子、石榴、大枣、枇杷、肥肉等；血瘀体质的人宜少食生冷、寒凉、酸涩等容易凝滞血脉的食物，如冷饮、冰冻食品、荸荠、冬瓜、绿豆、梨子、柿子、田螺、螺蛳等。

{个体化调养建议}起居有常，温暖舒适，注意避寒祛湿，做中等强度户外运动锻炼，保持"形劳而不倦"，配合太极站桩；保持情绪舒畅，心情愉悦，心境平和，配合血海、足三里、丰隆等穴位按摩调理。

八、复诊

该患者体质倾向于痰湿质及阴虚质，但根据患者症状及诊断，考虑调理痰湿质和血瘀质。通过 5 年多的体质调理，症状较前明显好转，整体身体状态明显改善。患者定期复查体质，最近一次复查提示倾向于痰湿质和血瘀质，但痰湿质数值较前略有下降，而血瘀质数值较前略升高。

表 3-22-4　复查体质辨识结论图表

复诊时间：2024 年 12 月 31 日

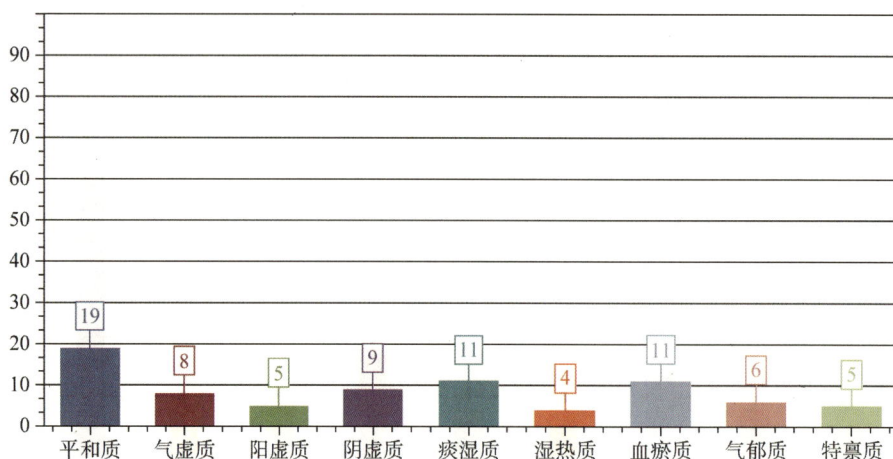

表 3-22-5　复查舌象结论

舌色	局部特征		苔色	苔质				舌形			
	边尖红	瘀点瘀斑		厚薄	腻	腐	苔剥	胖瘦	齿痕	点刺	裂纹
舌暗红	无	无	苔黄白相兼	厚	有	无	无	胖	无	无	有

表 3-22-6　复查脉象结论

	脉位	脉率（次/分）	脉节律	脉力	紧张度	流利度	脉名
右手关部	中	82	不齐	无力	无弦、紧特征	无滑、涩特征	脉缓弦

九、疗效反馈

调理后：基本未再打鼾，睡眠质量较前提升；尿频稍改善，可外出几小时，夜尿较前减少，现夜尿 1 次。

坚持调理：

①自觉免疫力及自愈力较前明显提高，现感冒次数减少。

②2022 年 7 月因血尿行膀胱结石取出手术，但手术时发现尿道狭窄，临时从微创手术改为开刀手术，手术顺利取出 18 颗结石，术后身体恢复好、伤口恢复快，术后 7 天出院，休养 5 天后就可外出避暑游玩。自觉因调理了体质身体恢复快。

反馈视频二维码

③2022年感染新冠病毒后，症状轻，仅咳嗽，不发热。后因肺部感染住院5天出院，一周即痊愈且没有后遗症。

④虽已89岁，但调理体质后，没有老态龙钟，而是食欲好，睡眠好，夜尿1次，入睡快，每天坚持走路锻炼，可行走5000~10000步且无劳累感，所以患者非常认可体质调理。

十、体会

该患者虽体质以痰湿质和阴虚质为主，但根据症状及诊断，考虑从痰湿质和血瘀质开始调理，以改善打鼾、尿频尿急等当前困扰患者的症状，从而增强患者继续坚持调理体质的信心和决心。在中医看来，打鼾多是因为体内痰湿太盛引起的。痰湿体质的人，由于饮食不当、多食少动、久病失治误治等原因，导致痰湿中阻、气滞血瘀、肺脾肾脏腑虚损，进而引发气道壅塞或萎陷，造成打鼾。脾为生痰之源，肺为贮痰之器，内生之痰湿上壅于肺，痰气互结阻塞咽喉气道，肺气不利，从而引发呼吸困难。《素问·逆调论》曰："不得卧而息有音者，是阳明之逆也，足三阳者下行，今逆而上行，故息有音也。阳明者，胃脉也，胃者，六腑之海，其气亦下行。阳明逆，不得从其道，故不得卧也。下经曰：胃不和，则卧不安，此之谓也。"故患者睡眠障碍，打鼾明显；而在《诸病源候论》中有："鼾眠者，眠里咽喉间有声也。人喉咙，气上下也，气血若调，虽寤寐不妨宣畅；气有不和，则冲击咽喉而作声也。"进一步说明了打鼾与痰浊阻塞咽喉的关系。患者为高龄男性，年老体虚，脏腑功能减弱，气血生化之源不足，日久血行不畅，阻滞经络，形成血瘀，而当血瘀阻滞于前列腺时，气血无法顺畅地滋养前列腺，久则化为痰浊，痰浊凝结成块，进而出现前列腺增生，从而出现尿频、尿急等症状。在调理上，选用痰湿体质膏方和血瘀体质膏方以健脾燥湿化痰、活血化瘀通络。体质调理是一个长期的过程，需要坚持，日积月累，才能取得满意的效果，达到更健康的身体状态。

案例 23
痰湿质兼血瘀质

（脑梗死后下肢麻木，严重白发，老年斑，高血压，糖尿病）

姓名：牟某某   性别：男   年龄：61 岁   初诊时间：2023 年 12 月 6 日

一、主诉： 脑梗后下肢沉重 4 年余。

二、病史资料： 4 年前患者突发脑梗后下肢沉重，像绑着沙袋一样，行走时下肢麻木；脑梗后血压升高，诊断为"高血压"，坚持服用降压药 4 年；平素血糖控制不佳，空腹血糖波动大，均在 7.4 mmol/L 左右，后续未规律检测及服药；头昏沉，头晕，口干，睡眠一般，易醒，醒后难以入睡，早醒；严重白发，面部、手部老年斑；舌淡红，舌体胖大，中有裂纹，苔黄白厚腻，脉有力。

三、西医诊断： 脑梗死，糖尿病，高血压，高脂血症，荨麻疹，阑尾切除术后。

四、体质辨识报告

表 3-23-1   体质辨识结论图表

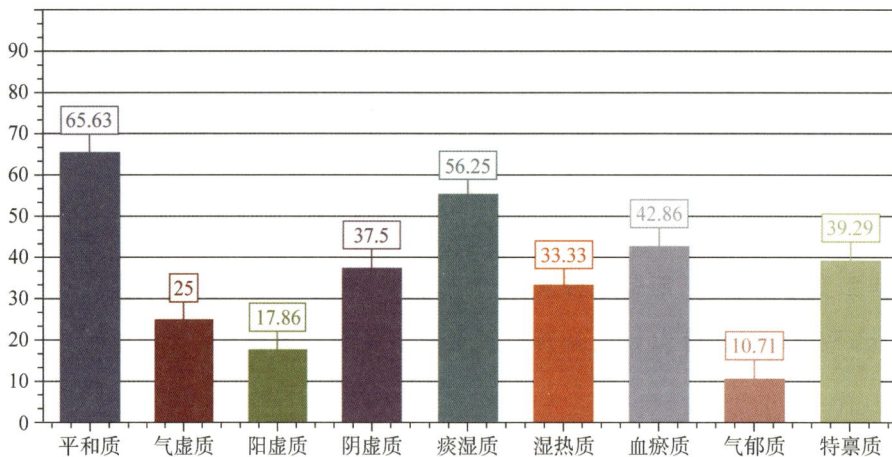

表 3-23-2   舌象结论

舌色	局部特征		苔色	苔质				舌形			
	边尖红	瘀点瘀斑		厚薄	腻	腐	苔剥	胖瘦	齿痕	点刺	裂纹
舌淡红	无	无	苔黄白相兼	厚	有	无	无	胖	无	无	有

表 3-23-3 脉象结论

	脉位	脉率 （次 / 分）	脉节律	脉力	紧张度	流利度	脉名
右手关部	中	83	齐	有力	无弦、紧特征	无滑、涩特征	其他脉

五、体质报告结论：痰湿质兼血瘀质。

六、体质分析

痰湿质：该患者脑梗后下肢沉重，像绑着沙袋一样，行走时下肢麻木；平素血糖控制不佳，空腹血糖波动大，头昏沉，头晕，有糖尿病、高脂血症病史，舌体胖大，中有裂纹，苔黄白厚腻。通过患者症状分析及诊断，考虑为痰湿质。

血瘀质：该患者 4 年前突发脑梗，行走时下肢麻木，脑梗后血压升高，严重白发，面部、手部老年斑；有脑梗死、高血压、阑尾切除手术等病史。通过患者症状分析及诊断，考虑为血瘀质。

七、调体方案

早空腹：痰湿质膏方。

晚睡前：血瘀质膏方。

一次 1 袋（18 g），一日两次，3 个月为一周期。

{饮食禁忌}痰湿体质的人宜少食甜的、油腻、肥甘厚味等容易助湿生痰的食物，如高糖饮料、饴糖、李子、石榴、大枣、枇杷、肥肉等；血瘀体质的人宜少食生冷、寒凉、酸涩等容易凝滞血脉的食物，如冷饮、冰冻食品、荸荠、冬瓜、绿豆、梨子、柿子、田螺、螺蛳等。

{个体化调养建议}起居有常，温暖舒适，加强户外运动调养，配合太极站桩；保持情绪舒畅，心情愉悦，配合足三里、丰隆、血海、太冲等穴位艾灸调理。

八、复诊

该患者体质倾向于痰湿质和血瘀质，通过近 1 年的体质调理，患者症状较前好转，定期复查体质，最近一次复查患者体质基本为平和质，倾向于血瘀质、湿热质，痰湿质和血瘀质的数值较前明显下降，平和质数值较前显著升高。

表 3-23-4   复查体质辨识结论图表

复诊时间：2024 年 10 月 12 日

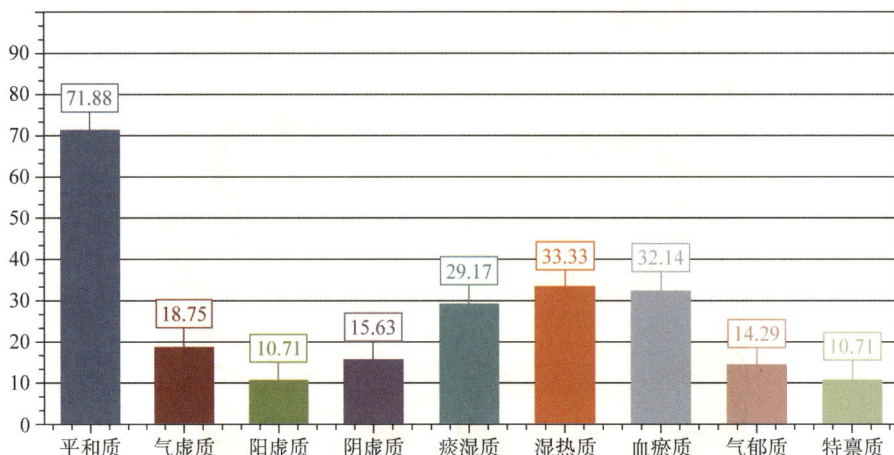

表 3-23-5   复查舌象结论

舌色	局部特征		苔色	苔质				舌形			
	边尖红	瘀点瘀斑		厚薄	腻	腐	苔剥	胖瘦	齿痕	点刺	裂纹
舌淡红	无	无	苔黄白相兼	厚	有	无	无	胖	有	无	有

表 3-23-6   复查脉象结论

	脉位	脉率（次/分）	脉节律	脉力	紧张度	流利度	脉名
右手关部	中	73	齐	无力	弦	无滑、涩特征	脉虚弦

九、疗效反馈

调理 3 个月：患者头昏沉、头晕较前改善；睡眠质量较前稍有提升，醒后难入睡情况较前好转。

调理 1 年：患者下肢麻木情况消失，沉重感减轻；之前夏季降压药停服 3 个月，血压较稳定，收缩压最高 130 mmHg 余，到冬季经老师建议继续口服降压药；血糖稳定，空腹血糖 6 mmol/L，餐后 2 小时血糖在 11 mmol/L 以内；头发有黑发长出；口干稍有好转；面部及手部老年斑淡化。

反馈视频二维码

十、体会

该患者体质中痰湿质和血瘀质明显，《素问·调经论》中提到"血之与气，并走于上，则为大厥"，根据症状考虑其为突发脑梗后气血运行不畅，血脉不通，日久血液凝滞，导致瘀血内生，故出现血压升高，下肢麻木；而瘀血阻滞脉络后，日久可表现为老年斑、包块等病症；患者为中老年男性，脏腑功能逐渐减退，脾胃虚弱，脾失运化，水液代谢失常，导致水湿内停，湿性重浊，日久聚湿成痰，痰湿壅盛，故下肢沉重、头昏、头晕；而血糖控制不佳考虑为患者饮食失节，损伤脾胃所致；患者肝肾不足，精血亏虚，头发失去濡养，就会变白。在调理上宜健脾燥湿化痰、活血化瘀通络，长期坚持使用痰湿体质膏方和血瘀体质膏方改善患者症状。定期复查体质，及时调整方案，患者通过 1 年的体质调理，血压、血糖均得到有效控制，长期坚持体质调理，控制慢性病，可以减少对药物的依赖。

<h1 style="text-align:center">案例 24</h1>

<h1 style="text-align:center">血瘀质兼湿热质</h1>

（皮肤黑黄、瘙痒，食欲差，老年斑，消瘦，肝囊肿）

姓名：瞿某某　　性别：女　　年龄：70 岁　　初诊时间：2023 年 5 月 5 日

一、主诉：皮肤黑黄、食欲差 2 年。

二、病史资料：患者近 2 年出现皮肤黑黄，手部皮肤老年斑明显；食欲差，消化不良，消瘦，体重仅 44 kg；洗澡后小腿皮肤瘙痒，偶有腿部麻木；小便赤黄，舌淡红，舌中有裂纹，苔黄白厚腻，脉弦结，按之无力。

三、西医诊断：营养不良，高脂血症，高血压，肝囊肿（20 mm），皮下囊肿切除术，疝气手术。

四、体质辨识报告

表 3-24-1　体质辨识结论图表

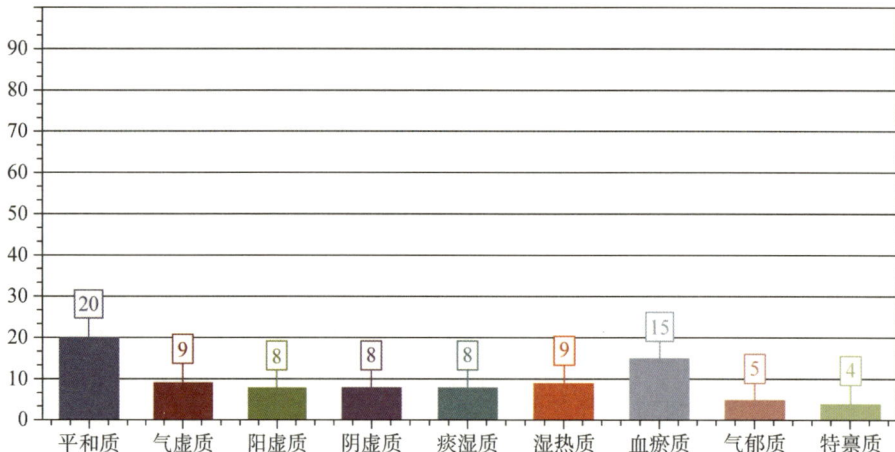

表 3-24-2　舌象结论

舌色	局部特征		苔色	苔质				舌形			
	边尖红	瘀点瘀斑		厚薄	腻	腐	苔剥	胖瘦	齿痕	点刺	裂纹
舌淡红	无	无	苔黄白相兼	厚	有	无	无	适中	无	无	有

表 3-24-3　脉象结论

	脉位	脉率（次/分）	脉节律	脉力	紧张度	流利度	脉名
右手关部	中	70	不齐	无力	弦	无滑、涩特征	脉虚弦结

五、体质报告结论：血瘀质兼湿热质。

六、体质分析

血瘀质：该患者皮肤黑黄，手部皮肤老年斑明显；洗澡后小腿皮肤瘙痒，偶有腿部麻木；曾有高血压、肝囊肿、皮下囊肿切除术、疝气手术病史；脉弦结，按之无力。通过患者症状分析及诊断，考虑为血瘀质。

湿热质：该患者食欲差，消化不良，消瘦，体重仅 44 kg；小便赤黄，有高脂血症病史，舌中有裂纹，苔黄白厚腻，脉弦结，按之无力。通过患者症状分析及诊断，考虑为湿热质。

七、调体方案

早空腹：湿热质膏方。

晚睡前：血瘀质膏方。

一次1袋（18g），一日两次，3个月为一周期。

{饮食禁忌}血瘀体质的人宜少食生冷、寒凉、酸涩等容易凝滞血脉的食物，如冷饮、冰冻食品、荸荠、冬瓜、绿豆、梨子、柿子、田螺、螺蛳等；湿热体质的人宜少食辛辣燥烈、大热大补，易助长人体湿热的食物，如烧烤、辣椒、生姜、大蒜、狗肉、羊肉、牛肉等温热之品。

{个体化调养建议}起居有常，温暖舒适，避免疲劳，加强户外运动调养，配合太极站桩；保持情绪舒畅，心情愉悦；配合期门、血海、足三里、丰隆等穴位艾灸调理。

八、复诊

该患者体质倾向于血瘀质和湿热质，通过1年多的体质调理，患者症状较前缓解。患者定期复查体质，最近一次复查提示倾向于痰湿质和血瘀质，血瘀质和湿热质数值较前下降。

表 3-24-4　复查体质辨识结论图表

复诊时间：2024 年 9 月 29 日

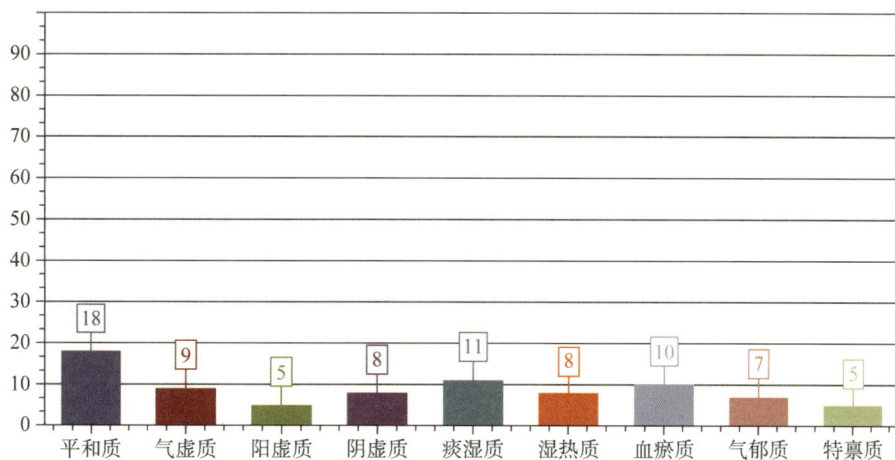

表 3-24-5　复查舌象结论

舌色	局部特征		苔色	苔质				舌形			
	边尖红	瘀点瘀斑		厚薄	腻	腐	苔剥	胖瘦	齿痕	点刺	裂纹
舌淡紫	无	无	苔黄	厚	有	无	无	适中	无	无	有

表 3-24-6　复查脉象结论

	脉位	脉率（次/分）	脉节律	脉力	紧张度	流利度	脉名
右手关部	中	109	不齐	无力	弦	无滑、涩特征	脉虚弦促

九、疗效反馈

调理 3 个月：皮肤瘙痒较前缓解。

坚持调理：患者精神状态较前更好，肤色改善，现在较红润；手部老年斑淡化；食欲明显改善，食量增加，现在体重 48 kg；2024 年体检肝囊肿 17 mm。

反馈视频二维码

十、体会

该患者血瘀质和湿热质明显，《黄帝内经》中有"面部有斑，体内必有瘀"的说法，指出了斑点与体内瘀血的关系。患者为老年女性，年老体虚，脏腑功能逐渐衰退，气血生化之源不足，无法濡养心脉，血运无力，日久血脉不通，血液凝滞，形成瘀血，在肌表则表现为肤色黑黄、手部老年斑；血瘀阻塞脉络，血行不畅，经脉失于气血滋养，故出现腿部麻木等症；而湿热蕴结，阻遏中焦脾胃，导致脾失运化，所以患者食欲差、消化不良、消瘦等；《素问·太阴阳明论篇》曰："阳受风邪，阴受湿气，伤于风者，上先受之，伤于湿者，下先受之"。故湿热之邪易蕴于下焦，则小便赤黄。使用血瘀体质膏方和湿热体质膏方以活血化瘀通络、健脾清热化湿，可缓解患者症状。长期坚持体质调理，配合情志、饮食、运动方面的调养，方能取得满意的效果。

案例 25
血瘀质兼痰湿质

（右侧坐骨神经痛，头昏头晕，下肢水肿）

姓名：任某某　　性别：男　　年龄：94 岁　　初诊时间：2024 年 9 月 13 日

一、主诉：右侧坐骨神经痛多年。

二、**病史资料**：患者右侧坐骨神经痛多年，主要为针刺样疼痛，晨起明显，几乎无法站立，经过多次治疗无效；60-70 年前患者因头部外伤后遗留脑震荡后遗症，表现为冬季时头昏、头晕；肩关节疼痛，活动受限；下肢、脚踝水肿，用膏药等外用药治疗后无改善；舌淡红，苔黄白厚腻，脉弦。

三、**西医诊断**：坐骨神经痛，高血压，前列腺增生，肩周炎，飞蚊症，阑尾切除术后，疝气术后。

四、**体质辨识报告**

表 3-25-1　体质辨识结论图表

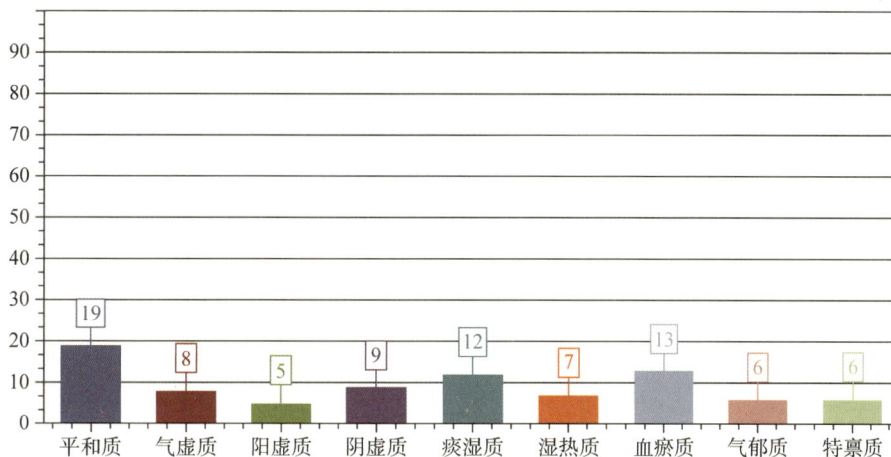

表 2-25-2　舌象结论

舌色	局部特征		苔色	苔质				舌形			
	边尖红	瘀点瘀斑		厚薄	腻	腐	苔剥	胖瘦	齿痕	点刺	裂纹
舌淡红	无	无	苔黄白相兼	厚	有	无	无	适中	无	无	无

表 3-25-3　脉象结论

	脉位	脉率（次/分）	脉节律	脉力	紧张度	流利度	脉名
右手关部	中	82	齐	有力	弦	无滑、涩特征	脉弦

五、**体质报告结论**：血瘀质兼痰湿质。

六、**体质分析**

血瘀质：该患者右侧坐骨神经痛多年，主要为针刺样疼痛，晨起明显，患者

20多岁时因头部外伤后遗留脑震荡后遗症，肩关节疼痛，活动受限；有坐骨神经痛、高血压、前列腺增生、肩周炎、阑尾切除术后、疝气手术病史，脉弦。通过患者症状分析及诊断，考虑为血瘀质。

痰湿质：该患者头昏、头晕，下肢、脚踝水肿，苔白厚腻，脉弦。通过患者症状分析，考虑为痰湿质。

七、调体方案

早空腹：痰湿质膏方。

晚睡前：血瘀质膏方。

一次1袋（18g），一日两次，3个月为一周期。

{饮食禁忌}痰湿体质的人宜少食甜的、油腻、肥甘厚味等容易助湿生痰的食物，如高糖饮料、饴糖、李子、石榴、大枣、枇杷、肥肉等；血瘀体质的人宜少食生冷、寒凉、酸涩等容易凝滞血脉的食物，如冷饮、冰冻食品、荸荠、冬瓜、绿豆、梨子、柿子、田螺、螺蛳等。

{个体化调养建议}起居有常，温暖舒适，适量运动，保持"形劳而不倦"，配合太极站桩；保持情绪舒畅，心情愉悦，配合足三里、血海、丰隆、太冲等穴位艾灸调理。

八、复诊

该患者体质倾向于血瘀质和痰湿质，调理至今短短3个月，患者症状较前有所好转，目前尚未复诊。

九、疗效反馈

调理2个月：患者精神状态提升，坐骨神经痛明显改善；今年冬季到现在头晕、头昏未出现；脚踝水肿情况明显好转。

十、体会

该患者血瘀质和痰湿质明显，以坐骨神经痛为主症，结合患者体质结论，考虑患者坐骨神经痛因跌仆外伤、体位不正、用力

反馈视频二维码

不当或摒气闪挫，损伤经脉气血，导致瘀血内停。且患者已病多年，久病也可导致气血运行不畅，进而产生瘀血。《素问·刺腰痛论》中明确提到："举重伤腰……恶血归之。"这句话直接指出了瘀血与腰痛（包括坐骨神经痛）之间的密切关系。血瘀导致的疼痛通常痛有定处，以刺痛为主。这是因为瘀血停留在特定部位，对该部位的神经和肌肉产生压迫和刺激，《灵枢·经脉》形象地描述了坐骨神经痛发

病时的临床表现，即"腰似折、踝似裂"。患者已 94 岁，属高龄男性，脏腑功能减弱，脾胃虚弱，脾失运化，水液代谢失常，湿性重浊，易袭阴位，故下肢、脚踝水肿；日久聚湿成痰，导致痰湿壅盛，上蒙清窍，故头昏、头晕。调理上宜活血化瘀止痛、健脾燥湿化痰，使用血瘀体质膏方和痰湿体质膏方仅一个周期，症状就明显好转，其体质调理的效果颇为显著。

案例 26
痰湿质兼血瘀质

（失眠，胸痛、胸闷、心慌，全身不适，大便不成形）

姓名：宋某某　　性别：女　　年龄：57 岁　　初诊时间：2022 年 11 月 17 日

一、主诉：失眠数月。

二、病史资料：睡眠障碍，入睡困难，眠浅，频繁醒转；全身不适，胸痛，心慌，胸闷，伴背部疼痛、气短；膝关节疼痛；怕冷，手脚凉；大便不成形，一天数次，排便不畅，排不尽感；舌淡红，舌体胖大，边有齿痕，苔黄白厚腻，脉弦迟，按之无力。

三、西医诊断：睡眠障碍，冠心病，慢性肠炎。

四、体质辨识报告

表 3-26-1　体质辨识结论图表

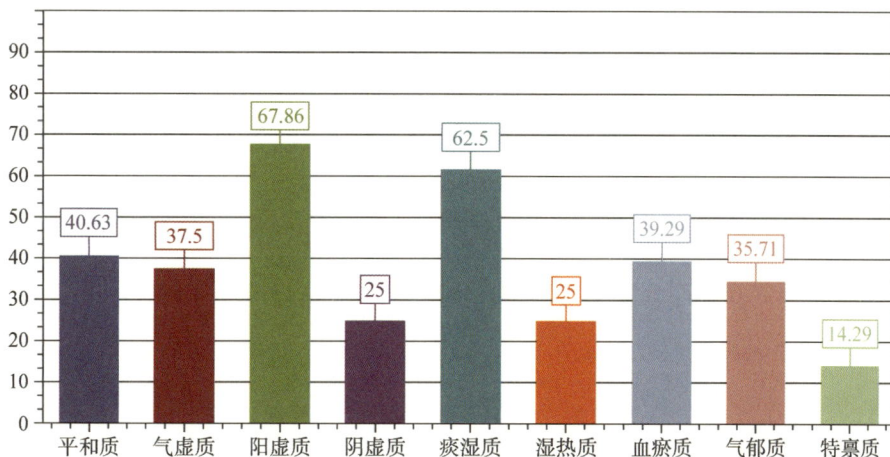

体质	得分
平和质	40.63
气虚质	37.5
阳虚质	67.86
阴虚质	25
痰湿质	62.5
湿热质	25
血瘀质	39.29
气郁质	35.71
特禀质	14.29

表 3-26-2　舌象结论

舌色	局部特征		苔色	苔质				舌形			
	边尖红	瘀点瘀斑		厚薄	腻	腐	苔剥	胖瘦	齿痕	点刺	裂纹
舌淡红	无	无	苔黄白相兼	厚	有	无	无	胖	有	无	无

表 3-26-3　脉象结论

	脉位	脉率（次/分）	脉节律	脉力	紧张度	流利度	脉名
右手关部	中	59	齐	无力	弦	无滑、涩特征	脉虚弦迟

五、体质报告结论： 阳虚质兼痰湿质（根据患者症状及诊断考虑调理痰湿质和血瘀质）。

六、体质分析

痰湿质： 该患者全身不适，胸闷，大便不成形，一天数次，排便不畅，排不尽感；舌淡红，舌体胖大，边有齿痕，苔黄白厚腻，脉弦迟，按之无力。通过患者症状分析，考虑为痰湿质。

血瘀质： 该患者胸痛，心慌，伴背部疼痛；膝关节疼痛；脉弦迟，按之无力。通过患者症状分析，考虑为血瘀质。

七、调体方案

早空腹： 痰湿质膏方。

晚睡前： 血瘀质膏方。

一次 1 袋（18 g），一日两次，3 个月为一周期。

{饮食禁忌}痰湿体质的人宜少食甜的、油腻、肥甘厚味等容易助湿生痰的食物，如高糖饮料、饴糖、李子、石榴、大枣、枇杷、肥肉等；血瘀体质的人宜少食生冷、寒凉、酸涩等容易凝滞血脉的食物，如冷饮、冰冻食品、荸荠、冬瓜、绿豆、梨子、柿子、田螺、螺蛳等。

{个体化调养建议}起居有常，温暖舒适，加强户外运动调养，配合太极站桩；保持情绪舒畅，心情愉悦，配合丰隆、足三里、血海、期门、太冲等穴位艾灸调理。

八、复诊

该患者体质倾向于阳虚质及血瘀质，根据患者症状和诊断考虑调理痰湿质和血瘀质，通过 2 年多的体质调理，症状较前好转。患者定期复查体质，最近一次复查提示基本为平和质，倾向于痰湿质，各偏颇体质数值较前均明显下降，平和质数值较前升高。

表 3-26-4　复查体质辨识结论图表

复诊时间：2024 年 8 月 13 日

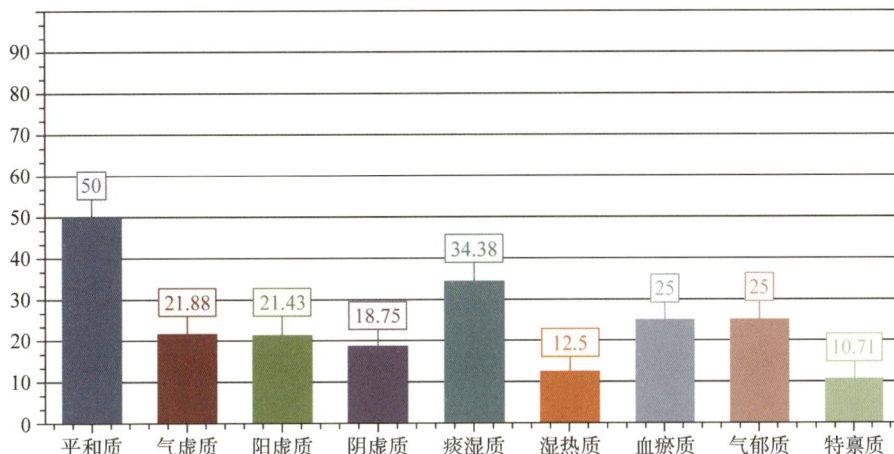

表 3-26-5　复查舌象结论

舌色	局部特征		苔色	苔质				舌形			
	边尖红	瘀点瘀斑		厚薄	腻	腐	苔剥	胖瘦	齿痕	点刺	裂纹
舌淡红	无	无	苔黄白相兼	厚	有	无	无	胖	无	无	有

表 3-26-6　复查脉象结论

	脉位	脉率（次/分）	脉节律	脉力	紧张度	流利度	脉名
右手关部	中	62	齐	有力	弦	无滑、涩特征	脉缓弦

九、疗效反馈

坚持调理：胸闷、背部疼痛情况消失，怕冷较前改善，手脚较前暖和；自觉调理之后身体不适明显改善，现身体轻松；睡眠较前改善；大便改善，现 1 天 1 次或者 2 天 1 次，无排便不畅、排不尽感。

反馈视频二维码

十、体会

该患者虽辨识后以阳虚质和痰湿质为主，但根据患者主要困扰的问题考虑优先调理痰湿质和血瘀质，缓解患者当前疼痛症状。中医认为"久病入络，久病多瘀"，患者胸痛以及背部疼痛考虑是患者素体虚弱，气血化生之源不足，导致无法濡养心脉，血运无力，日久血行不畅，血脉不通，不通则痛，故出现胸痛、心慌等症；湿邪具有湿性重浊的特点，脾胃功能减弱，运化失常，导致水湿代谢异常，日久聚湿成痰，困遏肢体，故感全身不适；舌体胖大，边有齿痕，苔白厚腻，脉弦，按之无力为痰湿蕴结之象。在调理上宜燥湿健脾化痰、活血化瘀通络，使用痰湿体质膏方和血瘀体质膏方能有效缓解患者症状。因体质是动态变化的，故需阶段性调整调理方案，使身体尽可能保持在平和质为主的一个动态平衡状态。

案例 27
痰湿质兼阴虚质

（糖尿病，睡眠障碍，喉间有痰，便秘，下肢静脉曲张）

姓名：覃某某　　性别：男　　年龄：79 岁　　初诊时间：2022 年 9 月 23 日

一、主诉： 糖尿病 20 余年，失眠、喉间有痰半年。

二、病史资料： 患者糖尿病 20 余年，平素血糖控制差，空腹血糖 18 mmol/L 以上，餐后血糖最高达 30 mmol/L；患者近半年来失眠，频繁做梦，打鼾，起夜 2–3 次；喉间有痰，痰多；腿部静脉迂曲、增粗，似蚯蚓；便秘，2–3 天排便 1 次；舌红，舌体胖大，苔白腻，舌下脉络紫暗、怒张，脉弦，按之无力。

三、西医诊断： 糖尿病，睡眠障碍，高尿酸血症，动脉硬化，便秘，下肢静脉曲张，滑膜结核（1997 年）。

四、体质辨识报告

表 3-27-1　体质辨识结论图表

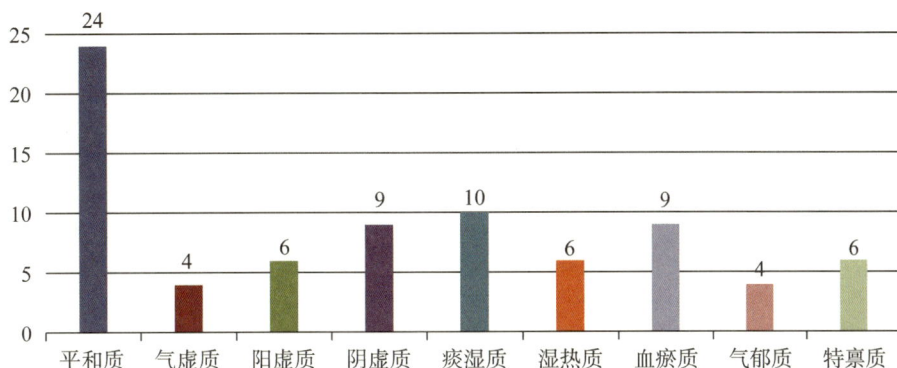

五、体质报告结论：痰湿质兼阴虚质。

六、体质分析

痰湿质：该患者喉间有痰，痰多；舌体胖大，苔白腻，脉按之无力。通过患者症状分析并结合患者舌脉象，考虑为痰湿质。

阴虚质：该患者患糖尿病 20 余年，平素血糖控制差；近半年来失眠，频繁做梦，打鼾，起夜 2-3 次；既往有糖尿病、睡眠障碍、滑膜结核病史；舌红，脉按之无力。通过患者症状分析及诊断，考虑为阴虚质。

七、调体方案

早空腹：痰湿质膏方。

晚睡前：阴虚质膏方。

一次 1 袋（18 g），一日两次，3 个月为一周期。

{饮食禁忌}痰湿体质的人宜少食甜的、油腻、肥甘厚味等容易助湿生痰的食物，如高糖饮料、饴糖、李子、石榴、大枣、枇杷、肥肉等；阴虚体质的人宜少食油腻、辛辣、性味温热等易损伤人体阴液的食物，如油炸物、辣椒、花椒、韭菜、桂圆、荔枝、羊肉等。

{个体化调养建议}起居有常，温暖舒适，注意避暑，劳逸结合，加强户外运动调养，配合太极站桩；保持情绪舒畅，心情愉悦，配合足三里、三阴交、丰隆等穴位按摩调理。

八、复诊

该患者体质倾向于痰湿质及阴虚质，通过 2 年的体质调理，症状较前好转。

患者定期复查体质，最近一次复查提示倾向于阴虚质和血瘀质，痰湿质数值较前下降，而平和质数值较前略升高。

表 3-27-2　复查体质辨识结论图表

复诊时间：2024 年 9 月 23 日

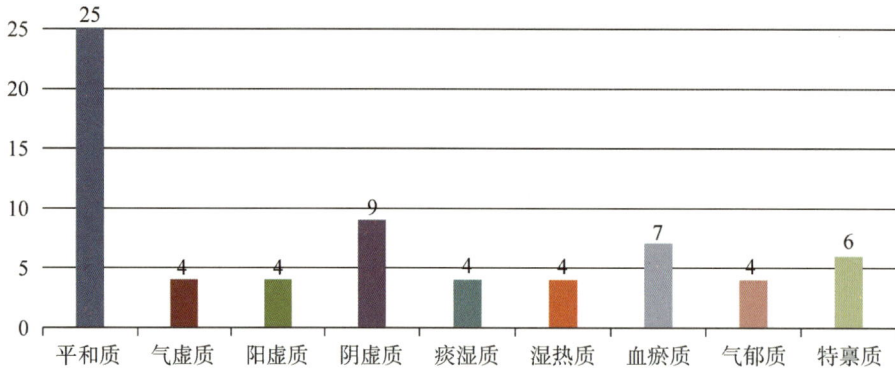

（柱状图数据：平和质 25，气虚质 4，阳虚质 4，阴虚质 9，痰湿质 4，湿热质 4，血瘀质 7，气郁质 4，特禀质 6）

九、疗效反馈

坚持调理：患者精神状态提升；血糖改善，近期监测空腹血糖 7～9 mmol/L ；痰多情况好转；打鼾、起夜减少；大便改善，现大便基本正常；舌下脉络紫暗情况好转，其颜色变浅；下肢静脉曲张基本消失。

反馈视频二维码

十、体会

该患者痰湿质和阴虚质明显，以糖尿病、失眠、喉间有痰为主症，糖尿病属于中医学中"消渴"范畴，其病机主要在于阴津亏损、燥热偏盛，以阴虚为本，燥热为标，两者互为因果。阴愈虚则燥热愈盛，燥热愈盛则阴愈虚。消渴病变的脏腑主要在肺、胃、肾，尤以肾为关键。肺主气为水之上源，敷布津液；胃为水谷之海，主腐熟水谷；肾为先天之本，主藏精而寓元阴元阳。患者年老体虚，各脏腑功能减退，且患者既往长期过食肥甘厚味、辛辣香燥等食物，损伤脾胃，导致脾胃运化失职，积热内蕴，化燥伤津，消谷耗液。《素问·奇病论》中说："此肥美之所发也，此人必数食甘美而多肥也，肥者令人内热，甘者令人中满，故其气上溢，转为消渴。脾胃受损，脾失运化，水液代谢失常，日久水湿内停，聚湿成痰，导致痰湿生成，故出现喉间有痰、痰多之症。针对患者体质考虑宜健脾燥湿化痰、滋阴清热、培补肝肾，所以使用痰湿体质膏方和阴虚体质膏方以改善患者症状。长期坚持体质调理，有效控制了糖尿病等慢性病，结合饮食、情志、运动调养，可令体质保持在以平和质为主的动态平衡状态。

案例 28
痰湿质兼阴虚质

（全身疼痛，下肢乏力、冰凉，睡眠障碍）

姓名：唐某某　　　性别：女　　　年龄：74 岁　　　初诊时间：2024 年 4 月 24 日

一、主诉：全身疼痛 10 余年。

二、病史资料：患者 10 余年前出现全身疼痛，主要以双肩、腰背部以及下肢疼痛为主，伴下肢乏力、冰凉；腱鞘炎经常发作，伴明显疼痛；睡眠质量差，入睡困难，睡眠时间仅 1-2 小时；自觉舌质暗紫；舌淡红，苔黄白厚腻，脉结弦，按之无力。

三、西医诊断：骨质疏松，腰椎间盘突出，腰椎术后，睡眠障碍，泪囊堵塞，高脂血症。

四、体质辨识报告

表 3-28-1　体质辨识结论图表

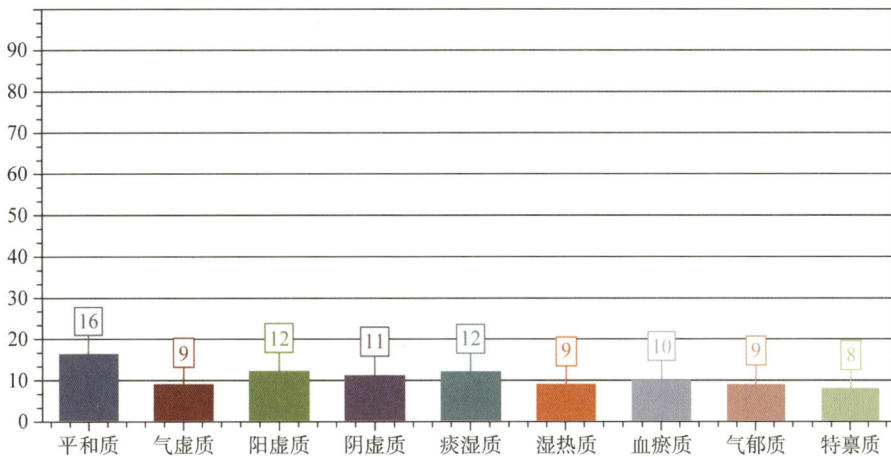

体质	得分
平和质	16
气虚质	9
阳虚质	12
阴虚质	11
痰湿质	12
湿热质	9
血瘀质	10
气郁质	9
特禀质	8

表 3-28-2　舌象结论

舌色	局部特征		苔色	苔质				舌形			
	边尖红	瘀点瘀斑		厚薄	腻	腐	苔剥	胖瘦	齿痕	点刺	裂纹
舌淡红	无	无	苔黄白相兼	厚	有	无	无	适中	无	无	无

表 3-28-3 脉象结论

	脉位	脉率 （次/分）	脉节律	脉力	紧张度	流利度	脉名
右手关部	中	71	不齐	无力	弦	无滑、涩特征	脉结弦

五、体质报告结论：痰湿质兼阳虚质（根据患者症状及诊断考虑调理痰湿质和阴虚质）。

六、体质分析

痰湿质：该患者全身疼痛，主要以双肩、腰背部以及下肢疼痛为主，伴下肢乏力、冰凉；腱鞘炎常发，伴明显疼痛；苔白腻，脉结弦，按之无力。既往有骨质增生、高脂血症病史。通过患者症状分析及诊断，考虑为痰湿质。

阴虚质：该患者睡眠质量差，入睡困难，睡眠时间仅 1~2 小时；自觉舌质暗紫；脉按之无力。通过患者症状分析及诊断，考虑为阴虚质。

七、调体方案

早空腹：痰湿质膏方。

晚睡前：阴虚质膏方。

一次 1 袋（18 g），一日两次，3 个月为一周期。

{饮食禁忌}痰湿体质的人宜少食甜的、油腻、肥甘厚味等容易助湿生痰的食物，如高糖饮料、饴糖、李子、石榴、大枣、枇杷、肥肉等；阴虚体质的人宜少食油腻、辛辣、性味温热等易损伤人体阴液的食物，如油炸物、辣椒、花椒、韭菜、桂圆、荔枝、羊肉等。

{个体化调养建议}起居有常，温暖舒适，注意避寒祛湿，做中等强度运动锻炼，保持"形劳而不倦"，配合太极站桩；保持情绪舒畅，心情愉悦，心境平和，配合丰隆、足三里、三阴交等穴位针灸理疗。

八、复诊

该患者体质倾向于痰湿质及阳虚质，但根据患者症状及诊断，考虑调理痰湿质和阴虚质，通过半年多的体质调理，症状较前好转。患者定期复查体质，最近一次复查提示仍倾向于痰湿质，但平和质数值较前升高。

表3-28-4 复查体质辨识结论图表

复诊时间：2025年1月6日

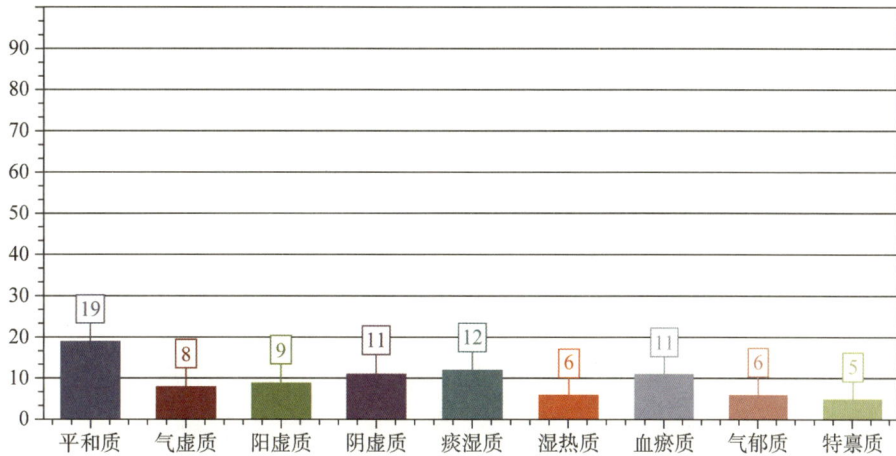

表3-28-5 复查舌象结论

舌色	局部特征		苔色	苔质				舌形			
	边尖红	瘀点瘀斑		厚薄	腻	腐	苔剥	胖瘦	齿痕	点刺	裂纹
舌淡红	无	无	苔黄白相兼	厚	有	无	无	胖	无	无	无

表3-28-6 复查脉象结论

	脉位	脉率（次/分）	脉节律	脉力	紧张度	流利度	脉名
右手关部	沉	90	齐	无力	弦	无滑、涩特征	脉沉弦

九、疗效反馈

坚持调理：患者自觉全身疼痛较前减轻，下肢冰凉基本缓解，下肢无力有所改善，目前可以坚持走路1小时以上；睡眠质量较前稍有提升，睡眠时间偶可有4-5小时，但仍有反复；舌质暗紫情况较前明显改善，现舌体较红润（图3-28-1，此图为患者日常拍摄记录，与初诊、复诊日期不一致）。

反馈视频二维码

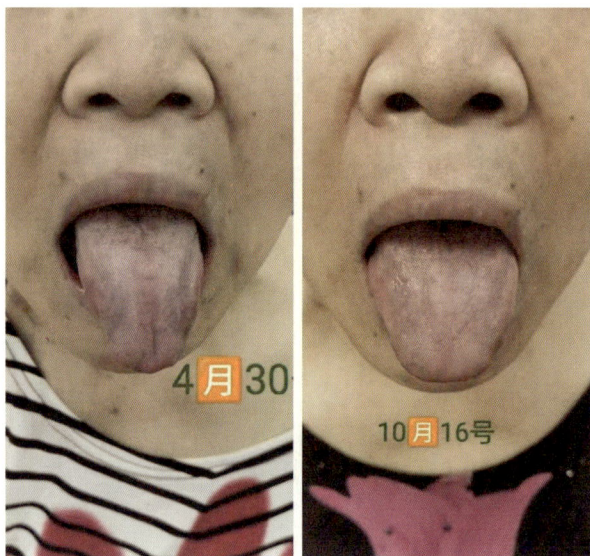

图 3-28-1　舌苔对比

十、体会

该患者体质虽以痰湿质和阳虚质为主，但根据患者症状及诊断，考虑优先从痰湿质和阴虚质开始调理，患者目前同时兼具阴虚与阳虚，整体呈现阴阳两虚的状态，所以调理阴虚质的同时，宜兼顾阳虚质的调理。患者为老年女性，素体虚弱，脏腑功能减退，气血生化之源不足，且患者全身疼痛 10 余年，病程长，脾主运化，脾主四肢肌肉，中医学认为，痰湿的生成与脾虚不能运化水湿有直接的关系，脾虚则水湿不化，聚而成痰，时间越长，痰饮越是厉害，最终可能形成"伏痰"。宋代王贶所著的《全生指迷方》中指出："伏痰在内，中脘停滞，脾气不流行，上与气搏，四肢属脾，滞而气不下，故上行攻臂"，故出现双肩疼痛等症状。痰湿在血管经络里与血液中的杂质结合，形成痰瘀，会阻碍气血的运行，导致气血运行不通畅，从而出现"不通则痛"的情况，故腰背部、下肢疼痛；痰瘀互结，可出现舌质暗紫；阴虚则阴不制阳，阴阳不相交，扰动心神，心动不安则睡眠障碍。在调理上宜健脾燥湿化痰、滋阴清热、培补肝肾，使用痰湿体质膏方和阴虚体质膏方以改善症状，同时可配合阳虚体质膏方以温阳补肾、阴阳双补，兼顾运动、情志调养以及药膳食养，长期坚持效果更佳。患者通过半年多的体质调理，及时调整方案，症状已有所改善，还需继续坚持调理，使自身倾向于平和质为主的一个动态的平衡状态。

案例 29
阳虚质兼痰湿质

（慢性肠炎，慢性鼻炎，面白无华，疲劳乏力，易感冒）

姓名：陶某某　　性别：女　　年龄：74 岁　　初诊时间：2022 年 9 月 23 日

一、主诉： 慢性肠炎 20 余年。

二、病史资料： 患者患慢性肠炎 20 余年，脾胃功能差，大便不成形，黏滞不爽、粘马桶，1 天 3~4 次，3 年前开始食入即泻，夹杂不消化食物，不敢吃凉的食物；患者因 4 次手术（3 次鼻炎手术 +1 次分娩时大出血，且 1 次鼻炎术中有大出血）导致气血亏损严重，面白无华，全身疲劳乏力，血压低，易感冒，怕冷，50 岁之后每年住院，季节变化时病情加重需输液治疗；双下肢无力，睡眠障碍，口干，多汗；咳嗽，难以控制，痰多；长期打喷嚏、流涕，季节交替时明显；关节酸痛；舌淡，舌体胖大，苔白腻，脉虚。

三、西医诊断： 慢性肠炎，动脉硬化，高脂血症，骨质增生，慢性呼吸道疾病，神经性耳鸣，慢性鼻炎，鼻窦术后。

四、体质辨识报告

表 3-29-1　体质辨识结论图表

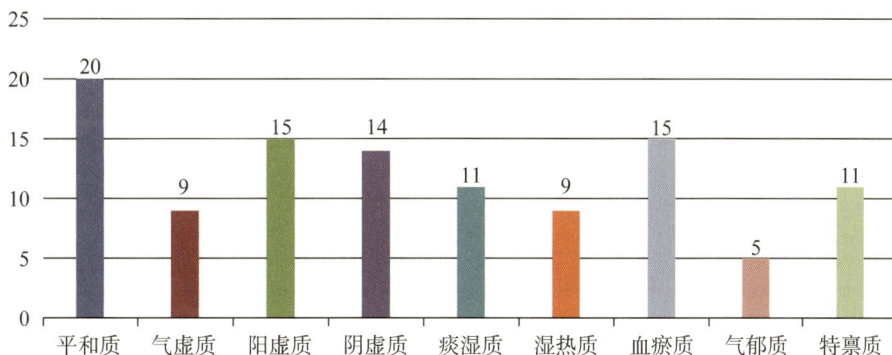

五、体质报告结论： 阳虚质兼血瘀质（根据患者症状考虑调理阳虚质和痰湿质）。

六、体质分析

阳虚质： 该患者面白无华，全身疲劳乏力，血压低，易感冒，怕冷，食入即泻，夹杂不消化食物，不敢吃凉的食物；舌淡，舌体胖大，苔白，脉虚。通过患者症状分析，考虑为阳虚质。

痰湿质：该患者大便不成形，黏滞不爽、粘马桶，1天3-4次，双下肢无力，咳嗽，难以控制，痰多；既往有高脂血症、慢性鼻炎等病史，舌体胖大，苔白腻，脉虚。通过患者症状分析及诊断，考虑为痰湿质。

七、调体方案

早空腹：阳虚质膏方。

晚睡前：痰湿质膏方。

一次1袋（18 g），一日两次，3个月为一周期。

{饮食禁忌}阳虚体质的人宜少食生冷及性味寒凉等易损伤人体阳气的食物，如菱角、茄子、冬瓜、苦瓜、梨子、西瓜、蛏肉、海螺等；痰湿体质的人宜少食甜的、油腻、肥甘厚味等容易助湿生痰的食物，如高糖饮料、饴糖、李子、石榴、大枣、枇杷、肥肉等。

{个体化调养建议}起居有常，温暖舒适，加强户外运动调养，"形劳而不倦"，配合太极站桩；保持情绪舒畅，心情愉悦，配合关元、命门、足三里、丰隆等穴位艾灸调理。

八、复诊

该患者体质倾向于阳虚质及血瘀质，根据患者症状考虑调理阳虚质和痰湿质，通过近2年的体质调理，症状较前好转。患者定期复查体质，最近一次复查提示仍以阳虚质为主，倾向于阴虚质，但患者阳虚质、痰湿质数值较前有所下降，平和质数值较前略升高。

表 3-29-2　复查体质辨识结论图表

复诊时间：2024 年 6 月 19 日

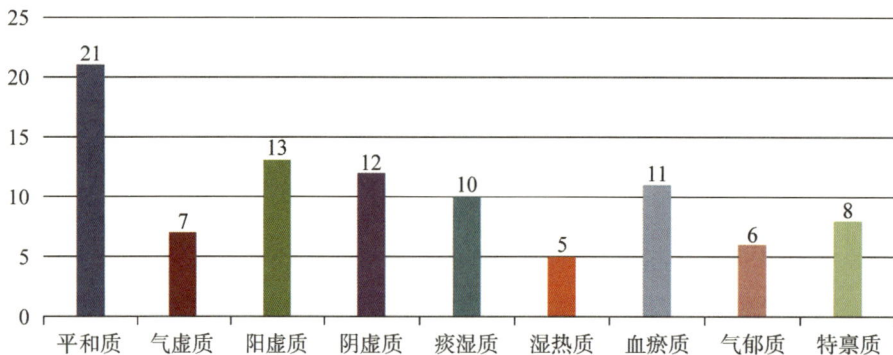

体质	平和质	气虚质	阳虚质	阴虚质	痰湿质	湿热质	血瘀质	气郁质	特禀质
数值	21	7	13	12	10	5	11	6	8

九、疗效反馈

坚持调理：患者精气神明显提升，走路轻松、有劲；免疫力提高，感冒次数减少，病程短、症状更轻微；睡眠质量明显改善；咳嗽较前好转；鼻炎较前改善，发作频次降低，稍有复发也能很快控制住；脾胃功能明显好转，现在可以吃冷的，大便基本成形，每天 1 次。

反馈视频二维码

十、体会

该患者以慢性肠炎为主症，本病主要是由于饮食不节、情志失调而致脾、肝、肾功能障碍。脾胃为后天之本。脾主运化水谷精微，胃主受纳，为水谷之海。肝主疏泄、肝气条达，则疏泄有利于脾胃之气的升降。肾为先天之本，命门火衰，不能温煦脾阳，而致泄泻遂成本病。而患者在辨识体质后阳虚质和血瘀质明显，但根据患者症状考虑调理阳虚质和痰湿质，符合本病发病病机。《景岳全书·泄泻》指出，"泄泻之本，无不由于脾胃"。痰湿阻遏脾胃，导致脾失运化，水液代谢失常，水湿内停，积于肠道，则大便不成形，且湿邪的致病特点中有湿性重浊、黏滞，易袭阴位，故大便黏滞不爽、粘马桶；且患者手术后使自身气血耗伤，"脾胃为气血化生之源"，脾胃虚弱，气血生化不足，两者相加故患者出现面白无华、疲劳乏力、易感冒等症；患者年老体虚，脾肾阳虚，肢体、肠胃失于温煦，故出现怕冷、不敢吃凉的食物等症。此类患者调理上宜益气温阳补肾、健脾燥湿化痰，故使用阳虚体质膏方和痰湿体质膏方能有效缓解症状。通过长期坚持调理体质，定期复查，及时调整方案，配合运动、饮食以及情志调养，综合兼顾，患者症状较前明显好转，可见体质调理需要长期坚持。

案例 30
阴虚质兼血瘀质

（头痛，胸闷、心慌、心累，睡眠障碍，心脏瓣膜中度反流，甲状腺结节）

姓名：王某某　　性别：女　　年龄：72 岁　　初诊时间：2022 年 10 月 22 日

一、主诉：头痛 40 年，胸闷、心慌、心累 4 年。

二、病史资料：患者头痛 40 年，每次头痛导致血压升高；胸闷、心慌、心累，心前区刺痛感，长期随身携带速效救心丸，2018 年在当地三甲医院检查诊断为"二尖瓣、三尖瓣、主动脉瓣、肺动脉瓣中度反流"，长期口服"丹参片、血栓通"；睡眠障碍，易醒、醒后难入睡，盗汗，夜尿 3 次；精神状态差，疲劳乏力，气短、汗多，活动后明显；易感冒，易上火，表现为口腔溃疡、长期口角发炎，口干、口苦，感冒、上火时血压易波动，每年反复治疗多次，效果不佳；手指皮肤皲裂，每年霜降后明显；因患慢性胆囊炎，连续 3 天食用鸡蛋或鸡肉易腹痛、腹胀。舌暗红，舌体胖大，边有齿痕，舌中有裂纹，苔黄白厚腻，脉缓。

三、西医诊断：头痛，慢性胆囊炎（30 年），睡眠障碍，白内障，脂肪肝（轻度），甲状腺囊肿，胃肠息肉，痔疮，肾囊肿，下肢静脉曲张，二尖瓣、三尖瓣、主动脉瓣、肺动脉瓣中度反流；甲状腺结节术后（2 次手术），卵巢囊肿术后。

用药：抗焦虑药：盐酸曲唑酮片、盐酸帕罗西汀片；安眠药：阿普唑仑、地西泮。

四、体质辨识报告

表 3-30-1　体质辨识结论图表

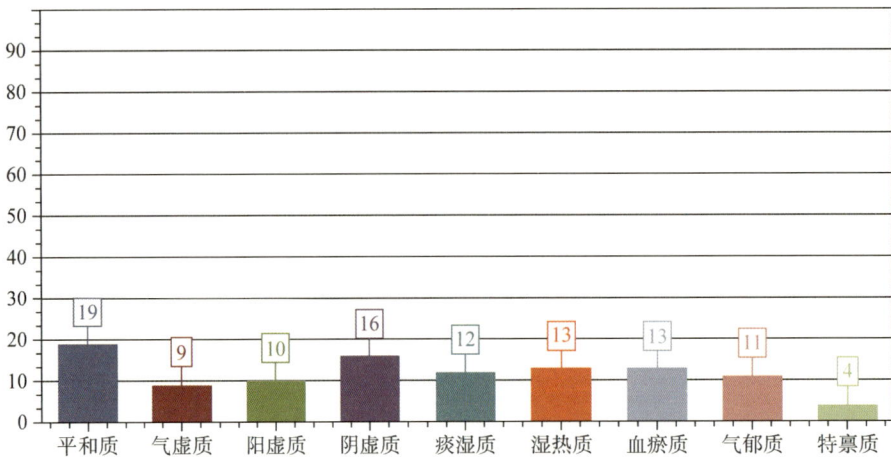

表 3-30-2　舌象结论

舌色	局部特征		苔色	苔质				舌形			
	边尖红	瘀点瘀斑		厚薄	腻	腐	苔剥	胖瘦	齿痕	点刺	裂纹
舌暗红	无	无	苔黄白相兼	厚	有	无	无	胖	有	无	有

表 3-30-3　脉象结论

	脉位	脉率 （次／分）	脉节律	脉力	紧张度	流利度	脉名
右手关部	中	64	齐	有力	无弦、紧特征	无滑、涩特征	脉弦

五、体质报告结论：阴虚质兼血瘀质。

六、体质分析

阴虚质：该患者睡眠障碍，易醒、醒后难入睡，盗汗，夜尿 3 次；易上火，表现为口腔溃疡、长期口角发炎，口干，上火时血压易波动，手指皮肤皲裂。通过患者症状分析，考虑为阴虚质。

血瘀质：该患者头痛，每次头痛导致血压升高；胸闷心慌，心累，心前区刺痛感；既往有脑供血不足，慢性胆囊炎，甲状腺结节，下肢静脉曲张，胃肠息肉，二尖瓣、三尖瓣、主动脉瓣、肺动脉瓣中度反流，且为卵巢囊肿术后、2 次甲状腺结节切除术后。舌暗红，脉缓。通过患者症状分析及诊断，考虑为血瘀质。

七、调体方案

早空腹：血瘀质膏方。

晚睡前：阴虚质膏方。

一次 1 袋（18 g），一日两次，3 个月为一周期。

{饮食禁忌}血瘀体质的人宜少食生冷、寒凉、酸涩等容易凝滞血脉的食物，如冷饮、冰冻食品、荸荠、冬瓜、绿豆、梨子、柿子、田螺、螺蛳等。阴虚体质的人宜少食油腻、辛辣、性味温热等易损伤人体阴液的食物，如油炸物、辣椒、花椒、韭菜、桂圆、荔枝、羊肉等。

{个体化调养建议}起居有常，温暖舒适，注意避暑，适度户外运动；保持情绪舒畅，心情愉悦，心境平和，配合三阴交、足三里、血海等穴位按摩调理。

八、复诊

该患者体质倾向于阴虚质及血瘀质，通过 2 年多的体质调理，症状较前好转。患者定期复查体质，最近一次复查提示倾向于痰湿质和血瘀质，但血瘀质和阴虚质数值较前降低，平和质数值保持不变。

表 3-30-4   复查体质辨识结论图表

复诊时间：2024 年 11 月 27 日

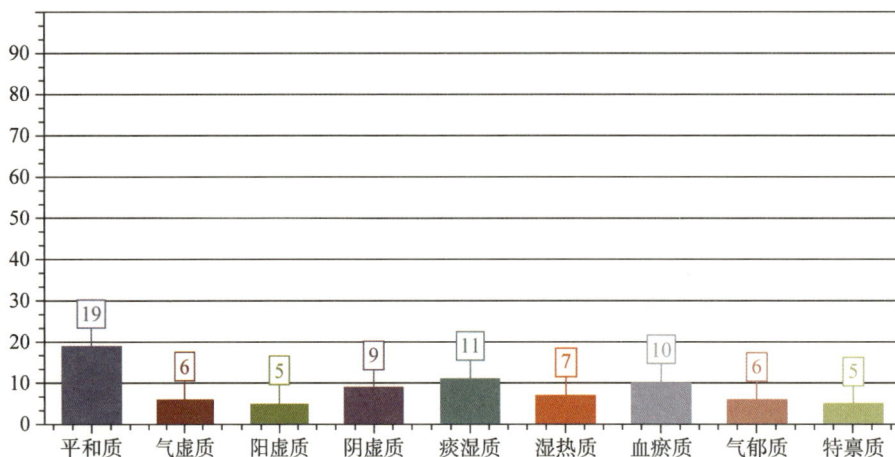

表 3-30-5   复查舌象结论

舌色	局部特征		苔色	苔质				舌形			
	边尖红	瘀点瘀斑		厚薄	腻	腐	苔剥	胖瘦	齿痕	点刺	裂纹
舌暗红	无	无	苔黄白相兼	厚	有	无	无	胖	有	无	有

表 3-30-6   复查脉象结论

	脉位	脉率（次/分）	脉节律	脉力	紧张度	流利度	脉名
右手关部	中	65	齐	无力	无弦、紧特征	无滑、涩特征	脉弦

九、疗效反馈

调理 2 个月：睡眠质量较前提高，现睡眠深度增加，睡眠 4-5 小时，夜尿次数由 3 次减少到 1-2 次。

调理 2 个周期：精神状况较前明显好转，乏力、心累现象较前明显好转；夜间盗汗现象基本消失；口干、口苦、口腔溃疡、口角发炎较前好转。

反馈视频二维码

调理 1 年半：体检复查显示甲状腺结节控制良好，未见增大；在成都某医院复查心脏彩超提示心脏部分反流，由中度变为轻度。

坚持调理：头痛较前明显缓解，血压稳定；感冒次数减少；近一年食用鸡蛋或鸡肉没有出现腹痛症状；调理后患者上述用药均已停服。

慢病管理半年：体质调理后睡眠较前稍有改善，但进行慢病管理一个月，睡眠质量提升更明显，睡眠时间达 7 小时，夜间醒也能很快入睡；血压稳定，最近一个月每天监测血压，收缩压控制在 120 mmHg 以下。

2024 年 11 月 14 日心脏彩超提示二尖瓣、三尖瓣、主动脉瓣中度全部变为轻度，肺动脉瓣未见异常（具体报告如图 3-30-1 所示）。

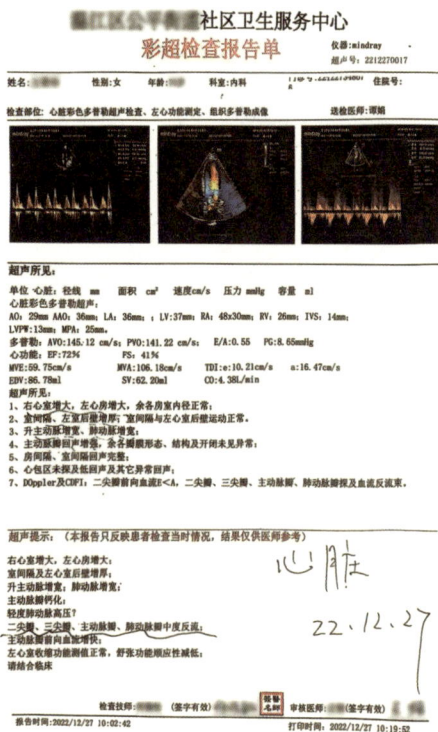

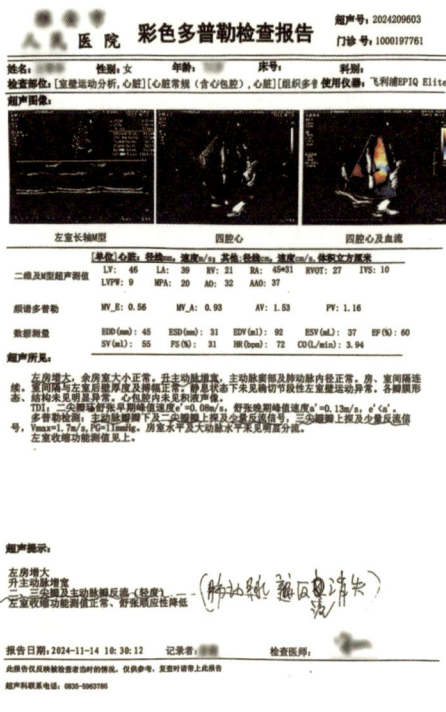

图 3-30-1　心脏超声对比

十、体会

根据患者症状、诊断及体质辨识报告，考虑患者阴虚质和血瘀质明显，在调理上宜滋阴清热、培补肝肾、活血化瘀。患者年老体虚，常年头痛，病程长，病久必瘀，血瘀导致脉络不通，不通则痛，正如《证治要诀》云："痛则不通，通则不痛。"瘀血日久，脉络不通，导致行血不畅，故出现二尖瓣、三尖瓣、主动脉瓣、肺动脉瓣反流及胸闷心慌等不适。患者睡眠障碍，考虑为阴虚所致，阴虚则阴不制阳，阴阳不相交，扰动心神，心神不安，故睡眠障碍；阴虚则内热盛，热邪熏蒸，故盗汗等。所以患者使用阴虚体质膏方和血瘀体质膏方能有效缓解阴虚及血瘀所致的各种症状，长期坚持，效果更佳。该患者通过 2 年多的体质调理，症状得到明显好转。

案例 31
阴虚质兼血瘀质

（睡眠障碍，口干，胃胀，头晕，焦虑，怕冷）

姓名：王某某   性别：女   年龄：77 岁   初诊时间：2020 年 9 月 21 日

一、主诉：失眠、口干半年余。

二、病史资料：睡眠障碍，睡眠时间仅 2-3 小时，入睡困难，经常整夜难以入睡，易醒；夜间口干明显，饮水后无缓解，口服中药治疗无好转；皮肤干燥；胃部不适，晨起胃胀；情绪上烦躁易怒，易焦虑，感胸闷不舒；头晕，体位改变时明显，伴视物旋转；怕冷，背部、腿部明显；舌暗红，舌边有齿痕，中有裂纹，苔黄白厚腻，脉弦。

三、西医诊断：睡眠障碍，慢性胃炎，焦虑，体位性眩晕，慢性呼吸道疾病，骨质疏松，子宫肌瘤。

四、体质辨识报告

表 3-31-1   体质辨识结论图表

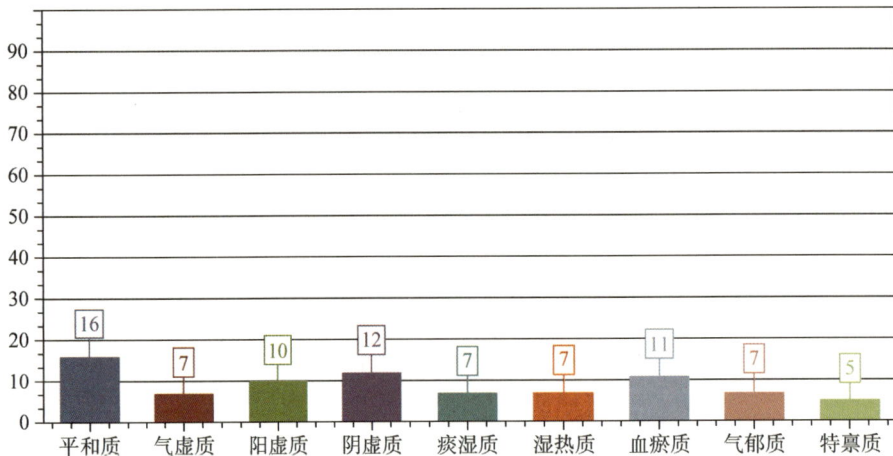

平和质	气虚质	阳虚质	阴虚质	痰湿质	湿热质	血瘀质	气郁质	特禀质
16	7	10	12	7	7	11	7	5

表 3-31-2   舌象结论

舌色	局部特征		苔色	苔质				舌形			
	边尖红	瘀点瘀斑		厚薄	腻	腐	苔剥	胖瘦	齿痕	点刺	裂纹
舌暗红	无	无	苔黄白相兼	厚	有	无	无	适中	有	无	有

表 3-31-3 脉象结论

	脉位	脉率（次/分）	脉节律	脉力	紧张度	流利度	脉名
左手关部	中	74	齐	有力	弦	无滑、涩特征	脉弦

五、体质报告结论：阴虚质兼血瘀质。

六、体质分析

阴虚质：该患者睡眠障碍，睡眠时间仅 2-3 小时，入睡困难，经常整夜难以入睡，易醒；夜间口干明显；皮肤干燥；烦躁易怒；脉弦。通过患者症状分析，考虑为阴虚质。

血瘀质：该患者易焦虑，感胸闷不舒；有慢性呼吸道疾病、骨质增生、子宫肌瘤病史；舌暗红，脉弦。通过患者症状分析及诊断，考虑为血瘀质。

七、调体方案

早空腹：血瘀质膏方。

晚睡前：阴虚质膏方。

一次 1 袋（18 g），一日两次，3 个月为一周期。

{饮食禁忌} 阴虚体质的人宜少食油腻、辛辣、性味温热等易损伤人体阴液的食物，如油炸物、辣椒、花椒、韭菜、桂圆、荔枝、羊肉等；血瘀体质的人宜少食生冷、寒凉、酸涩等容易凝滞血脉的食物，如冷饮、冰冻食品、荸荠、冬瓜、绿豆、梨子、柿子、田螺、螺蛳等。

{个体化调养建议} 起居有常，温暖舒适，加强户外运动锻炼，配合太极站桩；保持心情舒畅，心境平和，配合足三里、三阴交、血海、太冲等穴位按摩调理。

八、复诊

该患者体质倾向于阴虚质和血瘀质，通过 4 年的体质调理，症状较前好转。患者定期复查体质，最近一次复查提示仍倾向于阴虚质和血瘀质，但阴虚质数值较前降低。

表 3-31-4　复查体质辨识结论图表

复诊时间：2024 年 12 月 12 日

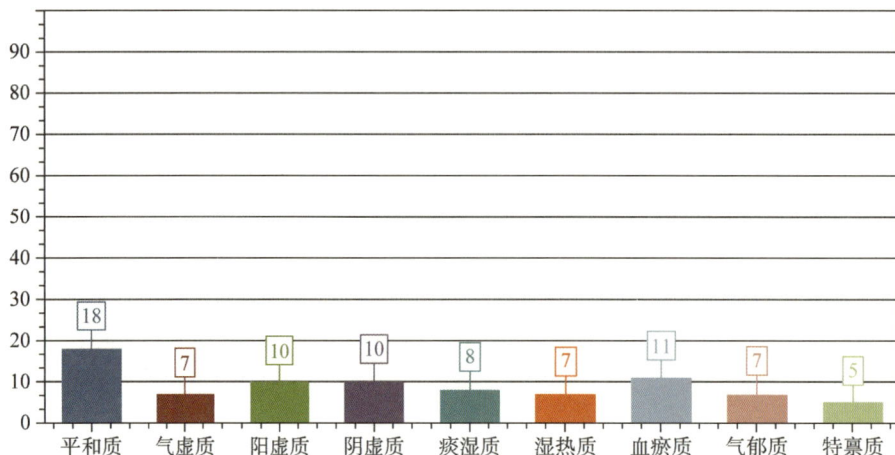

表 3-31-5　复查舌象结论

舌色	局部特征		苔色	苔质				舌形			
	边尖红	瘀点瘀斑		厚薄	腻	腐	苔剥	胖瘦	齿痕	点刺	裂纹
舌淡红	无	无	苔黄白相兼	厚	有	无	无	瘦	无	无	无

表 3-31-6　复查脉象结论

	脉位	脉率（次/分）	脉节律	脉力	紧张度	流利度	脉名
右手关部	中	68	齐	有力	弦	无滑、涩特征	脉缓弦

九、疗效反馈

坚持调理：患者口干明显改善，皮肤干燥较前好转，现皮肤较润泽；胃部不适、胃胀基本缓解；睡眠较前改善，目前很少出现整夜难以入睡的情况；焦虑较前减少，情绪平和，无胸闷不舒；怕冷、头晕较前好转，背部、腿部怕冷均有所好转。

反馈视频二维码

十、体会

患者体质主要以阴虚质为主，兼夹血瘀质；阴虚必致瘀，瘀血又伤阴，两者互为因果，往往形成恶性循环，致病情复杂，使治疗困难。阴虚则血海不满，血瘀则脉道不通。《素问·痹论》指出："病久入深，营卫之行涩"，说明久病必虚，气虚则运血乏力，阴虚则血行艰涩而成瘀。在调理上宜滋阴清热、活血化瘀，而使用阴虚体质膏方和血瘀体质膏方能有效缓解患者失眠、口干、皮肤干燥等阴虚症状，并控制骨质增生、子宫肌瘤等慢性病进一步发展。患者通过 4 年的体质调理，身体各症状较前均有明显好转，可见体质调理贵在坚持。

案例 32

阴虚质兼痰湿质

（血糖控制不佳，严重白发，迎风流泪，腰酸背痛，下肢沉重无力，肩周炎，颈椎病）

姓名：王某某　　性别：男　　年龄：55 岁　　初诊时间：2023 年 10 月 31 日

一、主诉：血糖控制不佳半年余。

二、病史资料：患者近半年多血糖控制欠佳，空腹血糖波动在 8.7 mmol/L 左右，餐后血糖控制在 12–13 mmol/L；体质弱，年少白发，50 岁时已满头白发；头晕，口干，口黏，迎风流泪；嘴唇干裂起皮，冬季明显；双腿皮肤干燥脱屑、瘙痒，伴抓痕；性情急躁易怒，遇事明显；腰酸背痛，不能维持一个姿势过久，下肢沉重无力；肠胃不适，大便干燥难解，排便困难，时有大便不成形，黏滞不爽、粘马桶。舌淡红，舌体胖大，苔黄白厚腻，脉弦。

三、西医诊断：糖尿病，高脂血症，脂肪肝，慢性胃病，肩周炎，颈椎病，早老性白发病。

用药：二甲双胍缓释片（0.85 g/ 次，2 次 / 日）。

四、体质辨识报告

表 3-32-1　体质辨识结论图表

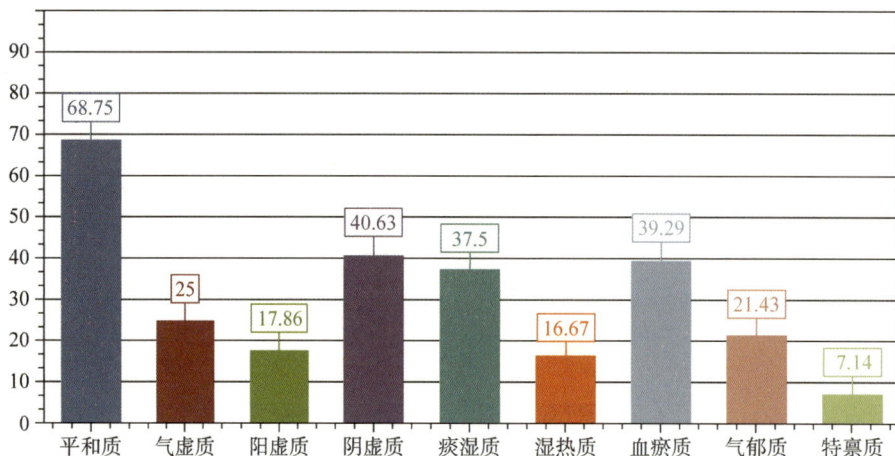

表 3-32-2　舌象结论

舌色	局部特征		苔色	苔质				舌形			
	边尖红	瘀点瘀斑		厚薄	腻	腐	苔剥	胖瘦	齿痕	点刺	裂纹
舌淡红	无	无	苔黄白相兼	厚	有	无	无	胖	无	无	无

表 3-32-3　脉象结论

	脉位	脉率（次/分）	脉节律	脉力	紧张度	流利度	脉名
右手关部	中	83	齐	中	弦	无滑、涩特征	脉弦

五、体质报告结论： 阴虚质兼血瘀质（根据患者症状及诊断考虑调理阴虚质和痰湿质）。

六、体质分析

阴虚质： 该患者血糖控制不佳，嘴唇干裂起皮，冬季明显；双腿皮肤干燥脱屑、瘙痒，伴抓痕；性情急躁易怒，遇事明显；大便干燥难解，排便困难。通过患者症状分析，考虑为阴虚质。

痰湿质： 该患者血糖控制不佳，头晕，口黏，下肢沉重无力，肠胃不适，时有大便不成形，黏滞不爽、粘马桶。有高脂血症、肩周炎、脂肪肝等病史，舌体胖大，苔黄白厚腻，脉弦。通过患者症状分析及诊断，考虑为痰湿质。

七、调体方案

早空腹：痰湿质膏方。

晚睡前：阴虚质膏方。

一次 1 袋（18 g），一日两次，3 个月为一周期。

{饮食禁忌}阴虚体质的人宜少食油腻、辛辣、性味温热等易损伤人体阴液的食物，如油炸物、辣椒、花椒、韭菜、桂圆、荔枝、羊肉等；痰湿体质的人宜少食甜的、油腻、肥甘厚味等容易助湿生痰的食物，如高糖饮料、饴糖、李子、石榴、大枣、枇杷、肥肉等。

{个体化调养建议}起居有常，温暖舒适，中等强度的户外运动锻炼，配合太极站桩；保持情绪舒畅，心情愉悦，心境平和，配合三阴交、丰隆、足三里等穴位按摩调理。

八、复诊

该患者体质倾向于阴虚质和血瘀质，但根据患者症状及诊断考虑调理阴虚质和痰湿质，通过 1 年多的体质调理，患者症状较前好转，血糖得到控制。患者定期复查体质，最近一次复查提示基本为平和质，倾向于痰湿质和血瘀质，但痰湿质、血瘀质、阴虚质数值较前均明显下降。

表 3-32-4　复查体质辨识结论图表

复诊时间：2024 年 11 月 28 日

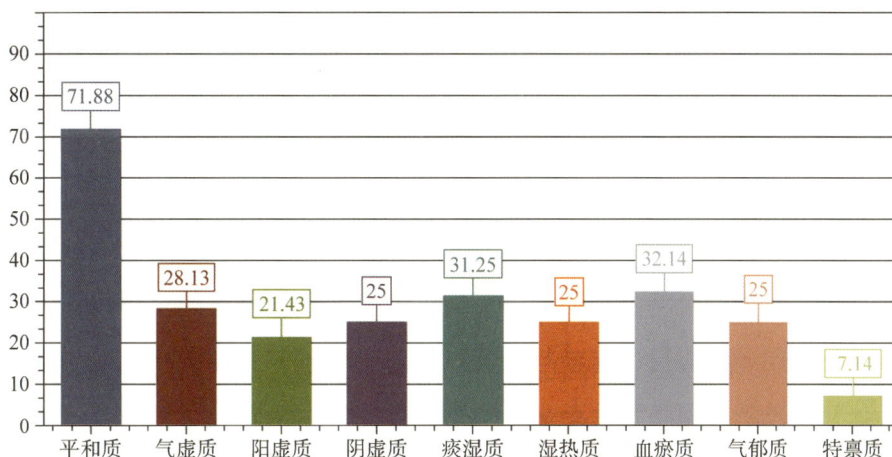

表 3-32-5   复查舌象结论

舌色	局部特征		苔色	苔质				舌形			
	边尖红	瘀点瘀斑		厚薄	腻	腐	苔剥	胖瘦	齿痕	点刺	裂纹
舌淡红	无	无	苔黄白相兼	厚	有	无	无	胖	无	无	无

表 3-32-6   复查脉象结论

	脉位	脉率（次/分）	脉节律	脉力	紧张度	流利度	脉名
右手关部	中	84	齐	有力	无弦、紧特征	滑	脉滑

九、疗效反馈

调理 3 个月：患者大便不成形较前改善，现大便不粘马桶；口干缓解，但仍偶有出现，口黏较前明显改善。

坚持调理：患者现新长出的头发是黑色，以前满头白发，现在近 1/3 的头发基本都是黑色的；眼睛迎风流泪基本消失；嘴唇未再干裂起皮；肩周炎、颈椎病疼痛缓解，开车 3 小时无不适；头晕基本消失，目前心情愉悦，易急躁的情况得到了很大改善；双腿皮肤干燥脱屑明显好转；下肢沉重无力基本消失，现下肢轻快有力；血糖较前改善，现空腹血糖 6.3 mmol/L。

反馈视频二维码

患者还介绍家人进行体质调理，儿媳以前身体很差，特别容易感冒，病程长（约 7-8 天）且病情重（需雾化和输液治疗），经调理半年后免疫力明显提高，已基本不感冒；现在患者的妹妹、弟弟、弟媳均在进行体质调理。

十、体会

患者虽体质辨识以阴虚质和血瘀质为主，但结合患者当前主要困扰的症状考虑先调理阴虚质和痰湿质，改善患者身体状态，再进一步调理患者血瘀质。患者主要以血糖控制不佳为主症，糖尿病在中医学称为"消渴"，《素问·奇病论》首先提出消渴之名，并指出"此肥美之所发也，此人必数食甘美而多肥也，肥者令人内热，甘者令人中满，故其气上溢，转为消渴"。消渴的发生与阴虚体质、饮食失节密切相关。阴虚体质者，五脏皆柔弱，尤以阴虚体质最易罹患。《灵枢·五变》说："五脏皆柔弱者，善病消瘅。"肾为先天之本，主藏精而寓元阴元阳；肾阴亏虚

则虚火内生，煎熬津液，肌表失于濡养，故皮肤干燥脱屑；饮食失节，损伤脾胃，脾失运化，水液代谢失常，日久水湿内停，聚湿成痰，造成痰湿壅盛，湿性重浊，故头晕、口黏、下肢沉重无力、大便不成形等；《素问·六节藏象论》说："肾者，主蛰，封藏之本，精之处也。"《素问·六节藏象论》说："肾……其华在发。"《素问·五藏生成》说："肾……其荣，发也。"所以该患者因先天禀赋不足，素体虚弱，肝肾不足则精血亏虚，头发失于濡养，导致白发。在调理阴虚体质和痰湿体质上宜滋阴清热、培补肝肾、燥湿化痰，使用阴虚体质膏方和痰湿体质膏方以改善症状，但体质调理需因人制宜、因时制宜，根据个体差异而使用不同的调理方案。患者通过长期坚持体质调理，症状较前明显好转，且糖尿病等慢性病得到了有效控制，符合中医养生理论中的"既病防变"。

案例 33
气虚质兼血瘀质

（全身疼痛，关节变形，类风湿性关节炎，下肢无力，骨质疏松）

姓名：王某某　　性别：女　　年龄：71 岁　　初诊时间：2021 年 7 月 23 日

一、**主诉**：全身疼痛、关节变形 30 余年。

二、**病史资料**：患者 30 余年前患类风湿关节炎，表现为全身疼痛，关节变形，手臂屈伸不利，脚肿，长期使用激素药物治疗后周身水肿，面部、腰部、腿部明显；精神状态极差，慢性病容，面白无华，嘴唇发绀，面部老年斑明显；下肢无力，头重脚轻，行走困难，易摔倒，起床困难，起床、如厕需要旁人协助；平素情绪不佳，抑郁，急躁易怒；汗多，活动后明显；口干，怕冷畏风，受凉或者受风后骨关节疼痛；夜尿次数多，4-5 次 / 晚。舌淡红，舌边有齿痕，苔黄白厚腻，脉弦结，按之无力。

三、**西医诊断**：类风湿性关节炎，慢性胃炎，骨质疏松，子宫肌瘤，过敏性鼻炎。

四、体质辨识报告

表 3-33-1　体质辨识结论图表

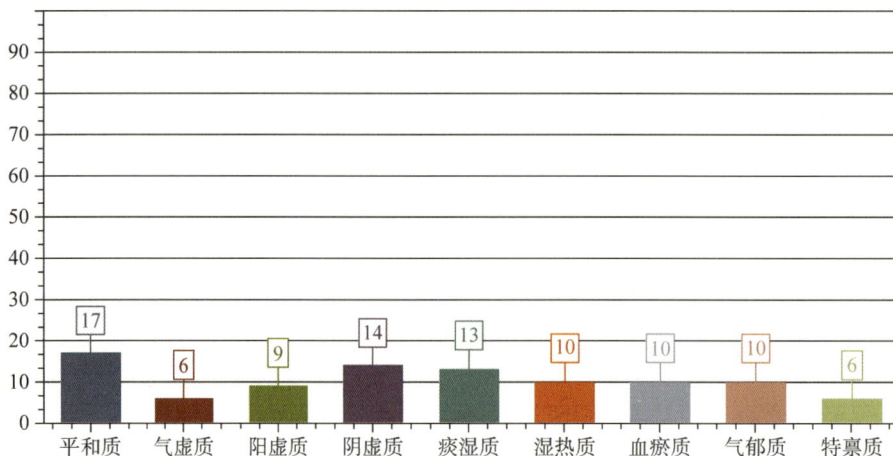

表 3-33-2　舌象结论

舌色	局部特征		苔色	苔质				舌形			
	边尖红	瘀点瘀斑		厚薄	腻	腐	苔剥	胖瘦	齿痕	点刺	裂纹
舌淡红	无	无	苔黄白相兼	厚	有	无	无	适中	有	无	无

表 3-33-3　脉象结论

	脉位	脉率（次/分）	脉节律	脉力	紧张度	流利度	脉名
右手关部	中	67	不齐	无力	弦	无滑、涩特征	脉虚弦结

五、体质报告结论： 阴虚质兼痰湿质（根据患者症状及诊断考虑调理气虚质和血瘀质）。

六、体质分析

气虚质： 该患者精神状态极差，慢性病容，面白无华，下肢无力，汗多，活动后明显；脉按之无力。通过患者症状分析及诊断，考虑为气虚质。

血瘀质： 该患者类风湿性关节炎 30 余年，全身疼痛，关节变形，手臂屈伸不利，脚肿；嘴唇发绀，面部老年斑明显。有骨质疏松、子宫肌瘤病史。脉弦结，按之无力。通过患者症状分析及诊断，考虑为血瘀质。

七、调体方案

早空腹： 气虚质膏方。

晚睡前： 血瘀质膏方。

一次 1 袋（18 g），一日两次，3 个月为一周期。

{饮食禁忌} 气虚体质的人宜少食生冷性凉、油腻厚味、辛辣刺激等容易耗气破气的食物，如冰冻食品、薄荷、香菜、胡椒、大蒜、柚子、槟榔等；血瘀体质的人宜少食生冷、寒凉、酸涩等容易凝滞血脉的食物，如冷饮、冰冻食品、荸荠、冬瓜、绿豆、梨子、柿子、田螺、螺蛳等。

{个体化调养建议} 起居有常，温暖舒适，适度运动，"形劳而不倦"，配合太极站桩；保持情绪舒畅，心情愉悦，心境平和，配合气海、关元、神阙、血海等穴位艾灸理疗。

八、复诊

该患者体质倾向于阴虚质及痰湿质，根据患者症状及诊断，考虑调理气虚质和血瘀质，通过 3 年多的体质调理，症状较前好转。患者定期复查体质，最近一次复查提示仍倾向于阴虚质和痰湿质，但血瘀质数值较前降低，平和质数值较前升高。

表 3-33-4　复查体质辨识结论图表

复诊时间：2024 年 11 月 8 日

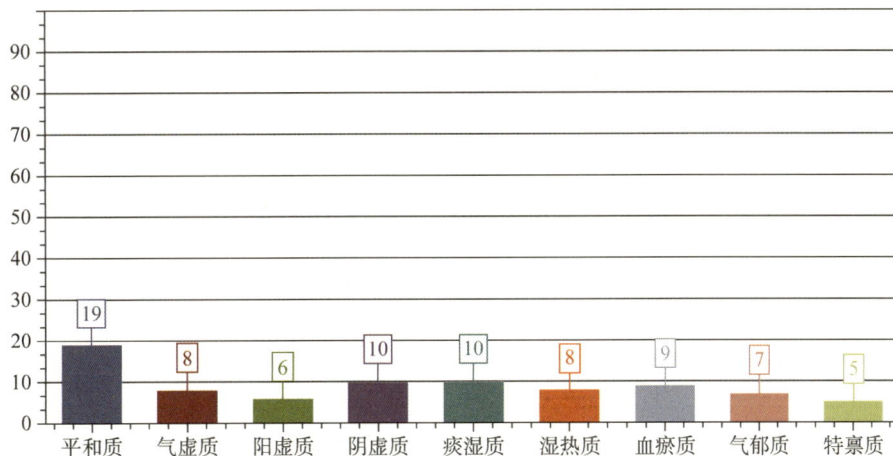

表 3-33-5　复查舌象结论

舌色	局部特征		苔色	苔质				舌形			
	边尖红	瘀点瘀斑		厚薄	腻	腐	苔剥	胖瘦	齿痕	点刺	裂纹
舌淡紫	无	无	苔黄白相兼	厚	有	无	无	适中	有	无	无

表 3-33-6　复查脉象结论

	脉位	脉率（次 / 分）	脉节律	脉力	紧张度	流利度	脉名
右手关部	中	72	齐	有力	弦	无滑、涩特征	脉弦

九、疗效反馈

调理 1 个月：精神状态较前稍有改善，出汗较前稍减少；心情较前愉悦，性格开朗；面色较前红润，皮肤紧致润泽；嘴唇发绀较前改善；下肢无力、头重脚轻较前稍有好转。

调理 1 个周期：口干消失，下肢无力较前改善，走路稳当，爬楼梯活动自如，不需要旁人协助，可以正常起床，腿脚有劲；脸部水肿消失。

反馈视频二维码

坚持调理至今：整体精神状态明显提升，皮肤状态较前明显改变、斑点淡化；起夜次数较前减少；怕冷畏风较前明显好转，吹空调时关节无疼痛等不适；下肢有力，能爬山了，去年跟家人一起爬山，都能排在第一位；脚肿较前明显好转，因为脚部变形、脚肿，以前要穿 43 码的鞋，袜子口需要剪开，调理后穿 40 码，袜子可以正常穿。

十、体会

类风湿关节炎属于中医"痹证"范畴，《素问·痹论》中"风寒湿三气杂至，合而为痹。"痹证是由于感受风、寒、湿三种邪气而产生。而在《灵枢·百病始生》中提到"风寒湿热不得虚，邪不能独伤人"，风雨寒热这些外在的邪气，对正气充足的人来说是不足以致病的，但体虚的人却为其所伤，说明了风、寒、湿诸邪是疾病发生发展的外部条件，而人体正气不足则是发病的内在因素。该患者为老年女性，年老体虚，病程长，久病必瘀，故虽患者辨识体质倾向于阴虚质和痰湿质，但根据患者症状及诊断，结合患者自身情况，考虑调理气虚质和血瘀质。而在《叶选医衡》中"痹者，闭也，皮肉筋骨为风寒湿气杂感，血脉闭塞而不流通"；《血证论》亦言："瘀血在经络脏腑之间，则周身作痛，以其堵塞气之往来，故滞碍而痛，所谓痛则不通也"。正如《医林改错》中所谓"瘀血致痹""痹有瘀血"，二者相辅相成、互为因果。

在调理上宜益气健脾、活血化瘀，使用气虚体质膏方和血瘀体质膏方能有效改善患者症状。正所谓"正气存内，邪不可干"，"气为血之帅"，气能行血，调理气虚体质，补充正气，提高行血能力，增强活血化瘀效果；调理气虚体质，益气健脾，亦能对患者痰湿体质有所改善。

案例 34
气虚质兼湿热质

（疲劳乏力，消化不良，大便先干后稀，头痛，眼睛干涩）

姓名：魏某某　　性别：男　　年龄：59 岁　　初诊时间：2022 年 12 月 15 日

一、主诉： 疲乏伴消化不良数月。

二、病史资料： 患者近几个月出现疲劳乏力；消化不良，腹胀，大便先干后稀，大便黏滞不爽、粘马桶；皮肤油脂分泌旺盛，易发痤疮、色斑；头痛，4-5次/月；颈腰关节酸痛，眼睛干涩、疼、痒，口干；尿频，尿急；舌淡红，舌体胖大，边有齿痕，中有裂纹，苔黄白厚腻，脉虚。

三、西医诊断： 消化不良，颈动脉硬化，干眼症，肺肿瘤术后。

四、体质辨识报告

表 3-34-1　体质辨识结论图表

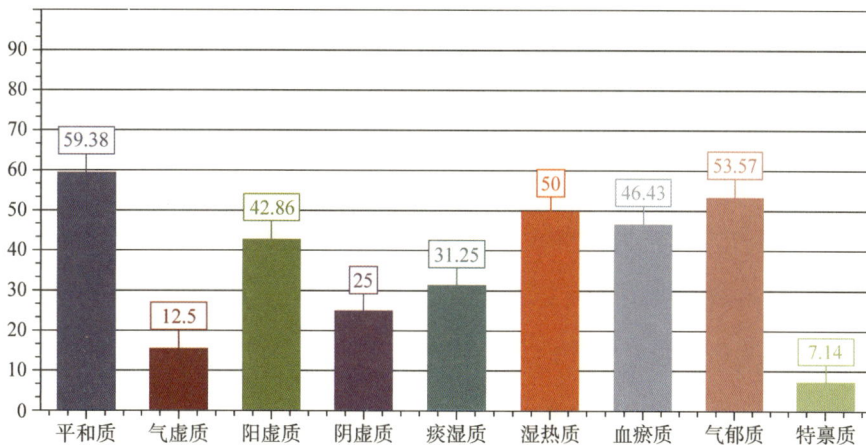

表 3-34-2　舌象结论

舌色	局部特征		苔色	苔质				舌形			
	边尖红	瘀点瘀斑		厚薄	腻	腐	苔剥	胖瘦	齿痕	点刺	裂纹
舌淡红	无	无	苔黄白相兼	厚	有	无	无	胖	有	无	有

表 3-34-3　脉象结论

	脉位	脉率（次/分）	脉节律	脉力	紧张度	流利度	脉名
右手关部	中	80	齐	无力	无弦、紧特征	无滑、涩特征	脉虚

五、体质报告结论：气郁质兼湿热质（根据患者症状考虑调理气虚质和湿热质）。

六、体质分析

气虚质：该患者疲劳乏力，大便先干后稀，脉虚。通过患者症状分析，考虑患者为气虚质。"正气存内，邪不可干"提高患者正气，增强患者抗邪能力，从而使患者有能力调理其他偏颇体质。

湿热质：该患者消化不良，腹胀，大便黏滞不爽、粘马桶；皮肤油脂分泌旺盛，易发痤疮；颈腰关节酸痛，尿频，尿急；舌淡红，舌体胖大，边有齿痕，中有裂纹，苔黄白厚腻，脉虚。通过患者症状分析，考虑为湿热质。

七、调体方案：

早空腹：气虚质膏方。

晚睡前：湿热质膏方。

一次 1 袋（18 g），一日两次，3 个月为一周期。

｛饮食禁忌｝气虚体质的人宜少食生冷性凉、油腻厚味、辛辣刺激等容易耗气破气的食物，如冰冻食品、薄荷、香菜、胡椒、大蒜、柚子、槟榔等；湿热体质的人宜少食辛辣燥烈、大热大补，易助长人体湿热的食物，如烧烤、辣椒、生姜、大蒜、狗肉、羊肉、牛肉等温热之品。

｛个体化调养建议｝起居有常，温暖舒适；适量运动，保持"形劳而不倦"，配合太极站桩；保持情绪舒畅，心情愉悦；配合关元、气海、足三里、丰隆等穴位艾灸理疗。

八、复诊

该患者体质倾向于气郁质和湿热质，但根据症状考虑调理气虚质和湿热质，通过近 2 年的体质调理，症状较前好转。患者定期复查体质，最近一次复查提示基本为平和质，倾向于血瘀质；但患者湿热质、气郁质数值较前明显下降，各偏颇体质向较均衡的方向发展。

表 3-34-4　复查体质辨识结论图表

复诊时间：2024 年 10 月 28 日

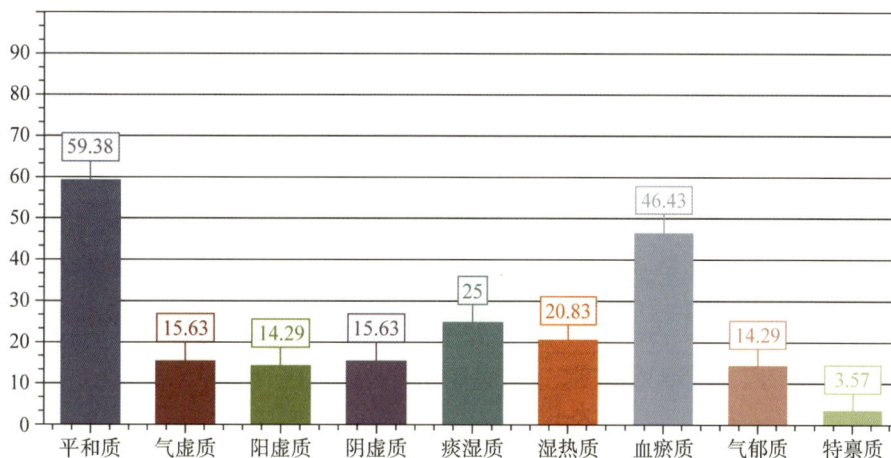

表 3-34-5　复查舌象结论

舌色	局部特征		苔色	苔质				舌形			
	边尖红	瘀点瘀斑		厚薄	腻	腐	苔剥	胖瘦	齿痕	点刺	裂纹
舌淡红	无	无	苔黄白相兼	厚	有	无	无	适中	无	无	有

表 3-34-6　复查脉象结论

	脉位	脉率（次/分）	脉节律	脉力	紧张度	流利度	脉名
右手关部	中	98	齐	有力	无弦、紧特征	无滑、涩特征	脉数

九、疗效反馈

坚持调理：患者精神状态较好，疲劳乏力较前明显改善；头痛频次减少；眼睛干涩、痛、痒情况改善；大小便顺畅，现大便成形。

反馈视频二维码

十、体会

该患者虽辨识以气郁质和湿热质明显为主，但根据症状并结合患者整体状况考虑先调理气虚质和湿热质，正如《素问·刺法论》谓"正气存内，邪不可干"，提高抗邪能力，有助于改善其他偏颇体质。患者以疲劳乏力和消化不良为主要表现，患者目前为中老年，平素饮食不节，损伤脾胃，导致脾气亏虚，"脾胃为气血生化之源"，脾虚则气血生化乏源，气血不足，则疲劳乏力；脾胃受损，则脾失运化，水液代谢失常，日久水湿内停，郁而化热，形成湿热，湿热壅盛，热邪上犯头面，故消化不良，皮肤油脂分泌旺盛，易发痤疮等；且湿邪留注肌肉关节，则可出现颈腰关节酸痛等症。在调理上宜益气健脾、清热利湿，使用气虚体质膏方和湿热体质膏方以改善患者疲劳乏力、消化不良、大小便等问题。定期复查体质，阶段性调整调体方案，配合饮食、运动以及情志调理，内外兼顾，长期坚持一定会在调体过程中取得满意的效果。

案例 35

痰湿质兼血瘀质

（血压控制不佳，肩颈疼痛，"富贵包"，眼睛干痛，指甲竖纹）

姓名：吴某某　　**性别：**女　　**年龄：**57 岁　　**初诊时间：**2023 年 10 月 10 日

一、主诉：血压控制不佳半年余。

二、病史资料：患者近半年血压控制不佳，收缩压高达 170 mmHg；疫情后精神差、疲劳乏力；肩颈疼痛，颈椎"富贵包"明显；眼睛经常干痛，咽喉疼痛；手指指甲竖纹明显，手足心热；冬季畏寒，皮肤瘀青；大便不成形；舌淡红，舌边有齿痕，苔黄白厚腻，脉弦。

三、西医诊断：高血压，颈椎病，慢性胃病，脂肪肝，肝硬化，宫颈全切术，荨麻疹史。

用药：苯磺酸氨氯地平片（1粒/天）。

四、体质辨识报告

表 3-35-1 体质辨识结论图表

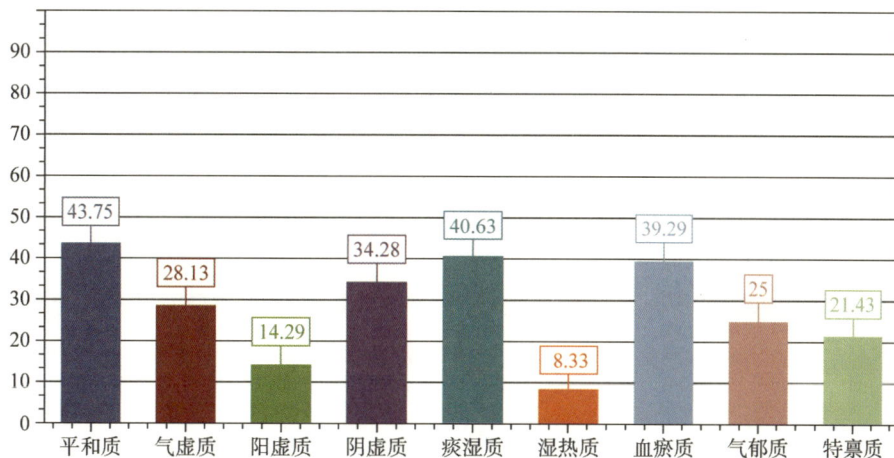

表 3-35-2 舌象结论

舌色	局部特征		苔色	苔质				舌形			
	边尖红	瘀点瘀斑		厚薄	腻	腐	苔剥	胖瘦	齿痕	点刺	裂纹
舌淡红	无	无	苔黄白相兼	厚	有	无	无	适中	有	无	无

表 3-35-3 脉象结论

	脉位	脉率（次/分）	脉节律	脉力	紧张度	流利度	脉名
右手关部	中	81	齐	有力	弦	无滑、涩特征	脉弦

五、体质报告结论：痰湿质兼血瘀质。

六、体质分析

痰湿质：该患者新冠感染后精神差、疲劳乏力；肩颈疼痛，颈椎"富贵包"明显；大便不成形；舌淡红，舌边有齿痕，苔白厚腻。通过患者症状分析及诊断，考虑为痰湿质。

血瘀质：该患者血压控制不佳，手指指甲竖纹明显，皮肤瘀青，既往有高血压、脂肪肝、肝硬化、脾大以及宫颈全切术病史，脉弦。通过患者症状分析及诊断，考虑为血瘀质。

七、调体方案

早空腹：痰湿质膏方。

晚睡前：血瘀质膏方。

一次 1 袋（18 g），一日两次，3 个月为一周期。

{饮食禁忌}痰湿体质的人宜少食甜的、油腻、肥甘厚味等容易助湿生痰的食物，如高糖饮料、饴糖、李子、石榴、大枣、枇杷、肥肉等；血瘀体质的人宜少食生冷、寒凉、酸涩等容易凝滞血脉的食物，如冷饮、冰冻食品、荸荠、冬瓜、绿豆、梨子、柿子、田螺、螺蛳等。

{个体化调养建议}起居有常，温暖舒适，加强户外运动调养，配合太极站桩；保持情绪舒畅，心情愉悦；配合血海、足三里、丰隆等穴位艾灸理疗。

八、复诊

该患者体质倾向于痰湿质和血瘀质，通过 1 年多的体质调理，症状较前好转。患者定期复查体质，最近一次复查提示基本为平和质，倾向于特禀质，痰湿质和血瘀质数值较前明显下降。

表 3-35-4　复查体质辨识结论图表

复诊时间：2024 年 12 月 6 日

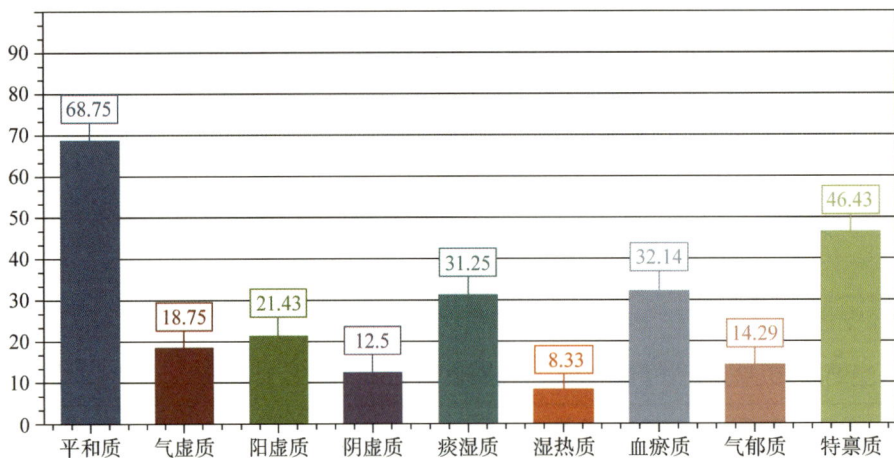

表 3-35-5　复查舌象结论

舌色	局部特征		苔色	苔质				舌形			
	边尖红	瘀点瘀斑		厚薄	腻	腐	苔剥	胖瘦	齿痕	点刺	裂纹
舌淡红	无	无	苔黄	厚	有	无	无	适中	有	无	有

表 3-35-6　复查脉象结论

	脉位	脉率 （次/分）	脉节律	脉力	紧张度	流利度	脉名
右手关部	中	94	不齐	无力	弦	无滑、涩特征	脉虚弦促

九、疗效反馈

调理 7 天：大便开始成形。

坚持调理：颈椎富贵包基本消失；眼睛干涩消失，咽喉疼痛感有 7-8 个月未发生；2024 年 6 月停用降压药，血压指标稳定，收缩压控制在 110-130 mmHg；手指甲竖纹淡化，手脚心发热情况改善；精神状态提升，自觉中气较前更足；畏寒较前好转。

反馈视频二维码

慢病管理后：皮肤瘀青减少。

十、体会

该患者痰湿质和血瘀质明显，痰湿主要考虑是患者平素饮食失节，导致脾胃受损，脾主运化功能减弱，水液代谢失常，日久水湿内停，聚湿成痰，造成痰湿壅盛，痰湿留滞筋骨，则颈椎疼痛，日久可形成"富贵包"；富贵包的形成与人体内的湿气和瘀血有密切联系，湿气和瘀血积聚在大椎穴附近，进一步加剧了富贵包的形成。这种湿瘀互结的状态，使得颈胸交界处的气血更加不畅，包块逐渐形成并增大。舌边有齿痕，苔白厚腻为痰湿壅盛之象。《素问·痹症》曰："病久入深，荣卫之行涩，经络时疏，故不通。"而叶天士在《临证指南医案》中也说："凡经主气，络主血，久病血瘀"，"初为气结在经，久则血伤入络。"患者有高血压、脂肪肝、肝硬化、脾大以及宫颈全切术等慢性病史，久病必瘀，瘀血阻滞脉络，导致脉络不通，故可使血压升高，控制不佳；同时血瘀影响气血运行，而气血不足是指甲竖纹最常见的原因之一，此患者考虑气血不足可能源于长期疾病。此类竖纹常表现为细而浅，随着气血的进一步亏虚，竖纹会逐渐加深、加粗。而调理患者血瘀质可进一步改善患者气血。在调体上宜健脾燥湿化痰、活血化瘀通络，故使用痰湿体质膏方和血瘀体质膏方能有效缓解症状，且配合慢病膏方治疗进一步增加了疗效，症状明显好转，起到了"1+1 > 2"的效果。

案例 36

阴虚质兼气郁质

（焦虑抑郁状态，肠息肉术后，消瘦，食欲差，怕冷，睡眠障碍）

姓名：谢某某　　性别：女　　年龄：62 岁　　初诊时间：2024 年 1 月 29 日

一、主诉：抑郁数年，肠息肉术后消瘦 1 年余。

二、病史资料：患者抑郁数年，易焦虑，长期服用抗焦虑抑郁药物治疗；怕冷；2023 年 5 月行内镜下肠息肉切除手术，术后出院后食欲差，体重较前下降，从 65 kg 降至 55 kg，消瘦，情绪消极抑郁；8 月至华西医院检查提示肝功中转氨酶很高（未见报告），口服药物治疗数月；睡眠差，入睡困难，需口服安眠药入睡；舌淡紫，舌中有裂纹，苔黄白厚腻，脉促滑。

三、西医诊断：焦虑抑郁状态，肠息肉手术（2023-05-01），冠心病，结核病，乳腺增生，双肾尿盐结晶，胆切除术后，右侧乳腺切除术（2023-06-15）。

四、体质辨识报告

表 3-36-1　体质辨识结论图表

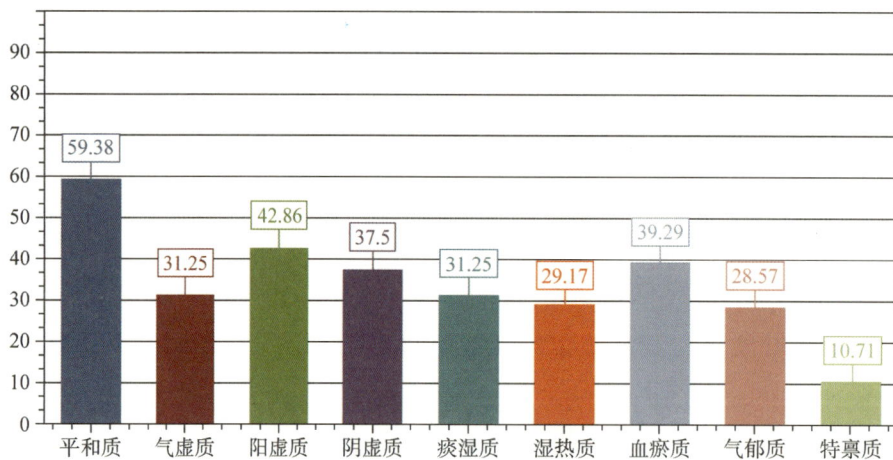

表 3-36-2　舌象结论

舌色	局部特征		苔色	苔质				舌形			
	边尖红	瘀点瘀斑		厚薄	腻	腐	苔剥	胖瘦	齿痕	点刺	裂纹
舌淡紫	无	无	苔黄白相兼	厚	有	无	无	适中	无	无	有

表 3-36-3 脉象结论

	脉位	脉率 （次/分）	脉节律	脉力	紧张度	流利度	脉名
右手关部	中	88	不齐	中	无弦、紧特征	滑	脉促而滑

五、体质报告结论：阳虚质兼血瘀质（根据患者症状及诊断考虑调理阴虚质和气郁质）。

六、体质分析

阴虚质：该患者睡眠差，入睡困难，需口服安眠药入睡。通过患者症状分析，考虑患者为阴虚质。

气郁质：该患者心情抑郁数年，易焦虑，长期服用抗焦虑抑郁药物治疗；食欲差，消瘦，情绪消极抑郁；有焦虑抑郁病史，舌淡紫。通过患者症状分析及诊断，考虑患者为气郁质。

七、调体方案

早空腹：阴虚质膏方。

晚睡前：气郁质膏方。

一次 1 袋（18 g），一日两次，3 个月为一周期。

{饮食禁忌} 阴虚体质的人宜少食油腻、辛辣、性味温热等易损伤人体阴液的食物，如油炸物、辣椒、花椒、韭菜、桂圆、荔枝、羊肉等；气郁体质的人宜少食具有收敛酸涩之性等容易加重气郁表现的食物，如石榴、杨桃、柠檬、乌梅、酸枣等。

{个体化调养建议} 起居有常，温暖舒适，做中等量运动，"形劳而不倦"，配合太极站桩；保持情绪舒畅，心情愉悦，多参加社区集体活动，配合期门、肝俞、太冲、三阴交、太溪等穴位按摩调理。

八、复诊

该患者体质倾向于阳虚质及血瘀质，但根据患者症状及诊断考虑调理阴虚质和气郁质，通过 2 年的体质调理，患者症状较前好转，定期复查体质，最近一次复查患者体质基本为平和质，倾向于痰湿质；其余各偏颇体质较前下降，平和质较前明显上升。

表 3-36-4　复查体质辨识结论图表

复诊时间：2024 年 12 月 24 日

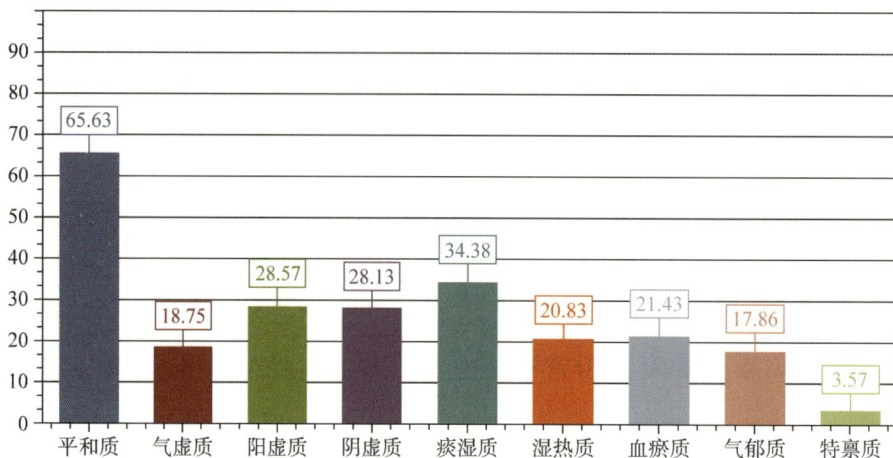

表 3-36-5　复查舌象结论

舌色	局部特征		苔色	苔质				舌形			
	边尖红	瘀点瘀斑		厚薄	腻	腐	苔剥	胖瘦	齿痕	点刺	裂纹
舌淡红	无	无	苔白	厚	有	无	无	适中	无	无	无

表 3-36-6　复查脉象结论

	脉位	脉率（次 / 分）	脉节律	脉力	紧张度	流利度	脉名
右手关部	中	86	不齐	无力	弦	无滑、涩特征	脉虚而代弦

九、疗效反馈

此患者于 2022 年 6 月 30 日开始调理体质，调理中怕冷及情绪均有改善，但未规律服用体质膏方。在 2023 年手术后认真服用后，食欲转好，精神改善。

2023 年术后坚持调理结合 2024 年慢病管理：

精神状态提升；怕冷好转，情绪好转；睡眠质量提升；食欲恢复正常，体重逐渐恢复到 65 kg。

反馈视频二维码

十、体会

患者体质虽以阳虚质和血瘀质为主，但根据患者症状及诊断考虑调理阴虚质和气郁质。患者对于血瘀以及痰湿所致的术后食欲差、消瘦等症状过分关注，且

一体多病，有冠心病、结核病、乳腺增生等病史，考虑通过调理患者阴虚质和气郁质，改善患者情志，从而减少形成血瘀体质的致病因素。正如《丹溪心法》提出的气血相依理论："气血冲和，百病不生，一有怫郁，诸病生焉"，强调气机郁滞是血瘀的前提，且进一步解释了"气结则血凝"。《素问·调经论》指出："五脏之道，皆出于经隧，以行气血，气血不和，百病乃变化而生。"手术导致患者脾胃功能受损，脾失运化，水液代谢失常，气血失调，日久出现转氨酶异常、食欲差、消瘦；并且脾胃虚弱，运化功能失常，导致水湿内停，日久聚湿成痰，痰湿又反过来困厄脾胃，导致脾胃功能更差。患者为中老年女性，素体虚弱，脏腑功能逐渐减弱，气血生化之源不足，故气的行血能力减弱，日久血行不畅，血脉不通，故可致冠心病、乳腺增生等症；《景岳全书》云："真阴精血不足，阴阳不交，而神有不安其室耳。"肾阴亏虚则"肾水不能上济于心"，且肝阴虚易肝阳上亢，皆会扰动心神，导致心动不安则睡眠差、入睡困难等，所以该患者在调理上宜滋阴润燥降火、理气疏肝解郁，同时培补肝肾，通过长期使用阴虚体质膏方和气郁体质膏方以改善患者情志、睡眠，配合慢病管理，从而能有效改善患者其他症状以及控制慢性病。

案例 37
阴虚质兼血瘀质

（高血压，糖尿病，乳腺癌术后，脂肪瘤，睡眠障碍，便秘）

姓名：薛某某　　性别：女　　年龄：82 岁　　初诊时间：2021 年 12 月 14 日

一、**主诉**：高血压、糖尿病 20 余年，乳腺癌术后 10 余年。

二、**病史资料**：患者高血压、糖尿病 20 余年，平素血糖控制不佳；10 余年前患者因乳腺癌行手术治疗；睡眠障碍，入睡困难，经常彻夜难眠，精神状态差；自觉头部沉重感，饭后易困倦；长期便秘，6-7 天排便 1 次；面色晦暗，色斑多，黑眼圈明显；手臂多发性脂肪瘤；舌淡红，边有齿痕，苔黄厚腻，脉缓弦。

三、**西医诊断**：高血压，糖尿病，乳腺癌术后，便秘，睡眠障碍，脂肪瘤，双膝关节退行性病变，慢性咽炎（20 年），腔隙性脑梗死（5 年），阑尾术后（10 年）。

四、体质辨识报告

表 3-37-1 体质辨识结论图表

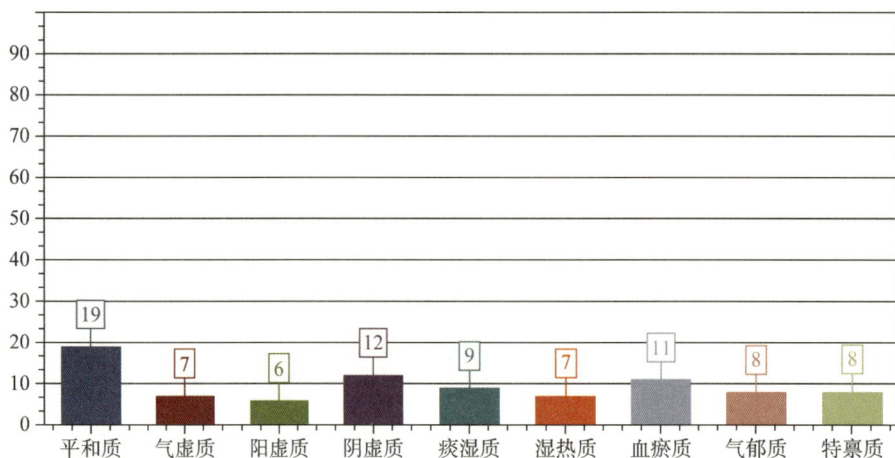

表 3-37-2 舌象结论

舌色	局部特征		苔色	苔质				舌形			
	边尖红	瘀点瘀斑		厚薄	腻	腐	苔剥	胖瘦	齿痕	点刺	裂纹
舌淡红	无	无	苔黄	厚	有	无	无	适中	有	无	无

表 3-37-3 脉象结论

	脉位	脉率（次/分）	脉节律	脉力	紧张度	流利度	脉名
右手关部	中	616	齐	中	弦	无滑、涩特征	脉缓弦

五、体质报告结论：阴虚质兼血瘀质。

六、体质分析

阴虚质：该患者睡眠障碍，入睡困难，经常彻夜难眠，精神状态差；长期便秘，6-7 天排便 1 次；脉缓弦。通过患者症状分析及诊断，考虑为阴虚质。

血瘀质：该患者面色晦暗，色斑多，黑眼圈明显；手臂多发性脂肪瘤；既往有高血压、糖尿病、乳腺癌术后等病史；脉缓弦。通过患者症状分析及诊断，考虑为血瘀质。

七、调体方案

早空腹：血瘀质膏方。

晚睡前：阴虚质膏方。

一次1袋（18g），一日两次，3个月为一周期。

{饮食禁忌} 阴虚体质的人宜少食油腻、辛辣、性味温热等易损伤人体阴液的食物，如油炸物、辣椒、花椒、韭菜、桂圆、荔枝、羊肉等。血瘀体质的人宜少食生冷、寒凉、酸涩等容易凝滞血脉的食物，如冷饮、冰冻食品、荸荠、冬瓜、绿豆、梨子、柿子、田螺、螺蛳等。

{个体化调养建议} 起居有常，注意避暑；加强户外运动锻炼，如爬山、练八段锦等；保持心情愉悦，心境平和；配合穴位按摩调理。

八、复诊

该患者体质倾向于阴虚质和血瘀质，通过近3年的体质调理，症状较前好转。患者定期复查体质，最近一次复查提示倾向于痰湿质和血瘀质，但阴虚质数值较前降低，平和质数值较前略升高。

表 3-37-4　复查体质辨识结论图表

复诊时间：2024年9月29日

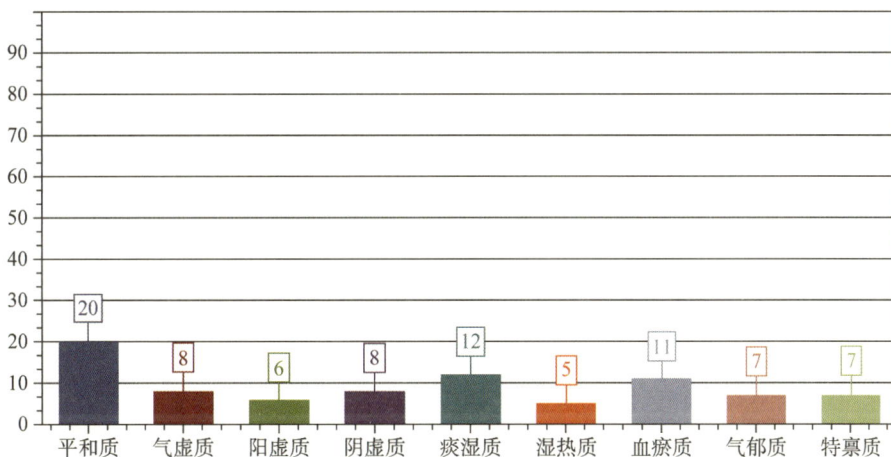

表 3-37-5　复查舌象结论

舌色	局部特征		苔色	苔质				舌形			
	边尖红	瘀点瘀斑		厚薄	腻	腐	苔剥	胖瘦	齿痕	点刺	裂纹
舌淡红	无	无	苔黄	厚	有	无	无	适中	有	无	无

表 3-37-6　复查脉象结论

	脉位	脉率（次/分）	脉节律	脉力	紧张度	流利度	脉名
右手关部	中	93	不齐	无力	弦	无滑、涩特征	脉虚弦促

九、疗效反馈

调理至今：便秘较前缓解，目前便秘缓解，排便通畅；黑眼圈和面部色斑淡化；精气神提升，情绪好转，免疫力提高；睡眠质量提高，睡眠时间可有 2-4 小时；头部沉重感消失，饭后无困倦感；自觉手臂脂肪瘤变小；监测血糖指标保持在正常范围，血糖稳定。

反馈视频二维码

十、体会

该患者阴虚质明显，而阴虚则易阳亢于上，故感头部沉重，情绪不佳；阴虚则阴不制阳，阴阳不相交，扰动心神，心神不安，故睡眠障碍，且长期情绪不佳可加重失眠；"血为气之母"，阴血亏虚则气的产生较少，故气的推动无力；阴虚则易内生虚热，热邪炽盛，煎熬津液，肠道失于濡养，故便秘难解、便秘等；"气为血之帅"，气虚则气不行血，故血脉不通，日久血液凝滞，生成瘀血，瘀血日久又易患包块、面部褐斑，甚至肿瘤。人体各种机能活动均依赖气血的运行而维持。在病理状态下，各种内外因可致气血运行失常，日久气滞血凝，随瘀滞部位不同而形成各种肿瘤。《明医指掌》指出："若人之气循环周流，脉络清顺流通，焉有癌瘤之患也。"说明肿瘤的生成与脉络不通有关。《仁斋直指方》中曰："癌者……男则多发于腹，女则多发于乳。"且患者存在高血压、糖尿病以及乳腺癌术后等慢病病史，故想要改善患者体质是一个长期的过程。

在调理上宜滋阴清热、活血化瘀，故使用阴虚体质膏方和血瘀体质膏方能有效缓解患者由阴虚所致的失眠、便秘，以及由血瘀导致的面部色斑、脂肪瘤等，长期坚持体质调理，效果更佳。

案例 38
痰湿质兼血瘀质

（**肩周炎，肤色偏暗，性情急躁易怒**）

姓名：严某　　性别：女　　年龄：66 岁　　初诊时间：2023 年 12 月 23 日

一、主诉：肩颈酸痛数月。

二、**病史资料**：患者肩颈酸痛，活动不利，颈椎疼痛，穿衣裤时疼痛难忍；肤色偏暗；咽喉异物感，喉间有痰；脾胃功能较差，不能饮凉水；有时性情急躁易怒，遇事明显；舌淡红，舌体胖大，苔黄白厚腻，舌下静脉紫暗、增粗，脉缓弦。

三、**西医诊断**：肩周炎，滑膜炎，中耳炎，焦虑症。

四、**体质辨识报告**

表 3-38-1　体质辨识结论图表

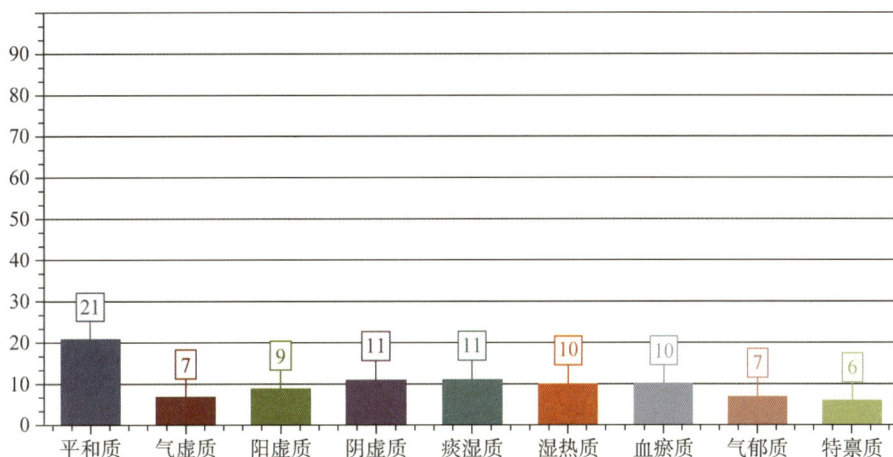

表 3-38-2　舌象结论

舌色	局部特征		苔色	苔质				舌形			
	边尖红	瘀点瘀斑		厚薄	腻	腐	苔剥	胖瘦	齿痕	点刺	裂纹
舌淡红	无	无	苔黄白相兼	厚	有	无	无	胖	无	无	无

表 3-38-3　脉象结论

| | 脉位 | 脉率（次/分） | 脉节律 | 脉力 | 紧张度 | 流利度 | 脉名 |
| 右手关部 | 中 | 66 | 齐 | 中 | 弦 | 无滑、涩特征 | 脉缓弦 |

五、**体质报告结论**：痰湿质兼阴虚质（根据患者症状及诊断考虑调理痰湿质和血瘀质）。

六、**体质分析**

痰湿质：该患者肩颈部酸痛，活动不利，穿衣裤疼痛难忍；咽喉异物感，喉间有痰；有滑膜炎、中耳炎病史，舌体胖大，苔白厚腻，脉缓弦。通过患者症状分析及诊断，考虑为痰湿质。

血瘀质：该患者颈椎疼痛，肤色偏暗；舌下静脉紫暗、增粗，脉缓弦。通过患者症状分析及诊断，考虑为血瘀质。

七、调体方案

早空腹：痰湿质膏方。

晚睡前：血瘀质膏方。

一次1袋（18g），一日两次，3个月为一周期。

{饮食禁忌}痰湿体质的人宜少食甜的、油腻、肥甘厚味等容易助湿生痰的食物，如高糖饮料、饴糖、李子、石榴、大枣、枇杷、肥肉等；血瘀体质的人宜少食生冷、寒凉、酸涩等容易凝滞血脉的食物，如冷饮、冰冻食品、荸荠、冬瓜、绿豆、梨子、柿子、田螺、螺蛳等。

{个体化调养建议}起居有常，温暖舒适，加强户外运动锻炼，配合太极站桩；保持情绪舒畅，心情愉悦，心境平和，配合足三里、丰隆、血海、太冲等穴位艾灸理疗。

八、复诊

该患者体质倾向于痰湿质及阴虚质，但根据患者症状及诊断，考虑调理痰湿质和血瘀质。通过1年的体质调理，患者症状较前好转。患者定期复查体质，最近一次复查提示基本为平和质，仍倾向于痰湿质和阴虚质，痰湿质、血瘀质数值较前略下降。

表3-38-4 复查体质辨识结论图表

复诊时间：2024年12月25日

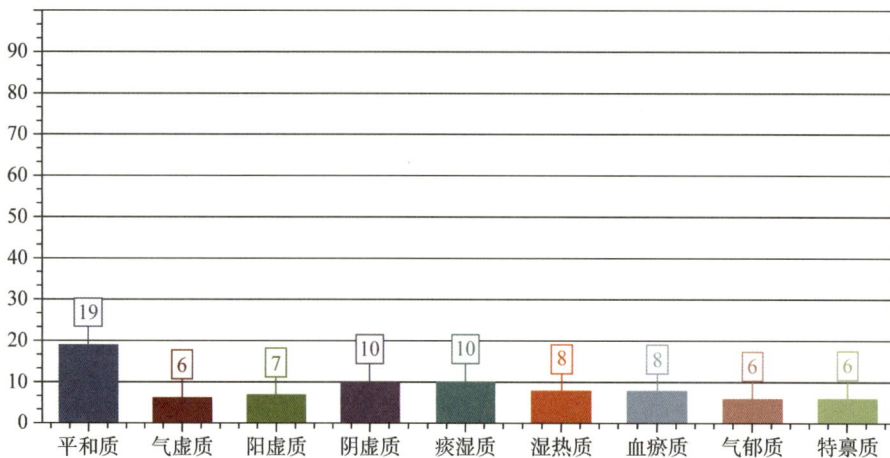

表 3-38-5　复查舌象结论

舌色	局部特征		苔色	苔质				舌形			
	边尖红	瘀点瘀斑		厚薄	腻	腐	苔剥	胖瘦	齿痕	点刺	裂纹
舌淡红	无	无	苔黄白相兼	厚	有	无	无	胖	无	无	无

表 3-38-6　复查脉象结论

	脉位	脉率（次/分）	脉节律	脉力	紧张度	流利度	脉名
右手关部	中	70	齐	中	弦	无滑、涩特征	脉缓弦

九、疗效反馈

调理 3 个月：患者自觉皮肤变好，面色较前红润。

坚持调理：自觉精气神较前好转，面色红润；咽喉异物感较前改善，喉间有痰较前减少；脾胃功能较前明显改善；肩颈酸软疼痛较前明显减轻，颈椎疼痛较前减轻；性格较前平和，不易烦躁。

反馈视频二维码

十、体会

肩周炎属于中医"痹证"范畴，其病机主要与体虚、劳损、风寒湿邪侵袭肩部等因素有关，导致肩部经络阻滞不通或失养，气血不利，不通则痛。《黄帝内经》中《素问·痹论》所述"风寒湿三气杂至，合而为痹"，指出肌肉、筋骨、关节发生疼痛、麻木等症状，统称为痹。《黄帝内经》所言，"七七肾气衰"，人到50 岁左右，肝肾精气开始衰退，筋脉得不到充分滋养，日久筋脉拘急。或长期劳作过度或外伤，会损及筋脉，导致气滞血瘀，肩部脉络气血不利。湿性黏滞、重浊，痰湿蕴结，日久留滞于筋骨之间，亦可导致颈椎疼痛、肩部酸痛、活动不利等。患者为老年女性，脏腑功能逐渐减弱，脾胃虚弱，脾失运化，故胃肠功能差；舌体胖大、苔白腻为痰湿蕴结之象。在调理上宜健脾燥湿化痰、活血化瘀通络，长期使用痰湿体质膏方和血瘀体质膏方能有效缓解患者症状。通过 1 年的体质调理，配合运动、饮食调养以及情志调摄，患者身体状态良好、情绪平和。

案例 39
血瘀质兼阴虚质

（睡眠障碍，腰背疼痛，全身乏力，老年斑，高脂血症）

姓名：杨某某　　　性别：女　　　年龄：71 岁　　　初诊时间：2021 年 9 月 3 日

一、主诉： 失眠、腰背疼痛 2 年余。

二、病史资料： 患者 2 年余来睡眠障碍，入睡困难，易醒，夜尿 4-5 次；腰部疼痛，背痛，背心发冷；心慌、汗多，活动后明显，晨起口干喜饮，夜间手足心热、乏力，手心皮肤色红；平素易感冒，偶有发痧、头昏胀；双上肢乏力，抬不起来；全身无力，身体困重；面部及手部可见褐色老年斑；舌暗红，舌体胖大，舌边有齿痕，舌中有裂纹，苔黄厚腻，舌下静脉紫暗，脉弦数。

三、西医诊断： 睡眠障碍，腰椎病，高脂血症。

四、体质辨识报告

表 3-39-1　体质辨识结论图表

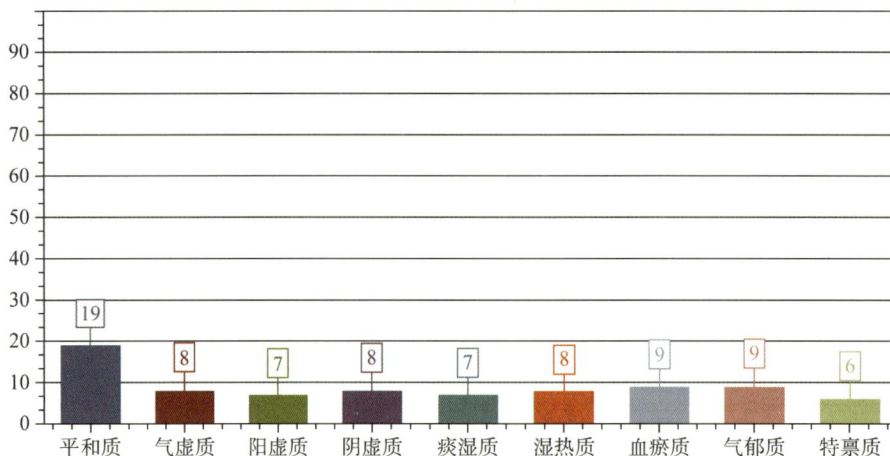

表 3-39-2　舌象结论

舌色	局部特征		苔色	苔质				舌形			
	边尖红	瘀点瘀斑		厚薄	腻	腐	苔剥	胖瘦	齿痕	点刺	裂纹
舌暗红	无	无	苔黄	厚	有	无	无	胖	有	无	有

表 3-39-3 脉象结论

	脉位	脉率 （次/分）	脉节律	脉力	紧张度	流利度	脉名
右手关部	中	93	齐	中	弦	无滑、涩特征	脉弦而数

五、体质报告结论：血瘀质兼气郁质（根据患者当前症状考虑从血瘀质和阴虚质开始调理）。

六、体质分析

血瘀质：该患者腰部疼痛，背痛，背心发冷；面部及手部可见褐色老年斑；有腰椎病、高脂血症病史，舌暗红，舌下静脉紫暗，脉弦数。通过患者症状分析及诊断，考虑为血瘀质。

阴虚质：该患者睡眠障碍，入睡困难，易醒，心慌、汗多，活动后明显；晨起口干喜饮，夜间手足心热，手心皮肤色红。通过患者症状分析及诊断，考虑为阴虚质。

七、调体方案

早空腹：血瘀质膏方。

晚睡前：阴虚质膏方。

一次1袋（18g），一日两次，3个月为一周期。

{饮食禁忌}血瘀体质的人宜少食生冷、寒凉、酸涩等容易凝滞血脉的食物，如冷饮、冰冻食品、荸荠、冬瓜、绿豆、梨子、柿子、田螺、螺蛳等；阴虚体质的人宜少食油腻、辛辣、性味温热等易损伤人体阴液的食物，如油炸物、辣椒、花椒、韭菜、桂圆、荔枝、羊肉等。

{个体化调养建议}起居有常，注意避暑、避寒；加强户外运动；保持心情愉悦，心境平和，配合穴位按摩调理。

八、复诊

该患者体质倾向于血瘀质和气郁质，但根据患者当前困扰的症状考虑调理血瘀质和阴虚质；通过3年多的体质调理，症状较前好转，最近一次复查体质，仍倾向于血瘀质和阴虚质，体质变化不明显。

表 3-39-4   复查体质辨识结论图表

复诊时间：2024 年 12 月 5 日

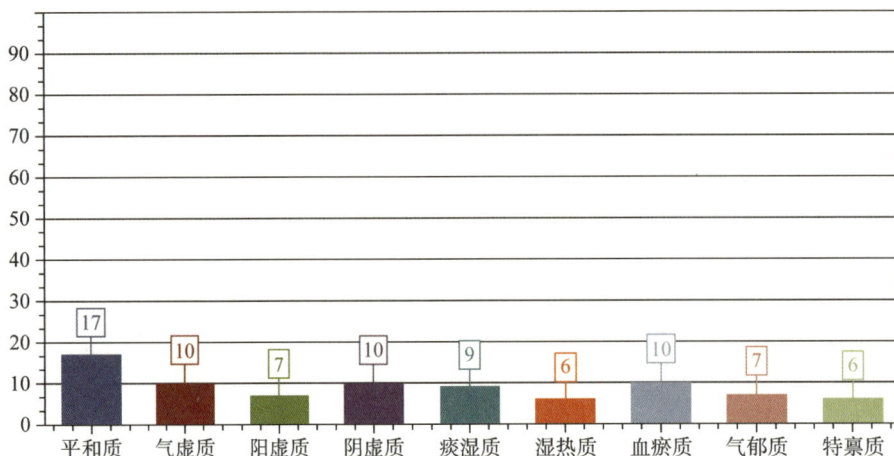

表 3-39-5   复查舌象结论

舌色	局部特征		苔色	苔质				舌形			
	边尖红	瘀点瘀斑		厚薄	腻	腐	苔剥	胖瘦	齿痕	点刺	裂纹
舌淡红	无	无	苔黄	厚	有	无	无	胖	无	无	无

表 3-39-6   复查脉象结论

	脉位	脉率（次/分）	脉节律	脉力	紧张度	流利度	脉名
右手关部	中	75	齐	有力	弦	无滑、涩特征	脉弦

九、疗效反馈

2021 年 9 月调理 1 周：自觉皮肤改善、面色好；睡眠质量有所提升。精神状态明显改善。

后因照顾生病老伴中断调理，老伴去世后身心受创，伤心过度，气血两亏，于 2023 年 8 月 8 日重新辨识体质后开始调理。

反馈视频二维码

坚持调理至今：皮肤状态改善，面部斑点淡化；背痛较前好转，无背心发冷感；心慌好转；手心发红、五心烦热较前改善；手能抬起来、活动自如，无乏力感；起夜次数减少，现最多 1–2 次；腰背疼痛情况改善。

十、体会

该患者血瘀质和阴虚质明显，症状突出，故调理上宜活血化瘀、滋阴清热，故使用血瘀体质膏方和阴虚体质膏方能改善患者睡眠障碍、口干、腰背疼痛、面部色斑等症状；但患者调理期间因家中意外停服很长时间，故效果不显；最后调理好自身情绪后更加重视自身身体情况，故继续调理体质，患者再次辨识体质较前有所反复，通过长期的体质调理，患者身体症状较前有所缓解；正如《素问·举痛论》中曰"余知百病生于气也，怒则气上，喜则气缓，悲则气消，恐则气下，寒则气收，灵则气泄，惊则气乱，劳则气耗，思则气结。"强调了气机失调在疾病发生中的重要作用，提示在日常生活中要注意调节情志，避免过度刺激，保持气机的平和，以预防疾病的发生。所以更体现了调理体质是一个长期坚持的过程，只有长期坚持使用体质膏方，配合食养、药膳、运动以及情志上的调理，定期复诊体质，及时调整方案，方能取得更好的效果。

案例 40
湿热质兼血瘀质

（糖尿病，免疫力低下，易上火）

姓名：杨某　　性别：男　　年龄：70 岁　　初诊时间：2021 年 7 月 23 日

一、主诉：血糖控制差 1 年。

二、病史资料：患者平素血糖控制差，空腹 12.8 mmol/L，餐后血糖最高可达 28.2 mmol/L，口服"二甲双胍片"后自觉全身乏力；头昏沉，头顶紧束感；平素易上火，饮酒后易牙龈红肿热痛，甚至牵扯左侧太阳穴疼痛以及左侧面部疼痛，呈热痛感；每月易反复发作口腔溃疡；易感冒，一年感冒多次；舌淡红，舌体胖大，边有齿痕，舌中有裂纹，苔黄白厚腻，脉弦结，按之无力。

三、西医诊断：糖尿病，肝囊肿，高胆固醇血症，免疫力低下。

四、体质辨识报告

表 3-40-1　体质辨识结论图表

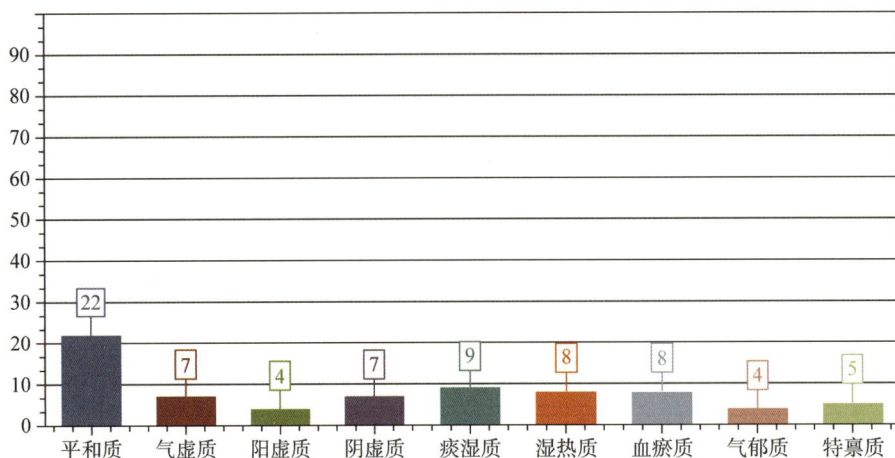

表 3-40-2　舌象结论

舌色	局部特征		苔色	苔质				舌形			
	边尖红	瘀点瘀斑		厚薄	腻	腐	苔剥	胖瘦	齿痕	点刺	裂纹
舌淡红	无	无	苔黄白相兼	厚	有	无	无	胖	有	无	有

表 3-40-3　脉象结论

	脉位	脉率（次/分）	脉节律	脉力	紧张度	流利度	脉名
右手关部	中	63	不齐	无力	弦	无滑、涩特征	脉虚弦结

五、体质报告结论：痰湿质兼血瘀质（根据患者症状以及诊断考虑优先调理湿热质和血瘀质）。

六、体质分析

湿热质：该患者平素血糖控制差；头昏沉，头顶紧束感；平素易上火，饮酒后易牙龈红肿热痛，甚至牵扯左侧太阳穴疼痛以及左侧面部疼痛，呈热痛感；每月反复发作口腔溃疡；既往患者有糖尿病、高胆固醇血症病史；舌体胖大，边有齿痕，舌中有裂纹，苔黄白厚腻，脉弦结，按之无力。通过患者症状分析及诊断，考虑患者为湿热质。

血瘀质：该患者有左侧面部及太阳穴疼痛，既往有肝囊肿病史。脉弦结，按之无力。结合患者舌脉象及诊断，考虑患者为血瘀质。

七、调体方案

早空腹：湿热质膏方。

晚睡前：血瘀质膏方。

一次 1 袋（18 g），一日两次，3 个月为一周期。

{饮食禁忌}湿热体质的人宜少食辛辣燥烈、大热大补、易助长人体湿热的食物，如烧烤、辣椒、生姜、大蒜、狗肉、羊肉、牛肉等温热之品；宜戒烟酒，烟酒容易助湿生热，是导致人体湿热质的重要原因。血瘀体质的人宜少食生冷、寒凉、酸涩等容易凝滞血脉的食物，如冷饮、冰冻食品、荸荠、冬瓜、绿豆、梨子、柿子、田螺、螺蛳等。

{个体化调养建议}起居有常，温暖舒适，注意避寒祛湿，加强户外运动调养，保持情绪舒畅，心情愉悦，配合足三里、膈俞、血海等穴位按摩调理。

八、复诊

该患者体质倾向于痰湿质和血瘀质，根据患者症状及诊断考虑调理湿热质和血瘀质。通过 3 年多的体质调理，且定期复查体质，调整调体方案，患者症状较前明显好转，血糖得到有效控制，最近一次复查体质提示倾向于阴虚质和湿热质。

表 3-40-4　复查体质辨识结论图表

复诊时间：2024 年 11 月 8 日

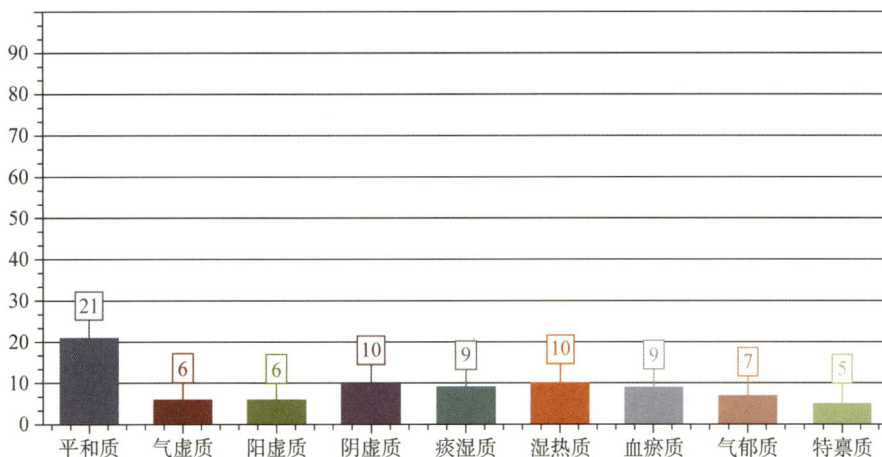

表 3-40-5　复查舌象结论

舌色	局部特征		苔色	苔质				舌形			
	边尖红	瘀点瘀斑		厚薄	腻	腐	苔剥	胖瘦	齿痕	点刺	裂纹
舌淡红	无	无	苔黄白相兼	厚	有	无	无	胖	有	无	无

表 3-40-6 复查脉象结论

	脉位	脉率（次/分）	脉节律	脉力	紧张度	流利度	脉名
右手关部	中	66	齐	中	无弦、紧特征	无滑、涩特征	脉缓

九、疗效反馈

坚持调理： 调理后目前血糖稳定，空腹血糖保持在 5-6 mmol/L，且在不口服降糖药的情况下，血糖控制在正常范围。头昏沉较前好转；口腔溃疡现基本消失；易上火较前明显好转，未在出现饮酒后牙龈红肿热痛、左侧太阳穴以及左侧面部疼痛；免疫力提高，感冒次数明显减少，轻微感冒症状，饮用热水即可缓解。

反馈视频二维码

十、体会

糖尿病在中医学中称为"消渴"，《素问·奇病论》载"此人必数食甘美而多肥也……故其气上溢，转为消渴。"消渴之为病，不论何种原因，不论在何病位，皆由热火内盛，怫郁结滞，耗伤阴津，导致津液亏损所致。该患者辨识体质后虽倾向于痰湿质和血瘀质，但根据患者症状、诊断及体质报告结果考虑调理湿热质和血瘀质。患者辨识体质时属于长夏季节，湿邪是主要的致病因素，长夏之季暑湿盛行，极易伤及人体阳气。湿为阴邪，易阻气机，损伤阳气，其性重浊黏滞。《素问·生气通天论》曰："因于湿，首如裹。"即说明此时由于天气多雨，气候潮湿，或涉水淋雨、久处湿地、居处潮湿而引起湿邪袭人，常伴头重如裹、身体疲惫、四肢酸楚、肌肤不仁等症状。或由脾阳虚弱，湿困于脾，机体运化无权，致水停湿聚，出现《素问·六元正纪大论》所说的："湿胜则濡泄，甚则水闭胕肿。"结合患者舌象，更应注重对湿热体质的调理。

在消渴的病机中，阴虚是导致燥热的根源，在阴虚的基础上，燥热使本已亏虚的津液更加亏虚，而津血同源互化，津液不足，进而发展为血瘀。唐容川在《血证论》中云："瘀血在里则渴，所以然者，血与气本不相离，内有瘀血，故气不得通，不能载水津上升，是以为渴。"所以在调理阴虚上需加活血化瘀；而患者平素易上火，湿热内盛，火热上炎，导致牙龈肿痛等；湿邪致病特点中湿性重浊，故出现头昏沉等。在体质调理上需清热利湿、活血化瘀，使用湿热体质膏方和血瘀体质膏方能有效缓解症状，控制血糖，减少降糖药的使用。

案例 41
痰湿质兼血瘀质

（慢性胃肠炎，脂肪肝，下肢水肿，疲劳乏力）

姓名：张某某　　性别：女　　年龄：72 岁　　初诊时间：2020 年 10 月 19 日

一、主诉： 大便不成形半年余。

二、病史资料： 患者大便不成形，排泄不畅、黏滞不爽、粘马桶；胃肠功能差，稍有疲劳乏力；皮肤色斑明显，平素急躁易怒；下肢浮肿，怕冷；睡觉打鼾；舌淡红，舌体胖大，苔黄白厚腻，脉弦。

三、西医诊断： 慢性胃肠炎，脂肪肝，胆结石。

四、体质辨识报告

表 3-41-1 体质辨识结论图表

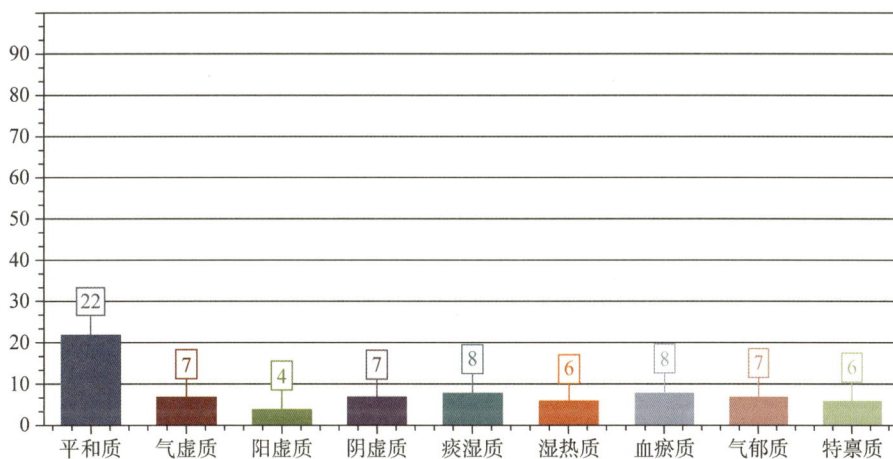

表 3-41-2 舌象结论

舌色	局部特征		苔色	苔质				舌形			
	边尖红	瘀点瘀斑		厚薄	腻	腐	苔剥	胖瘦	齿痕	点刺	裂纹
舌淡红	无	无	苔黄白相兼	厚	有	无	无	胖	无	无	无

表 3-41-3 脉象结论

	脉位	脉率（次/分）	脉节律	脉力	紧张度	流利度	脉名
左手关部	中	79	齐	有力	弦	无滑、涩特征	脉弦

五、体质报告结论：痰湿质兼血瘀质。

六、体质分析

痰湿质：该患者大便不成形，排泄不畅、黏滞不爽、粘马桶；胃肠功能差，稍有疲劳乏力；下肢水肿，睡觉打鼾；有脂肪肝病史，舌体胖大，苔黄白厚腻，脉弦。通过患者症状分析及诊断，考虑为痰湿质。

血瘀质：该患者皮肤色斑明显，平素急躁易怒；既往有胆结石病史，脉弦。通过患者症状分析及诊断，考虑为血瘀质。

七、调体方案

早空腹：痰湿质膏方。

晚睡前：血瘀质膏方。

一次1袋（18g），一日两次，3个月为一周期。

{饮食禁忌}痰湿体质的人宜少食甜的、油腻、肥甘厚味等容易助湿生痰的食物，如高糖饮料、饴糖、李子、石榴、大枣、枇杷、肥肉等；血瘀体质的人宜少食生冷、寒凉、酸涩等容易凝滞血脉的食物，如冷饮、冰冻食品、荸荠、冬瓜、绿豆、梨子、柿子、田螺、螺蛳等。

{个体化调养建议}起居有常，温暖舒适，加强户外运动调养，配合太极站桩；保持情绪舒畅，心情愉悦，配合丰隆、血海、太冲、期门、足三里等穴位艾灸调理。

八、复诊

该患者体质倾向于痰湿质和血瘀质，通过近4年的体质调理，症状较前好转。患者定期复查体质，最近一次复查提示仍倾向于痰湿质，虽体质较前略反复，但症状较前明显改善。

表3-41-4 复查体质辨识结论图表

复诊时间：2024年8月8日

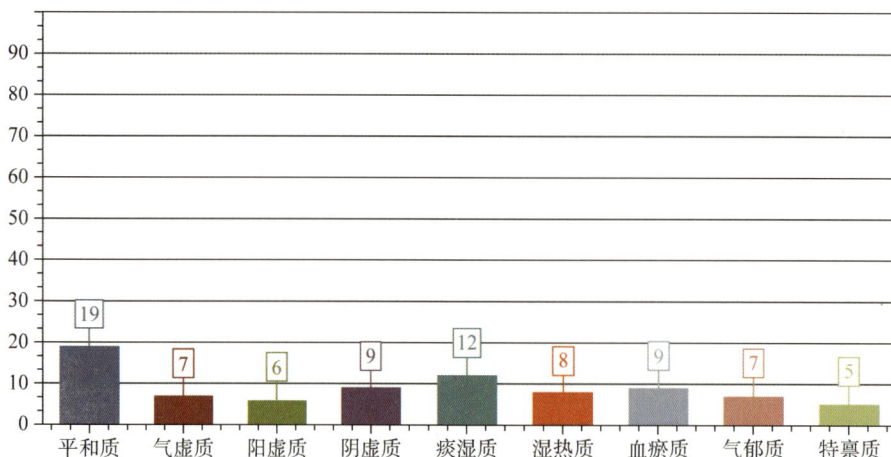

表 3-41-5 复查舌象结论

舌色	局部特征		苔色	苔质				舌形			
	边尖红	瘀点瘀斑		厚薄	腻	腐	苔剥	胖瘦	齿痕	点刺	裂纹
舌淡紫	无	无	苔黄	厚	有	无	无	胖	无	无	无

表 3-41-6 复查脉象结论

	脉位	脉率（次／分）	脉节律	脉力	紧张度	流利度	脉名
右手关部	中	79	不齐	中	弦	无滑、涩特征	脉结弦

九、疗效反馈

坚持调理：患者自觉疲乏缓解，精神状态在同龄人中更佳，身体素质比同龄人好，全身有劲；怕冷情况好转；下肢水肿较前明显好转；肠胃功能提升，现大便排便顺畅、成形。

反馈视频二维码

十、体会

该患者以大便不成形为主症，考虑为老年女性，病程长，素体虚弱，脏腑功能逐渐减退，脾胃虚弱。《景岳全书》中指出："泄泻之本，无不由于脾胃……若饮食不节，起居不时，以致脾胃受伤，则水反为湿，谷反为滞，精华之气不能输化，乃至合污下降而泄痢作矣。"不仅说明了脾胃受伤是泄泻的根本原因，还详细描述了脾虚湿盛导致泄泻的具体病机，即脾胃受伤后，水湿不化，谷滞不消，精华之气不能输化，反而与湿浊合污下降，导致泄泻。而水湿内停日久，聚湿成痰，导致痰湿壅盛，湿性重浊，困遏肢体，故疲劳乏力；而湿性黏滞，湿邪易袭阴位，留滞肠道则大便不成形、黏滞不爽、粘马桶等。患者平素情绪急躁易怒，郁怒伤肝，日久气滞血瘀，在《血证论》谓："气结则血凝。"气滞、血瘀互为因果，气滞导致血瘀，血瘀又加重气滞。在调理上宜健脾燥湿化痰、行气活血化瘀，故长期使用痰湿体质膏方和血瘀体质膏方能有效缓解患者症状。通过4年的体质调理，患者身体症状较前明显好转，精力充沛，充分体现了体质调理"长效第一"的宗旨。

广东省案例

案例 42
气郁质兼阴虚质

（荨麻疹，睡眠障碍，胃肠功能差，急躁易怒）

姓名：张某某   性别：女   年龄：72 岁   初诊时间：2022 年 6 月 25 日

一、主诉：荨麻疹 30 年，失眠 1 年余。

二、病史资料：患者荨麻疹 30 年，表现为眼睛瘙痒、红肿，面部浮肿，全身皮疹，春季以及季节气候变化时易发作，使用多种药物治疗均无法根治；近 1 年余患者睡眠障碍，睡眠时间仅 4-5 小时，眠浅，多梦；胃肠功能差，经常胃痛、腹泻，大便色黑；性情急躁易怒，面色晦暗，肤色偏黑，眼睛干痒，关节冷痛，偶有手脚发凉；身体状态极差，需长期服用药物治疗。舌淡红，舌体胖大，苔黄白厚腻，脉弦迟。

三、西医诊断：荨麻疹，肺结节，慢阻肺，胃溃疡，直肠炎，肠息肉，睡眠障碍，子宫切除（1994 年），乳腺纤维瘤（50 年），腰椎手术（2019 年），阑尾切除术后（40 年）。

四、体质辨识报告

表 3-42-1 体质辨识结论图表

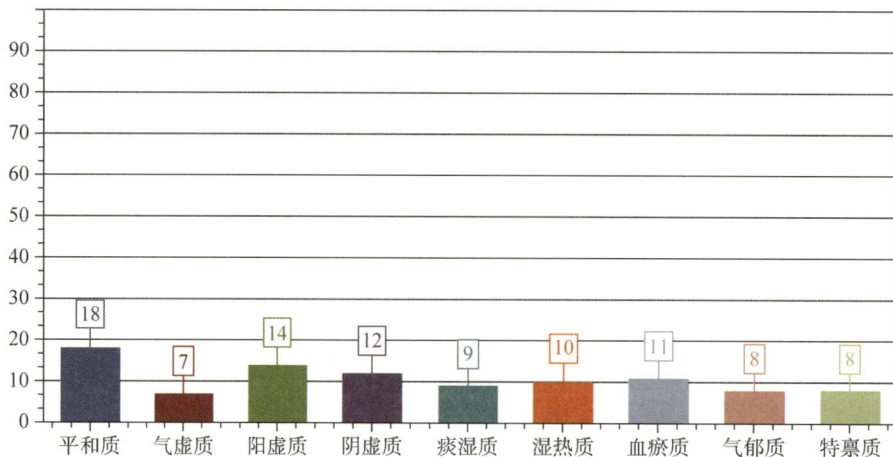

表 3-42-2 舌象结论

舌色	局部特征		苔色	苔质				舌形			
	边尖红	瘀点瘀斑		厚薄	腻	腐	苔剥	胖瘦	齿痕	点刺	裂纹
舌淡红	无	无	苔黄白相兼	厚	有	无	无	胖	无	无	无

表 3-42-3 脉象结论

	脉位	脉率（次/分）	脉节律	脉力	紧张度	流利度	脉名
右手关部	中	59	齐	中	弦	无滑、涩特征	脉迟而弦

五、体质报告结论：阳虚质兼阴虚质（根据患者症状及诊断考虑调理气郁质和阴虚质）。

六、体质分析

气郁质：该患者性情急躁易怒，面色晦暗，肤色偏黑，既往有乳腺纤维瘤病史，脉弦迟。通过患者症状分析及诊断，考虑为气郁质。

阴虚质：该患者荨麻疹 30 年，表现为眼睛瘙痒、红肿；睡眠障碍，睡眠时间仅 4-5 小时，眠浅，多梦；面色晦暗，肤色偏黑，眼睛干痒。通过患者症状分析及诊断，考虑为阴虚质。

七、调体方案

早空腹：气郁质膏方。

晚睡前：阴虚质膏方。

一次 1 袋（18 g），一日两次，3 个月为一周期。

{饮食禁忌}气郁体质的人宜少食具有收敛酸涩之性等容易加重气郁表现的食物，如石榴、杨桃、柠檬、乌梅、酸枣等；阴虚体质的人宜少食油腻、辛辣、性味温热等易损伤人体阴液的食物，如油炸物、辣椒、花椒、韭菜、桂圆、荔枝、羊肉等。

{个体化调养建议}起居有常，温暖舒适，避免过度劳累，加强运动锻炼，配合太极站桩；保持情绪舒畅，心情愉悦，心境平和，配合足三里、太冲、三阴交、肝俞等穴位按摩调理。

八、复诊

该患者体质倾向于阴虚质及阳虚质，根据患者症状及诊断考虑调理气郁质和阴虚质，通过 2 年的体质调理，症状较前好转。患者定期复查体质，最近一次复查显示基本为平和质，倾向于血瘀质，阴虚质数值较前下降，平和质数值则保持不变。

表 3-42-4　复查体质辨识结论图表

复诊时间：2024 年 12 月 19 日

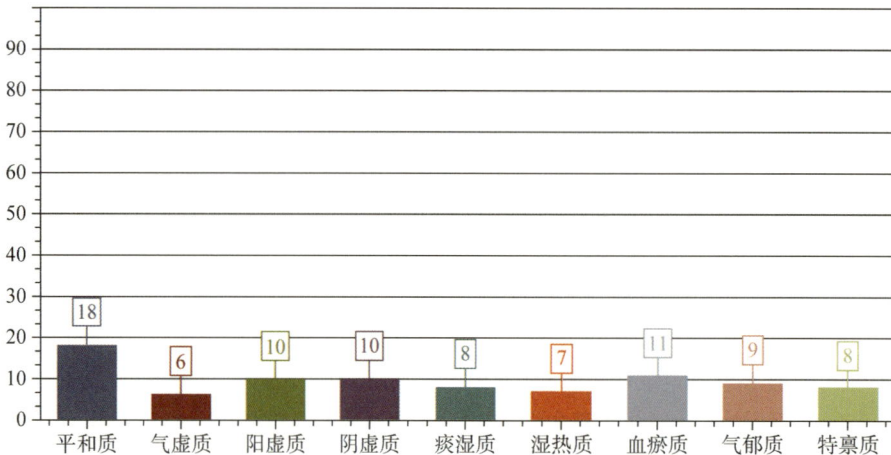

表 3-42-5　复查舌象结论

舌色	局部特征		苔色	苔质				舌形			
	边尖红	瘀点瘀斑		厚薄	腻	腐	苔剥	胖瘦	齿痕	点刺	裂纹
舌淡红	无	无	苔黄白相兼	厚	有	无	无	胖	有	无	无

表 3-42-6　复查脉象结论

	脉位	脉率（次/分）	脉节律	脉力	紧张度	流利度	脉名
右手关部	中	62	不齐	有力	弦	无滑、涩特征	脉结弦

九、疗效反馈

调理 2 个月后：睡眠质量提升，现在睡眠时间达 5~6 小时，梦多情况明显减少。

调理 2 个周期：整体身体状态明显改善，情绪明显好转，现心情舒畅；荨麻疹改善，近半年未再发作；眼痒、视物模糊较前有所缓解；气色、肤色改善，现面色较红润；手足冰凉好转；胃肠情况好转，现大便基本正常。

反馈视频二维码

十、体会

荨麻疹俗称"风疙瘩"。在中医上属于"瘾疹""风疹"范畴。《素问·四时刺逆从论》载："少阴有余，病皮痹隐疹"。其后《金匮要略》提到："风气相搏，风强则为瘾疹身体为痒"。《诸病源候论》也载："人皮肤虚为风邪所折则起瘾疹。"患者荨麻疹数十年，病程长，年老体虚，肝肾阴虚，导致体内阴液亏耗，阳气相对偏高，出现虚热证候，而这种阴阳失衡会导致皮肤失去正常的营养供应和滋润，变得干燥、敏感，易受外界刺激而引发荨麻疹；且阴虚则阴不制阳，阴阳不相交，扰动心神，导致心神不安，故出现睡眠障碍、梦多等症。《素问·举痛论》有云："余知百病生于气也。怒则气上，喜则气缓，悲则气消……劳则气耗，思则气结。"多种疾病的发生都是由于气机失调所致。患者平素性情急躁易怒，而中医有"大怒伤肝"之说，生气时肝气会逆乱，导致气机升降失调，从而导致多种疾病发生；而"肝开窍于目"，过度恼怒，损伤肝脏功能，日久导致肝血不足，目失所养，故出现眼睛干痒、视物模糊等症；肝主疏泄，负责调节情志，保持气机顺畅。当肝气郁结时，疏泄功能受阻，气机不畅，就容易出现急躁易怒的情绪，这种情绪状态会进一步影响睡眠，导致睡眠质量下降，出现失眠、多梦等症状。

在调理上宜疏肝解郁、滋阴清热、培补肝肾，使用阴虚体质膏方和气郁体质膏方。患者2年来，坚持体质调理，定期复诊，及时调整调体方案，因时制宜，配合饮食、运动调养以及情志调摄，症状较前明显好转、情绪稳定，保持以平和质为主的动态平衡状态。

案例 43
气郁质兼痰湿质

（心肌缺血，胸闷，口干，睡眠障碍，咳嗽痰多，便秘）

姓名：廖某某　　性别：女　　年龄：64 岁　　初诊时间：2022 年 8 月 11 日

一、主诉：胸闷、口干 1 年余。

二、病史资料：患者出现胸闷、口干 1 年余，因患有甲状腺结节而长期忧虑，上半身怕热，下半身怕冷；记忆力下降，偶尔咳嗽、痰多；睡眠障碍，膝关节酸痛，便秘难解，排便不畅，黏滞不爽。舌尖红，舌根苔黄腻，脉弦滑。

三、西医诊断：心肌缺血，慢性支气管炎，睡眠障碍，甲状腺结节，脂肪肝，肝囊肿，颈动脉狭窄。

四、体质辨识报告

表 3-43-1　体质辨识结论图表

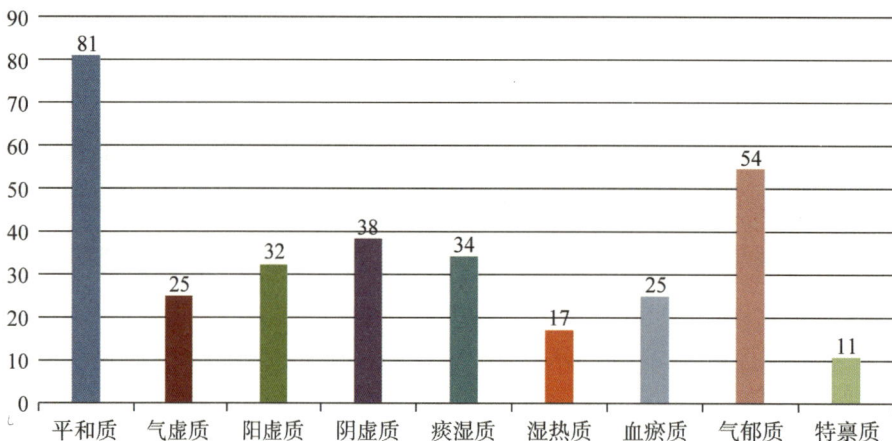

五、体质报告结论：气郁质兼阳虚质（根据患者症状及诊断考虑先调理气郁质和痰湿质）。

六、体质分析

气郁质：该患者因患有甲状腺结节而长期忧虑，上半身怕热，记忆力下降，舌尖红，脉弦。通过患者症状分析及诊断，考虑为气郁质。

痰湿质：该患者经常胸闷，偶有咳嗽、痰多，大便黏滞不爽，既往有脂肪肝、肝囊肿、甲状腺结节等病史，舌根苔黄腻，脉弦滑。通过患者症状分析及诊断，考虑为痰湿质。

七、调体方案

早空腹：痰湿质膏方。

晚睡前：气郁质膏方。

一次 1 袋（18 g），一日两次，3 个月为一周期。

{饮食禁忌}气郁体质的人宜少食具有收敛酸涩之性等容易加重气郁表现的食物，如石榴、杨桃、柠檬、乌梅、酸枣等；痰湿体质的人宜少食甜的、油腻、肥甘厚味等容易助湿生痰的食物，如高糖饮料、饴糖、李子、石榴、大枣、枇杷、肥肉等。

{个体化调养建议}起居有常，温暖舒适，注意保证有规律的睡眠，衣着宜柔软、透气、舒适，做中等量运动锻炼，"形劳而不倦"，保持情绪舒畅，心情愉悦，心境平和，配合单鞭站桩功调理。

八、复诊

该患者体质倾向于气郁质和阳虚质，但根据患者症状及诊断考虑调理气郁质和痰湿质。通过 2 年多的体质调理，症状较前好转。患者定期复查体质，最近一次复查提示基本为平和质，倾向于阳虚质，痰湿质、气郁质数值较前明显下降，平和质数值较前升高，整体体质向更好的平和质转变。

表 3-43-2　复查体质辨识结论图表

复诊时间：2024 年 10 月 10 日

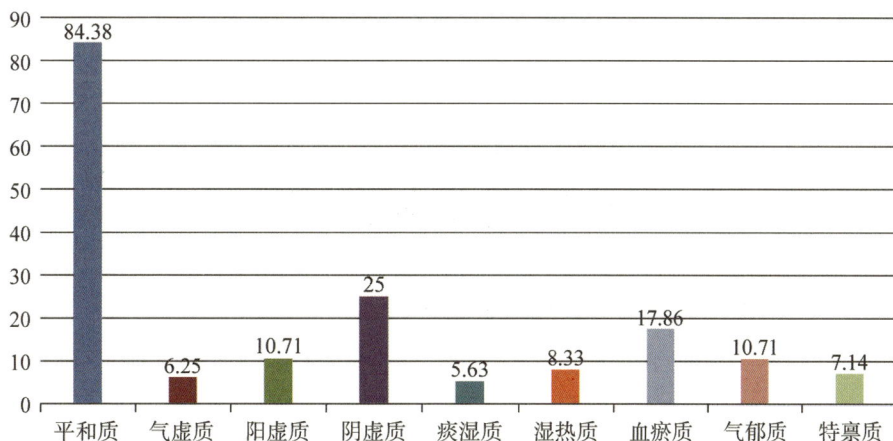

平和质	气虚质	阳虚质	阴虚质	痰湿质	湿热质	血瘀质	气郁质	特禀质
84.38	6.25	10.71	25	5.63	8.33	17.86	10.71	7.14

九、疗效反馈

坚持调理至今：精神状态好，现心情舒畅，睡眠基本正常，睡眠时间达 7 小时，有时有入睡困难，大便较前明显改善，大便成形，1天1次；胸闷、口干基本消失；咳嗽、痰多较前明显好转；现偶尔有腰、腿、膝关节不适；但仍存在甲状腺结节、肝囊肿、颈动脉硬化等病变风险。

十、体会

患者辨识后虽气郁质和阳虚质明显，但根据患者症状和诊断考虑调理气郁质和痰湿质，并结合患者当时调体时间正值夏季，湿邪明显，故调理患者痰湿质，其体现了《黄帝内经》"治未病"中的"未病先防，既病防变"的中医养生原则。中医认为，结节和囊肿的形成是体内气滞、血瘀、痰湿阻滞经络，影响脏腑气血运行的结果；结节和囊肿虽然表现为局部的肿块或结块，但根本原因却与全身的气血失衡、脏腑功能失调有密切关系。《素问·举痛论》曰："百病生于气也……"甲状腺结节的产生与情志不畅、气机郁滞有直接关系。如长期忧思不解、郁怒伤肝等，可导致肝气郁结。肝气郁结进而影响到脾脏运化功能，使得水谷精微不能正常输布全身，导致痰湿内生。痰湿与血瘀互结，阻滞于甲状腺部位，逐渐形成结节。在《灵枢·百病始生篇》也指出："瘀血留滞，气滞而成块。"痰湿和气郁均会影响患者睡眠，使其出现失眠。在调理上需理气疏肝解郁、健脾燥湿化痰，故使用气郁体质膏方和痰湿体质膏方能有效缓解气郁和痰湿所致症状。患者坚持体质调理2年多，并配合运动、饮食调养以及情志调摄，内外兼顾，症状得到明显改善，心境平和，身体状态良好。

案例 44
痰湿质兼血瘀质

（高血压，脂肪肝，疲乏，老年斑，烦躁易怒，夜尿多）

姓名：林某某   性别：女   年龄：81岁   初诊时间：2023年9月6日

一、主诉：高血压后易累、黑眼圈、老年斑增多2年余。

二、病史资料：患者因高血压经常易感疲乏，活动后明显；黑眼圈明显，面部老年斑增多，面色晦暗，面部易生痘、暗疮；形体肥胖，平素烦躁易怒，口干明显，夜尿多，起夜4次；舌红，苔黄，舌下静脉紫黑、怒张，脉弦涩。

三、西医诊断：高血压，脂肪肝，动脉硬化，焦虑。

四、体质辨识报告

表 3-44-1　体质辨识结论图表

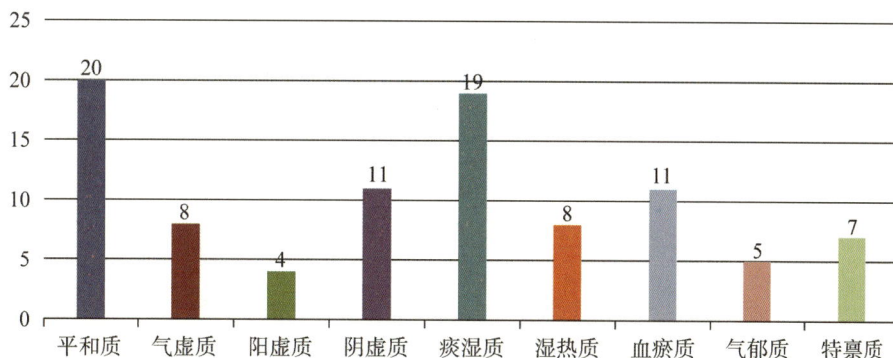

五、体质报告结论：痰湿质兼血瘀质。

六、体质分析

痰湿质：该患者因高血压经常易感疲乏，活动后明显；形体肥胖，面部易生痘；既往有高血压、脂肪肝病史。通过患者症状分析及诊断，考虑为痰湿质。

血瘀质：该患者黑眼圈明显，面部老年斑增多，面色晦暗，面部易生暗疮；既往有高血压、动脉硬化病史；舌下静脉紫黑、怒张，脉弦涩。通过患者症状分析及诊断，考虑为血瘀质。

七、调体方案

早空腹：痰湿质膏方。

晚睡前：血瘀质膏方。

一次1袋（18 g），一日两次，3个月为一周期

{饮食禁忌}血瘀体质的人宜少食生冷、寒凉、酸涩等容易凝滞血脉的食物，如冷饮、冰冻食品、荸荠、冬瓜、绿豆、梨子、柿子、田螺、螺蛳等；痰湿体质的人宜少食甜的、油腻、肥甘厚味等容易助湿生痰的食物，如高糖饮料、饴糖、李子、石榴、大枣、枇杷、肥肉等。

{个体化调养建议}起居有常，温暖舒适，注意尽量穿宽松的衣物，有利于汗液蒸发、祛除体内湿气，注意保暖、保持大便通畅，适量运动，"形劳而不倦"，保持情绪舒畅，心情愉悦，心境平和，配合站桩功——斜行站桩功调理。

八、复诊

该患者体质倾向于痰湿质及血瘀质，通过 1 年多的体质调理，患者症状好转。定期复查体质，最近一次显示体质倾向于痰湿质和血瘀质，痰湿质数值较前下降，但血瘀质无变化，平和质数值较前略升高。

表 3-44-2　复查体质辨识结论图表

复诊时间：2024 年 12 月 10 日

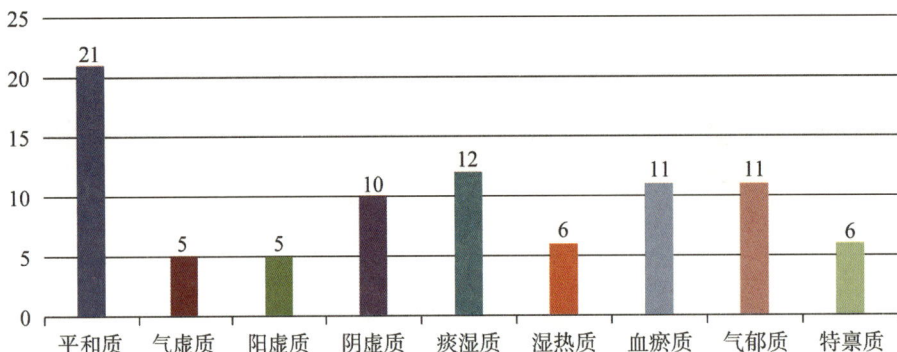

九、疗效反馈

2023 年调体情况： 调体效果感觉好，平和质数值较前提升。精神好，心情愉悦，面色较前红润有光泽，面部暗疮、氧化斑减少，舌下脉络怒张减轻，食欲好，二便及睡眠正常。

反馈视频二维码

2024 年调体情况： 平和质数值高，精神气色好，没有黑眼圈，面部老年斑块减少，舌下脉络紫暗较前明显变浅，现几乎完全正常；起夜次数减少至 2 次。急躁易怒的性情较前明显改变，目前心情愉悦，心境平和，家庭生活也更加和谐。

十、体会

该患者辨识后痰湿质和血瘀质明显，主要以高血压后易累、黑眼圈、老年斑增多为主症，患者年老体虚，各脏腑功能减退，气血生化之源不足，患者病程长，久病必瘀，正如叶天士在《临证指南医案》中提到："凡经主气，络主血，久病血瘀"。患者情绪烦躁易怒，在《素问·至真要大论》中曰："诸风掉眩，皆属于肝"。肝主疏泄，调理气机，如果肝失疏泄，气血运行就会受阻，形成血瘀，进而导致血压升高。血瘀导致气血运行不畅，脉络不通，日久可形成斑、包块、结节、增生，甚至肿瘤等，所以该患者出现面部晦暗、老年斑增多、黑眼圈明显等表现，舌下静脉紫黑、怒张，脉弦涩为血瘀阻滞之象。患者脏腑功能减退，"脾生痰之源"，则脾胃虚弱，脾失运化，水液代谢失常，日久水湿内停，聚湿成痰，导致痰湿壅盛，湿邪重浊，困厄肢体，故疲倦易累、形体肥胖等；肝主疏泄，痰湿蕴结于肝脏，会阻碍肝气疏泄，导致肝脏代谢产生的废弃物堵在里面，日久形成脂肪肝。在调理上需健脾燥湿化痰、活血化瘀通络，使用痰湿体质膏方和血瘀体质膏方能有效缓解患者症状。而长期坚持调体不仅能缓解患者症状，还能有效控制慢性病，同时需配合饮食、运动调养以及情志调摄，内外兼顾，定能取得令人满意的效果。

案例 45
痰湿质兼血瘀质

（心脏病，高血压，睡眠障碍，严重便秘，心慌，下肢乏力）

姓名：林某某　　性别：女　　年龄：81 岁　　初诊时间：2022 年 3 月 26 日

一、主诉：心慌、下肢乏力、睡眠障碍 2 年余。

二、病史资料：患者出现心慌 2 年余，下肢乏力，睡眠障碍，入睡困难；疲劳乏力，偶有心前区疼痛，以绞痛为主；平素性情烦躁易怒，血压控制不佳；皮肤油脂增多，氧化斑增多；面颈部可扪及较多皮下脂肪瘤；口苦，汗多；便秘，大便难解。舌红，苔紫黑腻，舌下脉络绛紫、增粗，脉细涩。

三、西医诊断：心脏病，心动过缓，高血压，睡眠障碍，动脉硬化，高脂血症，脂肪肝，骨质疏松，下肢静脉曲张，严重便秘。

四、体质辨识报告

表 3-45-1　体质辨识结论图表

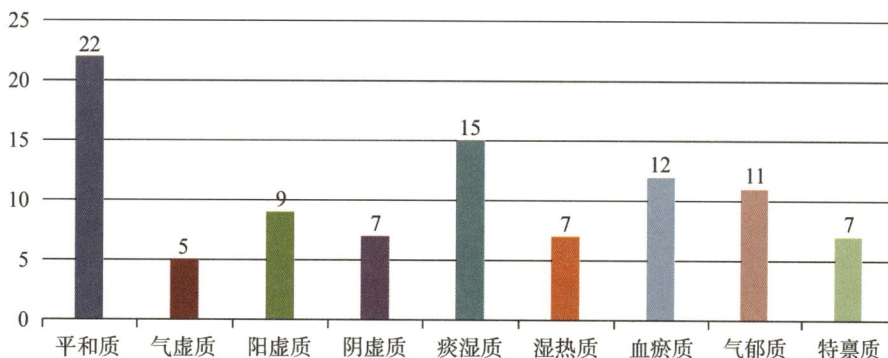

五、体质报告结论：痰湿质兼血瘀质。

六、体质分析

痰湿质：该患者近 2 年出现心慌，下肢乏力，疲劳乏力，皮肤油脂增多，汗多；既往有高脂血症、脂肪肝病史，苔腻，脉细。通过患者症状分析及诊断，考虑为痰湿质。

血瘀质：该患者偶有心前区疼痛，以绞痛为主；平素性情烦躁易怒，血压控制不佳；氧化斑增多；面颈部可扪及较多皮下脂肪瘤；既往有心脏病、心动过缓、高血压、动脉硬化、下肢静脉曲张等病史，舌下脉络绛紫、增粗，脉细涩。通过患者症状分析及诊断，考虑为血瘀质。

七、调体方案

早空腹：痰湿质膏方。

晚睡前：血瘀质膏方。

一次 1 袋（18 g），一日两次，3 个月为一周期。

{**饮食禁忌**}痰湿体质的人宜少食甜的、油腻、肥甘厚味等容易助湿生痰的食物，如高糖饮料、饴糖、李子、石榴、大枣、枇杷、肥肉等；血瘀体质的人宜少食生冷、寒凉、酸涩等容易凝滞血脉的食物，如冷饮、冰冻食品、荸荠、冬瓜、绿豆、梨子、柿子、田螺、螺蛳等。

{**个体化调养建议**}起居有常，温暖舒适，注意保持大便通畅，避免久坐、看电视等，加强户外运动锻炼，保持情绪舒畅，心情愉悦，心境平和，配合站桩功（斜行站桩功）调理。

八、复诊

该患者体质倾向于痰湿质和血瘀质，通过 3 年多的体质调理，症状较前好转。患者定期复查体质，最近一次复查提示基本为平和质，倾向于血瘀质。

表 3-45-2　复查体质辨识结论图表

复诊时间：2024 年 9 月 10 日

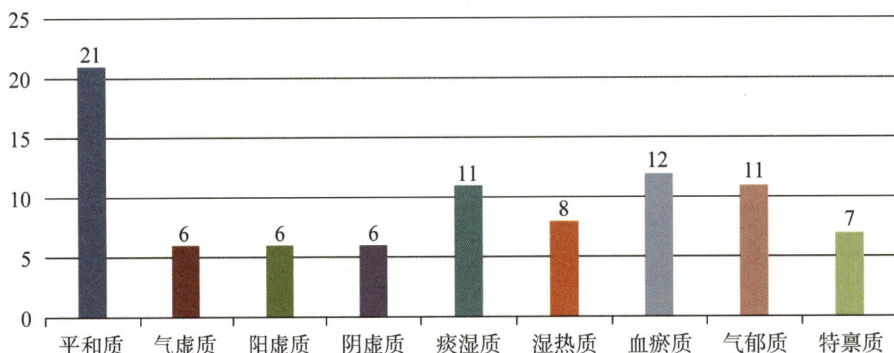

九、疗效反馈

坚持调理：精气神很好，面色较红润，目前心情愉快；既往舌下静脉紫黑怒张，现舌下脉络干净无怒张；睡眠较前改善，现易入睡，睡眠时间达 6–7 小时，睡眠质量提升；下肢无力改善，现走路有劲；心脏会有心绞痛、心慌，现在症状基本缓解；胃肠功能改善，现在大便顺畅正常；面颈部皮下脂肪瘤较前明显减少，皮肤较前光滑；血压服药控制稳定，无并发症发生。

反馈视频二维码

十、体会

该患者痰湿质和血瘀质明显，考虑其为高龄女性，年老体弱，各脏腑功能逐渐减退，气血生化之源不足，加之有多年的基础疾病，如心脏病、高血压、动脉硬化等，久病必瘀，正如《素问·痹症》中提到"病久入深，荣卫之行涩，经络时疏，故不通"，表明久病可导致气血瘀滞；而叶天士在《临证指南医案》中也提到"凡经主气，络主血，久病血瘀"。脾主运化，脾胃虚弱，运化无力，导致胃肠功能差，大便不成形等；湿性重浊、黏滞，易袭阴位，故出现下肢无力等；痰湿易与血瘀相互作用，导致痰瘀互结，停留于皮肤下，日久可形成脂肪瘤等疾患。在调理上宜健脾燥湿化痰、活血化瘀通络，使用痰湿体质膏方和血瘀体质膏方可有效缓解患者症状。长期坚持使用，动态调整方案，通过体质调理，患者的慢性病得到了有效控制，体质更倾向于平和质，整体状态更好。

案例 46
痰湿质兼气郁质

（睡眠障碍，抑郁，糖尿病，高血压，排便困难）

姓名：彭某某　　性别：女　　年龄：82 岁　　初诊时间：2022 年 8 月 5 日

一、主诉：失眠、抑郁 1 年余。

二、病史资料：患者近 1 年出现失眠，入睡困难；抑郁，记忆力下降；血糖控制不佳，餐前血糖 9.6 mmol/L；平素血压控制不佳，心悸，多汗；排便不畅、困难，便意少、便次少；舌淡白，苔腻，舌下脉络怒张、绛紫，脉弦滑。

三、西医诊断：睡眠障碍，高血压，糖尿病，高脂血症，痛风，肝囊肿，骨质增生，便秘，抑郁，乳腺肿瘤切除术后。

四、体质辨识报告

表 3-46-1   体质辨识结论图表

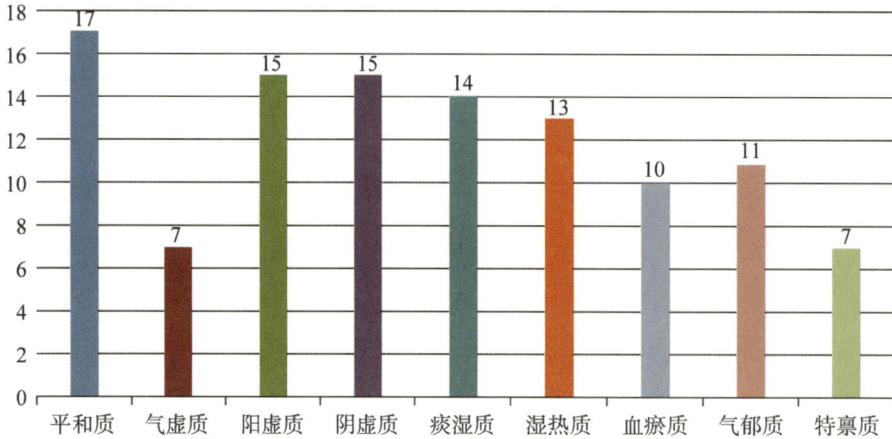

五、体质报告结论：阴虚质兼阳虚质（根据患者症状及诊断考虑调理痰湿质和气郁质）。

六、体质分析

痰湿质：该患者血糖控制不佳，餐前血糖 9.6 mmol/L；平素血压控制不佳，心悸，排便不畅、困难，便意少、便次少；基础病多，高血压、糖尿病、高脂血症、痛风等病史；苔腻，脉滑。通过患者症状分析及诊断，考虑为痰湿质。

气郁质：该患者抑郁、入睡困难、排便困难、多汗等。舌下脉络怒张，脉弦。通过患者症状分析及诊断，考虑为气郁质。

七、调体方案

早空腹：痰湿质膏方。

晚睡前：气郁质膏方。

一次 1 袋（18 g），一日两次，3 个月为一周期。

{饮食禁忌}气郁体质的人宜少食具有收敛酸涩之性等容易加重气郁表现的食物，如石榴、杨桃、柠檬、乌梅、酸枣等；痰湿体质的人宜少食甜的、油腻、肥甘厚味等容易助湿生痰的食物，如高糖饮料、饴糖、李子、石榴、大枣、枇杷、肥肉等。

{个体化调养建议}起居有常，温暖舒适，注意多参加户外活动和社交，防止一人独处时心生凄凉，平日保持有规律的睡眠，睡前避免饮茶。加强户外运动调养，保持情绪舒畅，心情愉悦，心境平和，配合站桩功——单鞭站桩功调理。

八、复诊

该患者体质倾向于阴虚质和阳虚质，但根据患者症状及诊断考虑调理气郁质和痰湿质，通过 2 年多的体质调理，患者各症状好转。定期复查体质，最近一次显示基本为平和质，倾向于血瘀质，除血瘀质外，其余偏颇体质数值均明显下降，平和质数值升高。

表 3-46-2　复查体质辨识结论图表

复诊时间：2024 年 10 月 07 日

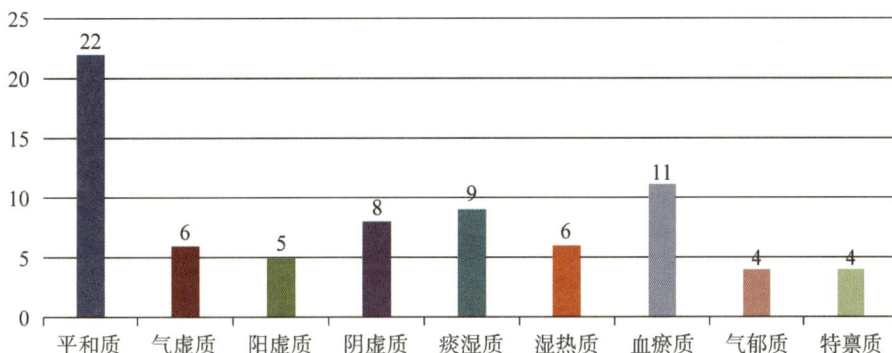

九、疗效反馈

调理 1 年后：入睡困难较前明显好转，现睡眠正常，易入睡，睡眠时间 6-7 小时。抑郁较前亦明显缓解，现心情愉快；多汗、心悸症状缓解；血压、血糖控制平稳，基本无明显不适。

调理 2 年后：基本平和体质，倾向于血瘀体质。现心情愉悦，精神良好，咽痒、咳嗽、心悸症状缓解，睡眠时间达 6-7 小时，胃纳及二便正常，规律服用高血压及糖尿病药物。

反馈视频二维码

十、体会

该患者虽体质辨识以阴虚质和阳虚质明显，但根据患者症状及诊断考虑优先调理痰湿质和气郁质。一是湿性黏滞，导致病程迁延难愈，调理时间长；二是患者抑郁，《素问·举痛论》中曰："余知百病生于气也，怒则气上，喜则气缓，悲则气消，恐则气下，寒则气收，灵则气泄，惊则气乱，劳则气耗，思则气结。"气机不通导致多种疾病发生，强调了气机对人体健康的重要性。在调理上宜理气疏肝解郁、健脾燥湿化痰，使用痰湿体质膏方和气郁体质膏方改善了患者血糖高、血压高、抑郁等症状。2 年来，患者坚持体质调理，配合运动、饮食以及情志调养，内外兼顾，症状明显好转，慢性病得到有效控制，情绪平和，状态良好。

案例 47
痰湿质兼阴虚质

（心慌乏力怕冷，睡眠障碍，消化不良，慢性胃炎伴胃溃疡）

姓名：邱某某　　性别：女　　年龄：79 岁　　初诊时间：2024 年 5 月 28 日

一、主诉：心慌、乏力、怕冷 1 年余。

二、病史资料：患者 1 年前出现心慌、乏力、怕冷，气短，活动后气喘；体弱多病，免疫力差，一年住院 4~5 次；下肢水肿、无力，晨起手麻木，膝关节疼痛；口干、口苦；皮肤干燥，皮肤可见色斑，记忆力下降；睡眠障碍，入睡困难，频繁做梦；尿频、尿急、尿等待；食欲差，消化不良，大便不成形，偶有大便稀溏，伴有不消化食物，排便不畅、黏滞不爽、粘马桶；偶有便秘，排便不畅、费力；舌淡红，苔白腻，舌下脉络青紫粗大，脉细结。

三、西医诊断：冠心病，高血压，肝炎，慢性胃炎伴胃溃疡，严重便秘，骨质疏松，睡眠障碍，子宫切除术后（因子宫肌瘤手术）。

四、体质辨识报告

表 3-47-1　体质辨识结论图表

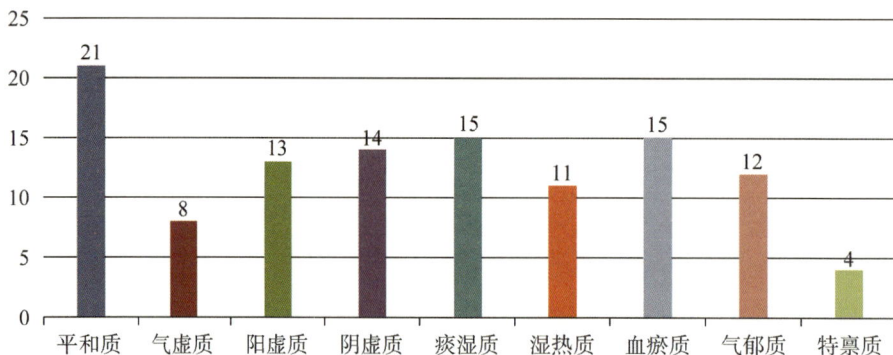

五、体质报告结论：痰湿质兼血瘀质（根据患者症状考虑调理痰湿质和阴虚质）。

六、体质分析

痰湿质：该患者活动后气喘，下肢水肿、无力，食欲差，消化不良，大便不成形，偶有稀溏，伴有不消化食物，排便不畅、黏滞不爽、粘马桶；舌淡红，苔白腻，脉细。通过患者症状分析及诊断，考虑为痰湿质。

阴虚质：该患者心慌、乏力、口干、口苦；皮肤干燥，皮肤可见色斑，记忆力下降；睡眠障碍，入睡困难，频繁做梦；偶有便秘，排便不畅、费力；脉细结。通过患者症状分析及诊断，考虑为阴虚质。

七、调体方案

早空腹：痰湿质膏方。

晚睡前：阴虚质膏方。

一次1袋（18g），一日两次，3个月为一周期。

{饮食禁忌}痰湿体质的人宜少食甜的、油腻、肥甘厚味等容易助湿生痰的食物，如高糖饮料、饴糖、李子、石榴、大枣、枇杷、肥肉等；阴虚体质的人宜少食油腻、辛辣、性味温热等易损伤人体阴液的食物，如油炸物、辣椒、花椒、韭菜、桂圆、荔枝、羊肉等。

{个体化调养建议}起居有常，温暖舒适，避免熬夜及在高温酷暑下工作，宜加强自我修养、培养自己的耐性，适量运动，"形劳而不倦"，保持情绪舒畅，心情愉悦，配合站桩功——白鹤亮翅站桩功调理。

八、复诊

该患者体质倾向于痰湿质和血瘀质，但根据患者症状考虑调理痰湿质和阴虚质，通过半年多的体质调理，患者各症状较前缓解。定期复查体质，最近一次复查显示体质倾向于阴虚质、血瘀质，但痰湿质数值较前明显下降，平和质数值保持不变。

表 3-47-2　复查体质辨识结论图表

复诊时间：2024 年 12 月 25 日

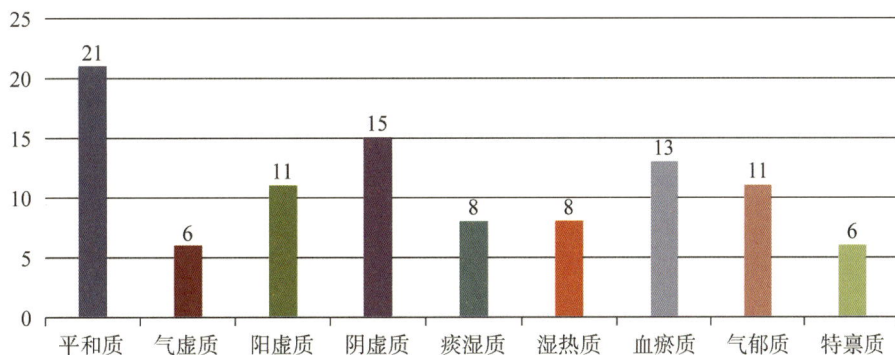

九、疗效反馈

调理半年后：免疫力提高，今年未再住院；食欲好，现有饥饿感，消化功能较前提升；精气神明显改善，怕冷好转，梦多、晨起手麻木情况好转，怕冷较前好转，心慌、乏力、气短较前改善，膝关节疼痛较前缓解。

反馈视频二维码

十、体会

患者虽体质辨识以痰湿质和血瘀质为主，但根据患者症状及诊断考虑先调理痰湿质和阴虚质，改善心慌、睡眠、大便等主要问题，增强患者调体的信心。患者为老年女性，年老体弱，各脏腑功能减退，气血生化之源不足，脾主运化，脾胃虚弱，则运化无力，水液代谢失常，导致水湿内停，日久聚湿成痰，形成痰湿。《证治汇补·痰证》有"肺为贮痰之器，脾为生痰之源"之说，故痰湿蕴肺，影响肺的宣发肃降功能，导致气短、气喘，活动后明显；湿性重浊，易袭阴位，困遏肢体，则出现全身乏力、下肢水肿等症状；脾胃虚，加之痰湿易阻遏中焦，导致脾胃更虚，故出现食欲差、消化不良、大便不成形等症，正如《诸病源候论·虚劳痰饮候》中论述："劳伤之人，脾胃虚弱，不能克消水浆，故为痰也。"而患者阴虚则主要为肝肾阴虚，阴液不足，肾精不能向上濡养心神，故心慌；阴不制阳，阴阳不相交，扰动心神，导致心动不安，故睡眠障碍、入睡困难；阴虚则虚热内生，煎熬津液，导致肠道津液匮乏，失于濡养，故偶有便秘、大便难解。在调理上宜健脾燥湿化痰、滋阴清热、培补肝肾，使用痰湿体质膏方和阴虚体质膏方以改善患者心慌、睡眠障碍、大便等问题。患者通过半年多的体质调理，阶段性调整方案，症状均得到了很大改善，整体调理效果很好。

案例 48
痰湿质兼血瘀质

（脑梗死后遗症，疲劳乏力，嗜睡，下肢关节酸痛，高尿酸血症，高血压）

姓名：吴某某　　性别：男　　年龄：65 岁　　初诊时间：2023 年 11 月 1 日

一、主诉：脑梗死后遗症后疲劳乏力、嗜睡 2 年余。

二、病史资料：患者近 2 年因脑梗死后遗症出现疲劳乏力，嗜睡，精神不佳，容易犯困，记忆力下降；烦躁易怒，打鼾，视物模糊；咳嗽，受凉后经常流鼻涕；下肢关节酸痛，走远路易累。舌淡红，苔白厚腻，舌下脉络怒张、紫黑，脉弦滑。

三、西医诊断：脑梗死后遗症，高血压，动脉硬化，脑供血不足，脂肪肝，痛风，骨质疏松，慢性鼻炎，高尿酸血症（570 mmol/L），冠心病（2021 年 10 月心脏支架置入），肾动脉支架术后（2017 年 9 月）。

四、体质辨识报告

表 3-48-1　体质辨识结论图表

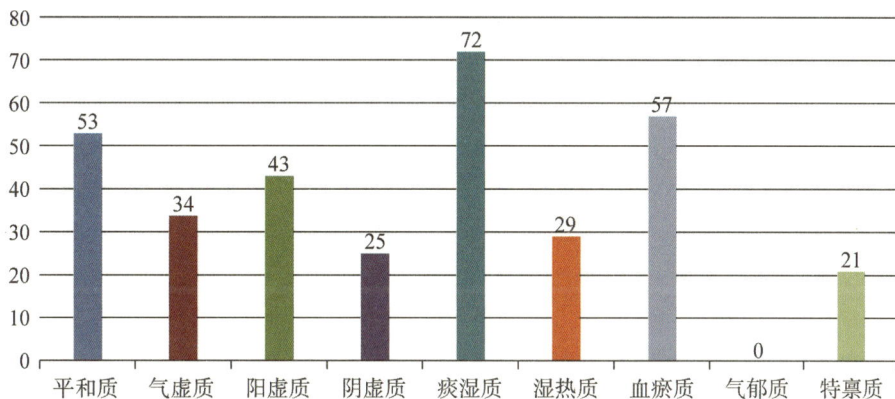

五、体质报告结论：痰湿质兼血瘀质。

六、体质分析

痰湿质：该患者疲劳乏力、嗜睡、打鼾、形体肥胖，既往有高血压、痛风、脂肪肝等病史，苔白厚腻，脉弦滑。通过患者症状分析及诊断，考虑为痰湿质。

血瘀质：该患者下肢关节酸痛，既往有动脉硬化、脑供血不足、痛风、冠心病（2021 年 10 月心脏支架置入）、肾动脉支架术后病史；舌下脉络怒张、紫黑，脉弦。通过患者症状分析及诊断，考虑为血瘀质。

七、调体方案

早空腹：痰湿质膏方。

晚睡前：血瘀质膏方。

一次 1 袋（18 g），一日两次，3 个月为一周期。

{饮食禁忌}：血瘀体质的人宜少食生冷、寒凉、酸涩等容易凝滞血脉的食物，如冷饮、冰冻食品、荸荠、冬瓜、绿豆、梨子、柿子、田螺、螺蛳等；痰湿体质的人宜少食甜的、油腻、肥甘厚味等容易助湿生痰的食物，如高糖饮料、饴糖、李子、石榴、大枣、枇杷、肥肉等。

{个体化调养建议}：起居有常，温暖舒适，注意保暖，避免长时间打麻将、久坐、看电视等，适量运动，保持"形劳而不倦"，保持情绪舒畅，心情愉悦，心境平和，配合站桩功——斜行站桩功调理。

八、复诊

该患者体质倾向于痰湿质、血瘀质，通过 1 年多的体质调理，症状较前均有好转。定期复查体质，患者已满 65 岁，故按老年人体质辨识标准，最近一次复查显示基本为平和体质，倾向于痰湿质，整体体质向平和质转变。

表 3-48-2　复查体质辨识结论图表

复诊时间：2024 年 12 月 16 日

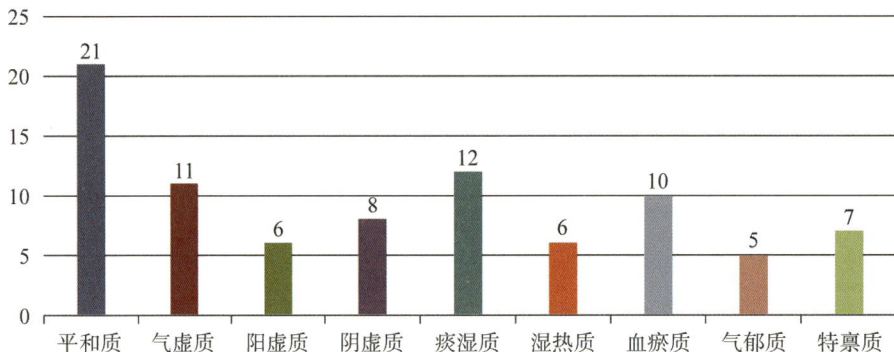

九、疗效反馈

坚持调理：平和质数值提升显著，现精神好、气色佳；烦躁易怒情况改善，心情愉悦，腹部较前变小，下肢酸痛改善、走路有力，视力改善，乏力、咳嗽、打呼噜、大便、鼻炎症状均有缓解，尿酸指标较前下降明显，现尿酸 300 mmol/L 左右。高血压控制稳定，无并发症。舌苔较前干净，舌中仍较厚腻，身体怕冷

反馈视频二维码

明显改善，二便及饮食正常。

十、体会

该患者一体多病，有脑梗死后遗症、高血压、动脉硬化、脑供血不足、冠心病等多种慢性疾病以及心脏支架、肾动脉支架置入术的手术病史，久病不愈必然会导致体内阴阳失衡，影响气血的运行，最后的结果必然是产生"瘀血"。叶天士也在《叶氏医案存真》卷一中指出："久发、频发之恙，必伤及络，络乃聚血之所，久病必瘀闭"。患者形体肥胖，而肥胖之人由于形体丰盛，全身四肢百骸内脏器官多处于气虚状态，气虚不能运化、输布水液，则易生水湿痰饮。元代医家朱丹溪在《丹溪心法》中首次提出"肥人多痰""肥人湿多""肥人多气虚"的理论，即痰、湿、虚是肥胖症的最主要病机。他指出："肥白人多痰，肥人气虚生寒，寒生湿，湿生痰，故肥人多寒湿。"《医宗必读》中有"肺为贮痰之器，脾为生痰之源"之说，指出痰湿产生的根本原因在于脾胃。如果平时进食较多，超过了脾胃的运化能力，使脾胃不能运化水谷精微，则易使痰湿内蕴。肥胖之人每天摄入的饮食远超自身日常生活的需要，会导致其无法吸收其中所有的营养物质，而残留在体内的部分营养物质，就会在体内积聚，从而转化为痰湿。从体质辨识上看，患者的痰湿质和血瘀质最为明显，故需健脾燥湿化痰、活血化瘀通络，长期坚持使用痰湿体质膏方和血瘀体质膏方，能有效改善相关症状并控制慢性病。

案例 49
痰湿质兼气虚质

（严重便秘，纳差，手指干瘪僵硬，睡眠障碍，直肠肿瘤术后）

姓名：谢某某　　性别：女　　年龄：78 岁　　初诊时间：2021 年 9 月 29 日

一、**主诉**：便秘难解、食欲差 3 年余。

二、**病史资料**：患者近 3 年出现便秘难解，数日排便一次，排便费力、黏滞不爽；食欲差，消化不良；精神一般，免疫力低下，易感冒咳嗽、痰多；皮肤干燥、肤色暗黄偏黑；睡眠质量差，易醒，醒后难入睡；手指干瘪僵硬、老年斑多；耳鸣，心慌，胸闷，多汗，盗汗；关节酸痛；舌淡，苔白水滑，脉弱。

三、西医诊断：严重便秘，高血压，冠心病，慢性胃炎，骨质疏松，心脏支架置入（2013 年和 2016 年），直肠肿瘤术后（2015 年）。

四、体质辨识报告

表 3-49-1   体质辨识结论图表

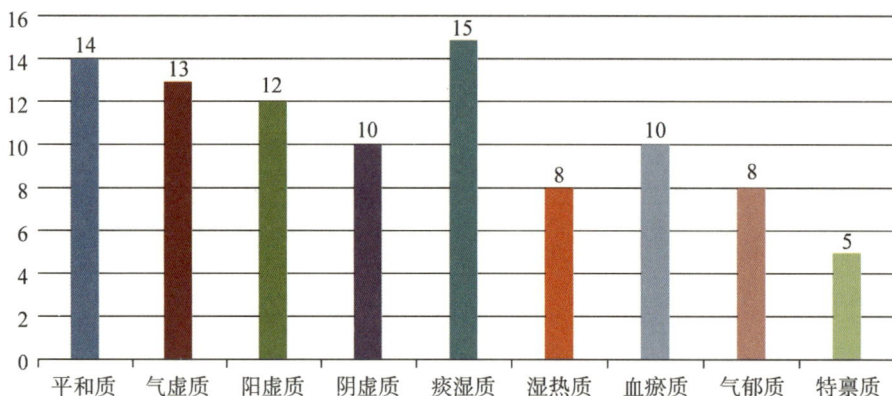

五、体质报告结论：痰湿质兼气虚质。

六、体质分析

痰湿质：该患者胸闷心慌、痰多；消化不良，排便费力、黏滞不爽；既往有高血压、慢性胃炎病史；舌淡，苔白水滑，脉弱。通过患者症状分析及诊断，考虑为痰湿质。

气虚质：该患者免疫力低下，易感冒咳嗽、痰多；手指干瘪僵硬；多汗等。通过患者症状分析及诊断，考虑为气虚质。

七、调体方案

早空腹：气虚质膏方。

晚睡前：痰湿质膏方。

一次 1 袋（18 g），一日两次，3 个月为一周期。

{饮食禁忌}气虚体质的人宜少食生冷性凉、油腻厚味、辛辣刺激等容易耗气破气的食物，如冰冻食品、薄荷、香菜、胡椒、大蒜、柚子、槟榔等；痰湿体质的人宜少食甜的、油腻、肥甘厚味等容易助湿生痰的食物，如高糖饮料、饴糖、李子、石榴、大枣、枇杷、肥肉等。

{个体化调养建议}起居有常，温暖舒适，注意居住环境干燥、不宜潮湿，穿宽松衣物，适当运动调养，"形劳而不倦"，保持情绪舒畅，心情愉悦，心境平和，配合站桩功——金刚捣碓站桩功调理。

八、复诊

该患者体质倾向于痰湿质、气虚质，通过 3 年多的体质调理，症状较前好转。患者定期复查体质，最近一次复查提示倾向于阳虚质、血瘀质和痰湿质，但痰湿质和气虚质数值较前下降，平和质数值较前升高。

表 3-49-2　复查体质辨识结论图表

复诊时间：2024 年 10 月 26 日

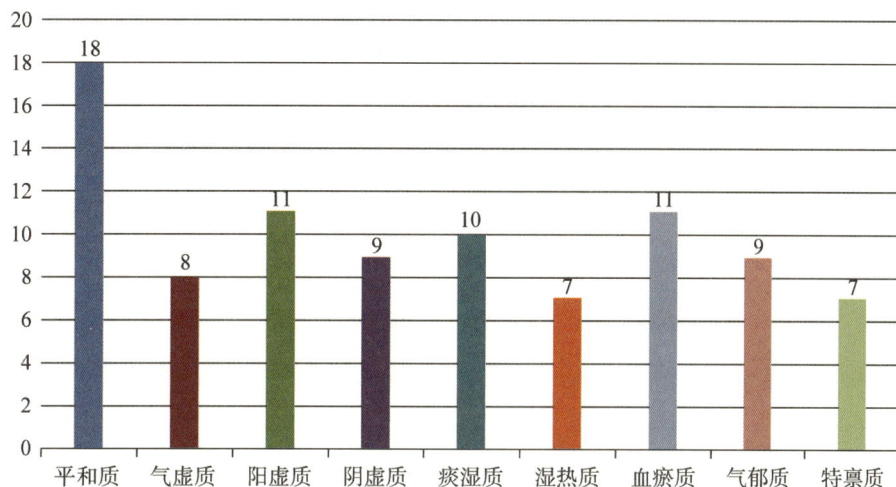

九、疗效反馈

坚持调理：精气神良好，不适症状减少。睡眠好转，入睡快，醒后也能很快入睡，睡眠时间可达 8-9 小时；腹部较前减小，体重减轻，食欲好转，排便顺畅。以前面色偏黑，现在面部红润有光泽；手指干瘪、僵硬较前好转，现在手指气血充盈润泽、柔软，手指甲也有月牙；舌苔改善，以前苔白腻，现舌苔正常。2024 年 4 月车祸后长期卧床致身体变差，平和体质指数下降，经半年的体质调理，现身体恢复良好，心情愉悦，每天睡 6-7 小时。

反馈视频二维码

十、体会

该患者痰湿质和气虚质明显，考虑患者年老体弱，各脏腑功能减退，"脾胃为气血生化之源"，脾胃是后天之本，主运化水谷精微，脾胃功能减弱，则脾失运化，水液输布失常，水湿内停，日久聚湿成痰，导致痰湿壅盛，湿性重浊、黏滞，易阻滞气机，导致气血运行不畅；《黄帝内经》中提到："脾为生痰之源，肺为贮痰之器"，痰湿容易积聚在肺部，影响肺的宣发和肃降功能，导致气机不畅，进而出现胸闷、气短等症状；痰湿阻滞肠道，影响大肠的传导功能，使粪便在肠道内停滞，导致便秘；痰湿困脾，导致脾失健运，气血无以化，气虚则大肠传导无力，血虚则肠道干涩，痰湿日久化热，也可能导致肠道积热、津液耗伤，进一步加重大便干燥的情况，故患者消化不良，便秘多年。患者脑梗后导致血脉不通，阻遏气血运行，加之痰湿明显，故疲劳乏力、嗜睡等；肢体得不到气血滋养，故出现手指干瘪僵硬。在调理上需补气健脾、燥湿化痰，使用气虚体质膏方以补气健脾，缓解患者疲劳乏力、嗜睡、多汗、易感冒等气虚之症；使用痰湿体质膏方以燥湿化痰，缓解患者便秘，排便不畅、黏滞，胸闷、痰多等痰湿之症；长期坚持使用体质膏方，定期阶段性调整方案，结合运动、饮食、情志上的调理，综合兼顾，长期坚持一定会取得满意的效果。患者通过 3 年多的体质调理，身体状态改善明显。

案例 50
痰湿质兼血瘀质

（高血压，心慌胸闷，痰多，肢体麻木，下肢水肿，多发性脂肪瘤）

姓名：杨某某　　性别：女　　年龄：74 岁　　初诊时间：2024 年 6 月 19 日

一、**主诉**：高血压 10 余年，心慌胸闷、下肢水肿半年余。

二、**病史资料**：患者高血压 10 余年，平素血压控制不稳定；近半年患者出现心慌胸闷、下肢水肿，形体肥胖，皮肤干燥，记忆力下降；平时易头晕，气短，痰多；睡眠障碍，口干，膝关节酸痛，下肢静脉迂曲、怒张，伴肢体麻木；大便排泄不畅、黏滞不爽，粘马桶，偶有大便干燥。舌淡红，舌体胖大，苔水滑，舌下静脉青紫、怒张，脉细涩。

三、**西医诊断**：高血压，心脏病，下肢静脉曲张，骨质疏松，多发性脂肪瘤，子宫癌术后（20 年）。

四、体质辨识报告

表 3-50-1 体质辨识结论图表

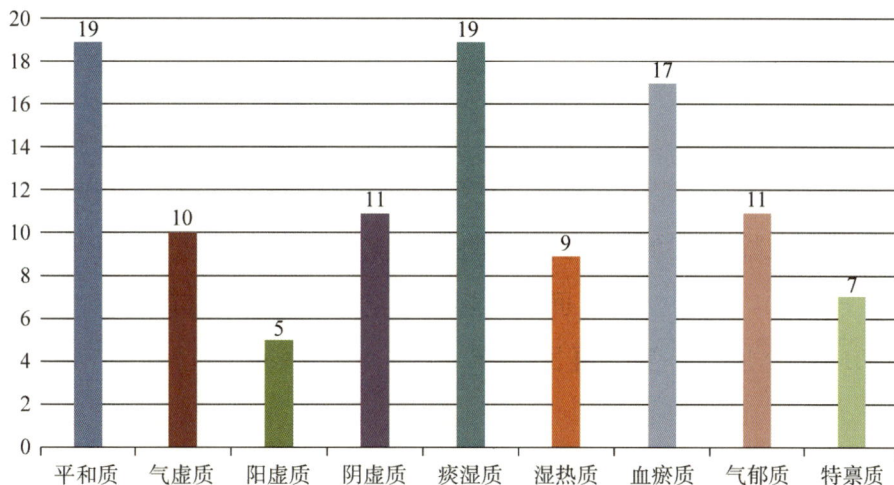

五、体质报告结论：痰湿质兼血瘀质。

六、体质分析

痰湿质：该患者近半年出现心慌胸闷、下肢水肿，形体肥胖；平时易头晕，气短，痰多；大便排泄不畅、黏滞不爽，粘马桶；既往有多发性脂肪瘤病史，舌体胖大，苔水滑，脉细。通过患者症状分析及诊断，考虑为痰湿质。

血瘀质：该患者高血压 10 余年，平素血压控制不稳定；心慌，胸闷，膝关节酸痛，下肢静脉迂曲、怒张，伴肢体麻木；既往有高血压、下肢静脉曲张、子宫癌术后病史；舌下静脉青紫、怒张，脉弦。通过患者症状分析及诊断，考虑为血瘀质。

七、调体方案

早空腹：痰湿质膏方。

晚睡前：血瘀质膏方。

一次 1 袋（18 g），一日两次，3 个月为一周期。

{饮食禁忌}血瘀体质的人宜少食生冷、寒凉、酸涩等容易凝滞血脉的食物，如冷饮、冰冻食品、荸荠、冬瓜、绿豆、梨子、柿子、田螺、螺蛳等；痰湿体质的人宜少食甜的、油腻、肥甘厚味等容易助湿生痰的食物，如高糖饮料、饴糖、李子、石榴、大枣、枇杷、肥肉等。

{个体化调养建议}起居有常，温暖舒适，注意保暖，保持大便通畅，避免长时间久坐、看电视等,加强户外运动锻炼,保持情绪舒畅,心情愉悦,配合站桩功——抱头推山站桩功调理。

八、复诊

该患者体质倾向于痰湿质及血瘀质,通过半年多的体质调理,症状较前好转。患者定期复查体质,最近一次复查显示仍倾向于痰湿质、血瘀质,但数值较前均有下降。

表 3-50-2　复查体质辨识结论图表

复诊时间:2024 年 12 月 20 日

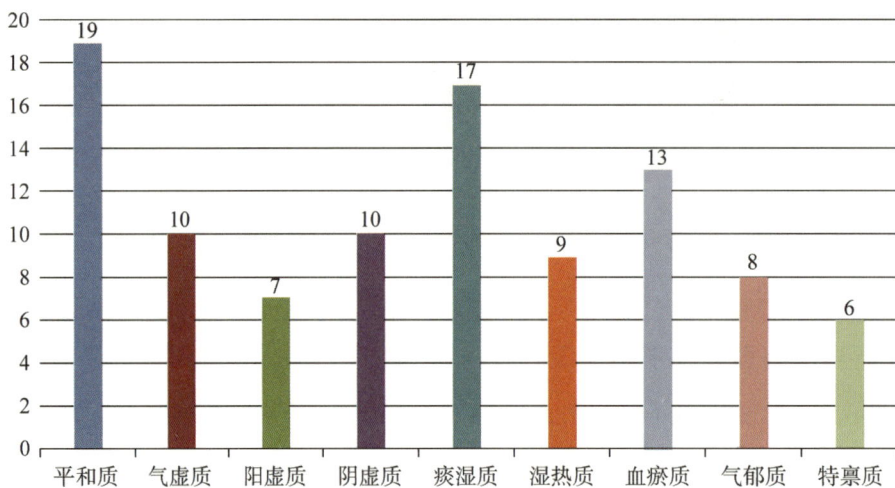

九、疗效反馈

调理半年后:精气神良好,心慌、胸闷、气短较前好转,痰多明显改善,多发性脂肪瘤变小、变少;双踝关节酸痛症状消失,肢体麻木感减轻,下肢水肿基本消失,大小便正常,血压目前控制更加正常稳定。

反馈视频二维码

十、体会

该患者辨识后痰湿质和血瘀质明显,主要以高血压、心慌胸闷、下肢水肿为主症,患者年老体虚,各脏腑功能减退,气血生化之源不足,患者高血压 10 余年,病程长,久病必瘀,正如叶天士在《临证指南医案》中提到:"凡经主气,络主血，久病血瘀"；《素问·至真要大论》中曰："诸风掉眩，皆属于肝"。肝主疏泄，调理气机，如果肝失疏泄，气血运行就会受阻，形成血瘀，进而导致血压升高。从中医的生理病理角度来看，血瘀是指血液在血管内流动不畅，形成瘀血。瘀血会阻碍气血的正常运行，使得血管内的压力升高，从而导致高血压。而患者脏腑功能减退，脾胃虚弱，脾主运化，脾虚则运化失常，导致水湿内停，日久聚湿成痰，从而出现痰湿壅盛，湿邪重浊、黏滞，易袭阴位，故痰湿之邪停于下肢可致下肢水肿；痰湿停于肠道，故出现排便不畅、大便粘马桶；痰湿之邪易阻遏中焦，导致中焦气机不利，故出现心慌胸闷等不适；且痰湿可上蒙头窍，导致清窍失养，故头晕。而患者痰湿与血瘀明显，痰湿与血瘀共存，二者相互作用、牵扯，出现痰瘀互结的状态；而在痰瘀互结的状态下，痰湿与瘀血相互交织，形成病理产物，这种产物在皮下或体内其他部位堆积，就形成了脂肪瘤。在体质调理上需健脾燥湿化痰、活血化瘀通络，使用痰湿体质膏方和血瘀体质膏方能有效缓解由痰湿和血瘀所致的症状和疾病，长期坚持可有效缓解和控制高血压、脂肪瘤等慢性病。而患者通过半年多的调理，血压得到有效控制，且脂肪瘤较前减少、变小，各症状均较前好转。

陕西省案例

案例 51
痰湿质兼气虚质

（头晕，全身乏力，睡眠障碍，高血压，肺结节，糖尿病）

姓名：侯某　　性别：女　　年龄：74 岁　　初诊时间：2024 年 4 月 25 日

一、**主诉**：头晕 1 月余。

二、**病史资料**：患者近 1 个月头晕明显，伴视物旋转、头重脚轻，如脚踩棉花；全身乏力、困倦，少气懒言懒动；睡眠质量差，易醒，醒后难以入睡，脾胃功能差，大便不成形；舌淡红，舌体胖大，边有齿痕，苔白腻，脉弦，按之无力。

三、**西医诊断**：高血压，睡眠障碍，肺结节，糖尿病。

四、体质辨识报告

表 3-51-1　体质辨识结论图表

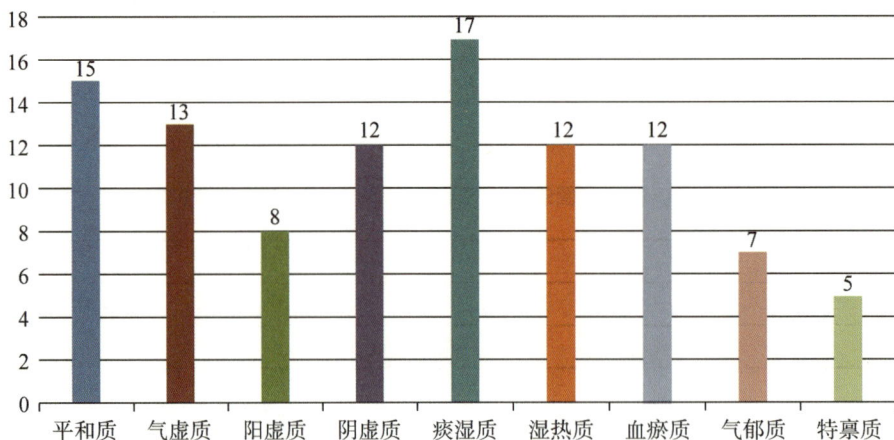

五、体质报告结论：痰湿质兼气虚质。

六、体质分析

痰湿质：该患者近 1 个月头晕明显，伴视物旋转、头重脚轻，如脚踩棉花；脾胃功能差，大便不成形；舌体胖大，边有齿痕，苔白腻，脉弦，按之无力。通过患者症状分析及诊断，考虑为痰湿质。

气虚质：该患者全身乏力、困倦，少气懒言懒动；脾胃功能差，大便不成形；脉按之无力。通过患者症状分析及诊断，考虑为气虚质。

七、调体方案

早空腹：气虚质膏方。

晚睡前：痰湿质膏方。

一次 1 袋（18 g），一日两次，3 个月为一周期。

{**饮食禁忌**}痰湿体质的人宜少食甜的、油腻、肥甘厚味等容易助湿生痰的食物，如高糖饮料、饴糖、李子、石榴、大枣、枇杷、肥肉等；气虚体质的人宜少食生冷性凉、油腻厚味、辛辣刺激等容易耗气破气的食物，如冰冻食品、薄荷、香菜、胡椒、大蒜、柚子、槟榔等。

{**个体化调养建议**}起居有常，温暖舒适，适量运动，保持"形劳而不倦"，配合太极站桩；保持情绪舒畅，心情愉悦，配合气海、关元、足三里、丰隆等穴位艾灸调理。

八、复诊

该患者体质倾向于痰湿质及气虚质，通过半年多的体质调理，症状较前好转，至今尚未复查体质。

九、疗效反馈

体质结合慢病管理：头晕情况改善，全身乏力较前明显好转，现精气神较充沛，走路有劲，食欲好，睡眠较前明显改善，现在起夜后能快速入睡，睡眠质量提高。

反馈视频二维码

十、体会

该患者痰湿质和气虚质明显，患者为老年女性，脏腑功能逐渐减退，气血生化之源不足，脾胃虚弱，脾失运化，导致水液代谢失常，水湿内停，日久聚湿成痰，故痰湿蕴结；痰湿阻滞，可影响脾胃的运化功能，使得清阳之气不能上升，浊阴之气不降，脑窍失养，从而引发眩晕。"风寒暑湿，气郁生涎，上实下虚，皆晕而眩"，痰浊上蒙清窍，使得清阳之气无法上升滋养头目，从而出现眩晕、头重昏蒙、视物旋转等症状。同时，痰湿还可阻滞经络，影响气血的运行，进一步加重眩晕的病情。气虚亦为脾胃气虚，脾失运化，故气血生化不足，出现全身乏力、困倦、少言懒动、大便不成形等症，以达《素问·刺法论》所述"正气存内，邪不可干。"以补充患者正气，提高患者抗病能力。在调理上宜补气健脾、燥湿化痰，使用痰湿体质膏方和气虚体质膏方能有效改善患者上述症状，配合慢病膏方治疗，增强补气健脾、燥湿化痰之力，结合运动、饮食调养及情志调摄，效果令人满意。

案例 52
气虚质兼阴虚质

（腰膝关节疼痛，易感冒，怕冷，五心烦热，心脏病，过敏性间质性肺炎）

姓名：李某某　　性别：女　　年龄：71 岁　　初诊时间：2022 年 5 月 30 日

一、主诉：易感冒、腰膝关节疼痛数年。

二、病史资料：患者平素易感冒，秋冬季明显，感冒病程长至半年，易反复；

腰椎、膝关节疼痛，天气突变时明显，怕冷，轻微受凉后腿部即出现疼痛，上下楼行动不便，于多家医院就医均未见好转；汗多，夏季大汗淋漓；疲劳乏力，下肢无力，活动后明显；头晕，耳鸣，心慌、胸闷气短；睡眠障碍，入睡困难，频繁醒转，早醒；五心烦热，手足心热；满头白发；记忆力下降，平素抑郁；大便不成形；舌淡，苔白，脉弦弱。

三、西医诊断：腰椎间盘突出，骨质增生，心脏病，过敏性间质性肺炎，子宫切除术后，心脏瓣膜修补术后。

四、体质辨识报告

表 3-52-1　体质辨识结论图表

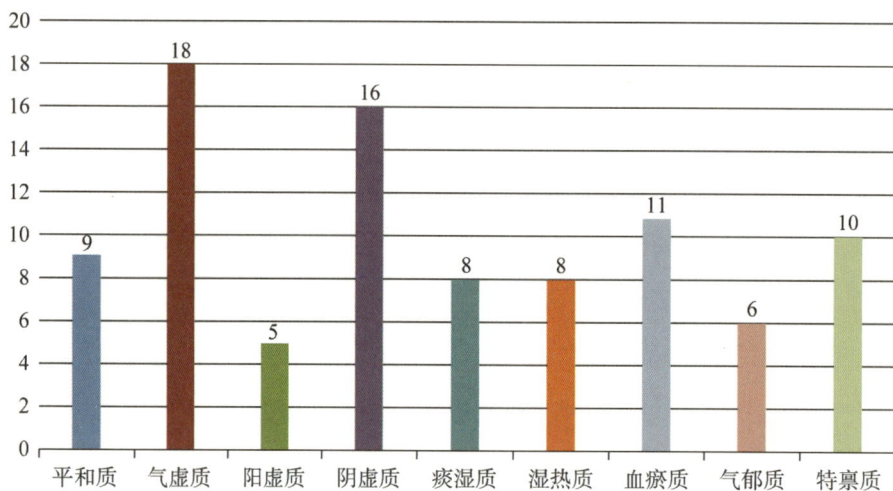

五、体质报告结论：气虚质兼阴虚质。

六、体质分析

气虚质：该患者平素易感冒，汗多，夏季大汗淋漓；疲劳乏力，下肢无力；心慌、胸闷气短，大便不成形，舌淡，苔白，脉弦弱。通过患者症状分析及诊断，考虑为气虚质。

阴虚质：该患者头晕，耳鸣，睡眠障碍，入睡困难，频繁醒转，早醒；五心烦热，手足心热；满头白发；记忆力下降，平素抑郁，脉弦弱。通过患者症状分析及诊断，考虑为阴虚质。

七、调体方案

早空腹：气虚质膏方。

晚睡前：阴虚质膏方。

一次 1 袋（18 g），一日两次，3 个月为一周期。

{饮食禁忌}气虚体质的人宜少食生冷性凉、油腻厚味、辛辣刺激等容易耗气破气的食物，如冰冻食品、薄荷、香菜、胡椒、大蒜、柚子、槟榔等；阴虚体质的人宜少食油腻、辛辣、性味温热等易损伤人体阴液的食物，如油炸物、辣椒、花椒、韭菜、桂圆、荔枝、羊肉等。

{个体化调养建议}起居有常，温暖舒适，适量运动，保持"形劳而不倦"，配合太极站桩；保持情绪舒畅，心情愉悦；配合关元、气海、足三里、三阴交等穴位按摩调理。

八、复诊

该患者体质倾向于气虚质和阴虚质，通过 2 年多的体质调理，症状较前好转。患者定期复查体质，最近一次复查提示倾向于阴虚质和痰湿质，平和质数值明显上升，但阴虚质、气虚质数值明显下降，患者整体体质在向更好的平和质变化。

表 3-52-2　复查体质辨识结论图表

复诊时间：2024 年 8 月 17 日

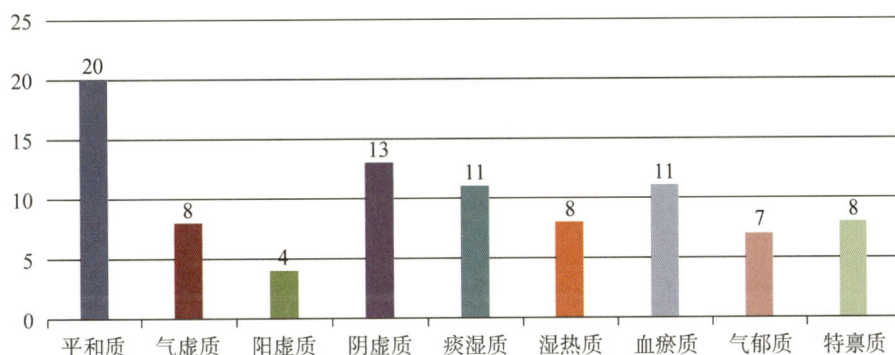

九、疗效反馈

坚持调理：免疫力明显提高，现在基本不感冒，或者轻微感冒，2-3 天即好；头发变黑，全白头发变为花白头发；腰腿疼痛情况改善，上下楼梯自如，每天坚持锻炼，现在可以走 1.5 万米以上，怕冷情况也较前明显改善；睡眠、五心烦热、手足心热等阴虚症状亦较前明显改善。

反馈视频二维码

十、体会

该患者气虚质和阴虚质明显，是一位典型的气阴两虚患者，同时兼有阳虚的症状表现。患者为老年女性，脏腑功能逐渐减退，素体虚弱，加之患者有心脏病、脑供血不足、过敏性间质性肺炎的病史，且为子宫切除术后、心脏瓣膜修补术后，耗伤患者气血津液，日久造成气阴两伤，出现易感冒、疲乏、气短、睡眠障碍、五心烦热、手足心热等气阴两虚的症状。患者汗多，夏季明显，在《素问·阴阳别论》中记载："阳加于阴谓之汗。"反映了气阴两虚与出汗的关系，出汗过多会耗气伤阴，从而导致气阴两虚。在调理上宜补气滋阴清热，使用气虚体质膏方和阴虚体质膏方以气阴双补。长期坚持体质调理，配合运动锻炼、饮食调养以及情志调摄，内外兼顾，可以使体质向更好的平和质状态转变。

案例 53
湿热质兼气郁质

（痛经，抑郁，睡眠障碍，精神萎靡不振，宫颈纳氏囊肿）

姓名：陶某　　性别：女　　年龄：29 岁　　初诊时间：2023 年 4 月 24 日

一、主诉：痛经 8 年。

二、病史资料：患者大学时（七八年前）因患甲状腺功能减退症，口服"优甲乐""二甲双胍"治疗，后出现严重痛经，大汗淋漓，至医院行 B 超检查提示：宫颈纳囊；抑郁，烦躁，偶有胸闷气短；睡眠障碍，眠浅，白天精神萎靡不振，疲劳乏力；皮肤油脂多，肤色晦暗，色斑，脱发；口干、口苦、口渴；四肢不温，关节酸痛，大便黏滞不爽、粘马桶；舌红，苔黄腻，脉弦数。

三、西医诊断：痛经，甲状腺功能减退症，宫颈纳氏囊肿。

四、体质辨识报告

表 1-53-1　体质辨识结论图表

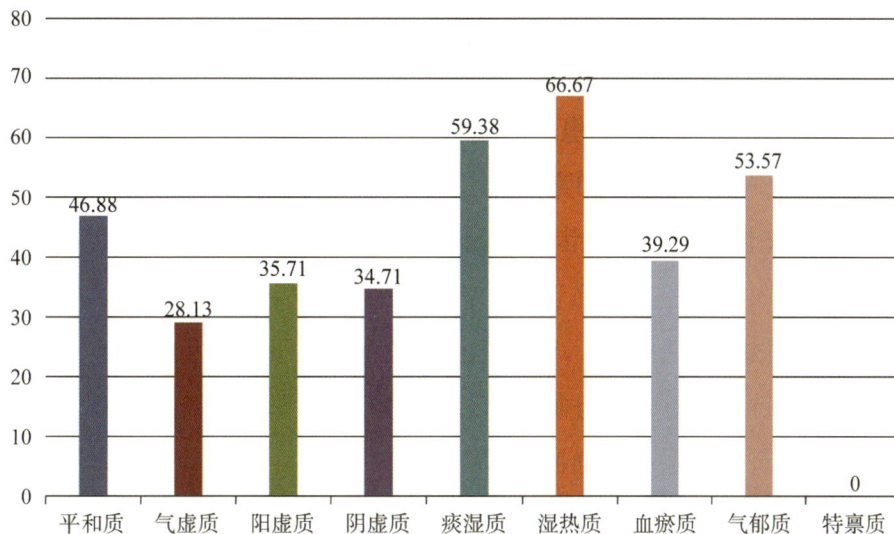

五、体质报告结论：湿热质兼痰湿质（根据患者症状及诊断考虑调理湿热质和气郁质）。

六、体质分析

湿热质：该患者皮肤油脂多，肤色晦暗，色斑，脱发；口干、口苦、口渴；关节酸痛，大便黏滞不爽、粘马桶；舌红，苔黄腻，脉弦数。通过患者症状分析及诊断，考虑为湿热质。

气郁质：该患者痛经，抑郁，烦躁，偶有胸闷气短；睡眠障碍；有宫颈纳囊，脉弦。通过患者症状分析及诊断，考虑为气郁质。

七、调体方案

早空腹：湿热质膏方。

晚睡前：气郁质膏方。

一次 1 袋（18 g），一日两次，3 个月为一周期。

{饮食禁忌}湿热体质的人宜少食辛辣燥烈、大热大补，易助长人体湿热的食物，如烧烤、辣椒、生姜、大蒜、狗肉、羊肉、牛肉等温热之品；气郁体质的人宜少食具有收敛酸涩之性等容易加重气郁表现的食物，如石榴、杨桃、柠檬、乌梅、酸枣等。

{个体化调养建议}起居有常，温暖舒适，加强户外运动调养；保持情绪舒畅，心情愉悦，心境平和，配合太冲、关元、丰隆、阴陵泉等穴位艾灸调理。

八、复诊

该患者体质倾向于湿热质和痰湿质，但根据患者症状和诊断考虑调理湿热质和气郁质，通过 1 年多的体质调理，症状较前好转。定期复查体质，最近一次显示倾向于痰湿质、血瘀质，但患者平和质数值较前明显升高，而湿热质数值明显下降，气郁质数值较前亦有所下降。

表 3-53-2　复查体质辨识结论图表

复诊时间：2024 年 9 月 5 日

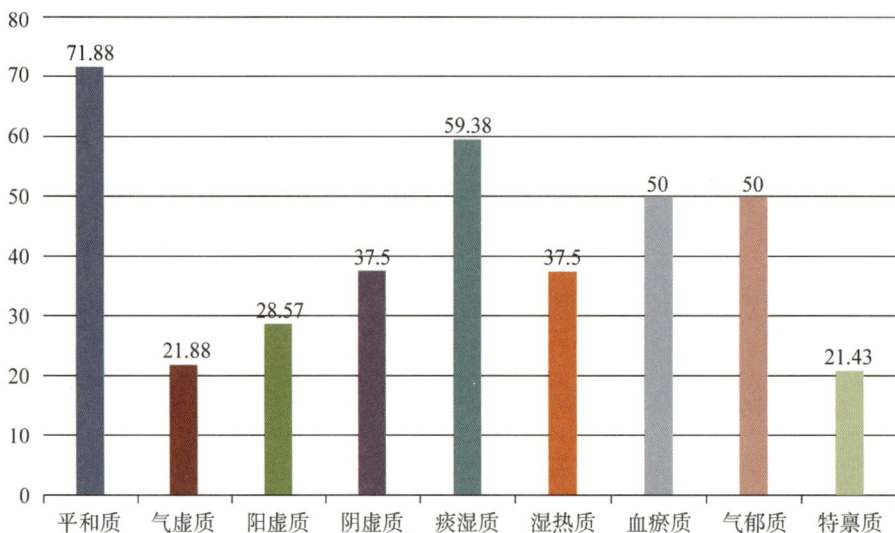

九、疗效反馈

坚持调理：患者痛经情况基本消失；复查 B 超宫颈纳囊消失（如图 3-53-1 所示）；睡眠质量提升，晚上 10:30 能睡着，早上 7:30-8:00 起床，睡眠时间达 8 小时以上，晨起后精神状态很好；身体、心情、精神状态都较前有明显改善。

反馈视频二维码

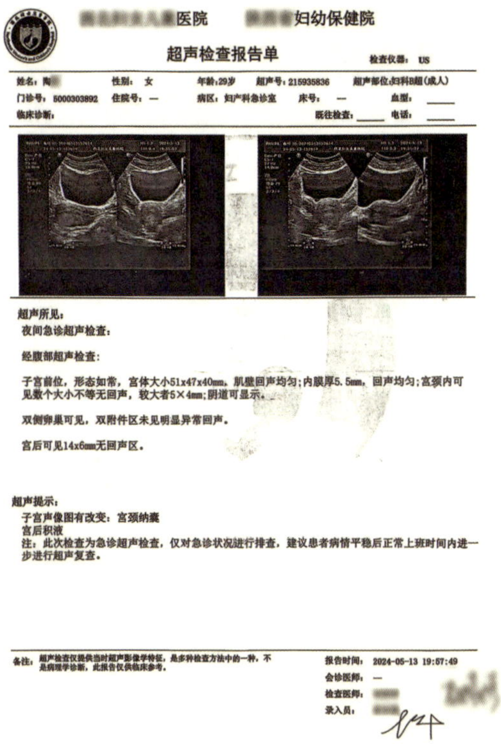

医院　妇幼保健院

超声检查报告单

检查仪器：US

姓名：陶　性别：女　年龄：29岁　超声号：215935836　超声部位：妇科B超（成人）

门诊号：5000303892　住院号：—　病区：妇产科急诊室　床号：—　血型：

临床诊断：　既往检查：　电话：

超声所见：

夜间急诊超声检查：

经腹部超声检查：

子宫前位，形态如常，宫体大小51x47x40mm，肌壁回声均匀；内膜厚5.5mm，回声均匀；宫颈内可见数个大小不等无回声，较大者5×4mm；阴道可显示。

双侧卵巢可见，双附件区未见明显异常回声。

宫后可见14x6mm无回声区。

超声提示：

子宫声像图有改变：宫颈纳囊

宫后积液

注：此次检查为急诊超声检查，仅对急诊状况进行排查，建议患者病情平稳后正常上班时间内进一步进行超声复查。

备注：超声检查仅提供当时超声影像学特征，是多种检查方法中的一种，不是病理学诊断，此报告仅供临床参考。

报告时间：2024-05-13 19:57:49

会诊医师：—

检查医师：

录入员：

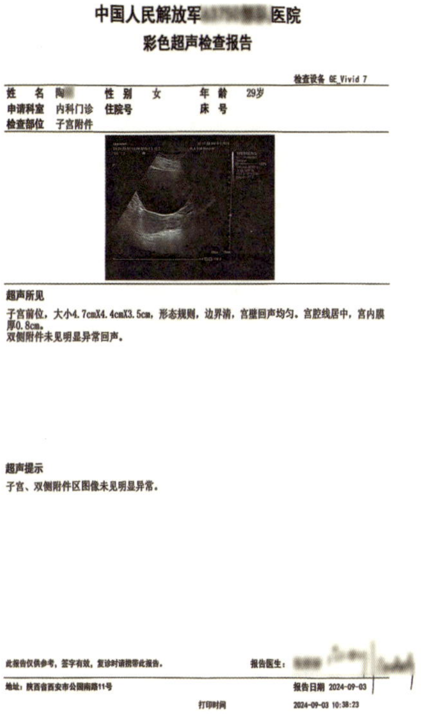

中国人民解放军　医院

彩色超声检查报告

检查设备 GE_Vivid 7

姓　名　陶　性　别　女　年　龄　29岁

申请科室　内科门诊　住院号　床　号

检查部位　子宫附件

超声所见

子宫前位，大小4.7cmX4.4cmX3.5cm，形态规则，边界清，宫壁回声均匀。宫腔线居中，宫内膜厚0.8cm。

双侧附件未见明显异常回声。

超声提示

子宫、双侧附件区图像未见明显异常。

此报告仅供参考，签字有效，复诊时请携带此报告。　报告医生：

地址：陕西省西安市公园南路11号　报告日期 2024-09-03

打印时间　2024-09-03 10:38:23

图 3-53-1　彩超对比

十、体会

该患者虽辨识后以湿热质和痰湿质为主，但根据患者症状及诊断考虑优先调理湿热质和气郁质，正如《素问·举痛论》中记载“百病皆生于气”，通过改善患者气郁体质以调摄患者情志，从而调畅气血、促进食欲、改善睡眠，进而提升身体的整体机能和免疫力。而湿热主要考虑可能因患者平素饮食失节，导致脾胃受损，脾失运化，水湿内停，日久郁而化热，蒸邪外出，故表现为皮肤油脂多、肤色晦暗、色斑等；脾失健运，湿性黏滞、重浊，故大便黏滞、粘马桶；舌红，苔黄腻为湿热蕴结之象。调理上宜清热利湿、疏肝理气，使用湿热体质膏方和气郁体质膏方可以改善患者症状。体质调理1年后，患者身体状态良好，增加了坚持体质调理的信心。患者属年轻人，身体各项机能相对较强，新陈代谢旺盛，对营养物质的吸收和利用效率高，免疫系统功能较强，对疾病的抵抗力相对较高，且身体对调理的反应也更敏感，调理效果显著。

案例 54
阳虚质兼阴虚质

（疲劳乏力，怕冷，四肢不温，烦躁易怒，睡眠障碍，胆结石）

姓名：詹某某　　　性别：女　　　年龄：73 岁　　　初诊时间：2023 年 3 月 30 日

一、主诉：疲劳乏力、怕冷 1 年余。

二、病史资料：患者精神状态不佳，轻微疲劳乏力，自觉身体虚弱；怕冷，四肢不温，腰背、腿部发凉，不敢吹空调，偶有关节酸痛；睡眠障碍，易醒，频繁做梦；平素烦躁易怒，易上火，表现为牙痛、口苦；头痛，主要为太阳穴处疼痛；尿频、尿急，排尿时有烧灼感；大便干，排便不畅；舌淡红，舌体胖大，苔白，脉弦，按之无力。

三、西医诊断：疲劳综合征，睡眠障碍，胆结石。

四、体质辨识报告

表 3-54-1　体质辨识结论图表

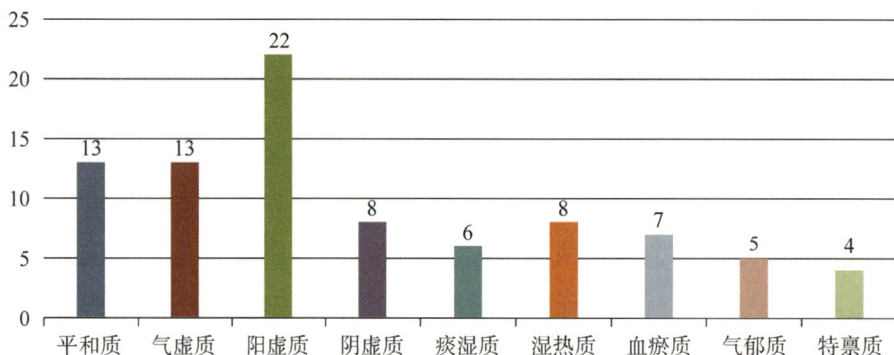

五、体质报告结论：阳虚质兼气虚质（根据患者症状考虑调理阳虚质和阴虚质）。

六、体质分析

阳虚质：该患者怕冷，四肢不温，腰背、腿部发凉，不敢吹空调；舌体胖大，苔白，脉弦，按之无力。通过患者症状分析及诊断，考虑为阳虚质。

阴虚质：该患者睡眠障碍，易醒，频繁做梦；平素情绪烦躁易怒，易上火，表现为牙痛、口苦；头痛，主要为太阳穴处疼痛；大便干，排便不畅；脉按之无力。通过患者症状分析及诊断，考虑为阴虚质。

七、调体方案

早空腹：阳虚质膏方。

晚睡前：阴虚质膏方。

一次 1 袋（18 g），一日两次，3 个月为一周期。

{饮食禁忌}阳虚体质的人宜少食生冷及性味寒凉等易损伤人体阳气的食物，如菱角、茄子、冬瓜、苦瓜、梨子、西瓜、蛏肉、海螺等；阴虚体质的人宜少食油腻、辛辣、性味温热等易损伤人体阴液的食物，如油炸物、辣椒、花椒、韭菜、桂圆、荔枝、羊肉等。

{个体化调养建议}起居有常，温暖舒适，适量户外运动，"形劳而不倦"，配合太极站桩；保持情绪舒畅，心情愉悦；配合三阴交、关元、命门、足三里等穴位按摩调理。

八、复诊

该患者体质倾向于阳虚质和气虚质，根据患者症状考虑调理阳虚质和阴虚质，通过 1 年多的体质调理，症状较前好转。患者定期复查体质，最近一次复查提示倾向于阳虚质，但其数值较前明显下降，平和质数值较前升高。

表 3-54-2　复查体质辨识结论图表

复诊时间：2024 年 5 月 30 日

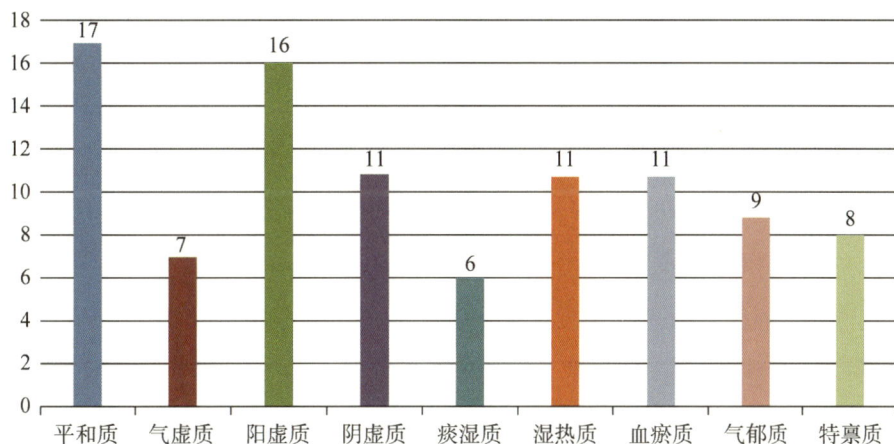

九、疗效反馈

调理 3 个月：患者精气神较前提升。

坚持调理：患者精气神较前更充沛；怕冷情况减轻，腰背发凉情况改善，自觉脚开始发热；睡眠质量提高、夜醒情况减少、

反馈视频二维码

梦减少；且心情逐渐平和。

十、体会

该患者虽辨识后气虚质和阳虚质明显，但根据患者症状中阴虚的表现更为明显，考虑调理阳虚质和阴虚质。气虚与阳虚往往易同时并见，故调理阳虚质亦可改善患者气虚质，所以对于体质的调理是符合中医学"整体观念"这一核心思想的。患者目前是一个阴阳皆虚的状态，《素问·阴阳应象大论》中提到："阴阳者，天地之道也，万物之纲纪，变化之父母，生杀之本始，神明之府也。"这句话阐述了阴阳是宇宙间的一般规律，是万物变化、生长毁灭的根本。所以调理阴虚质和阳虚质以达到阴阳平衡的状态，从而改善体质，提高身体免疫力，缓解相关症状。故使用阳虚体质膏方和阴虚体质膏方以温阳补肾、滋阴清热，缓解患者症状，配合饮食、运动、情志调养，使患者生活质量提高，更加健康、有活力。

重庆市案例

案例 55
阴虚质兼湿热质

（干燥综合征伴腹泻，双下肢水肿，睡眠障碍，白细胞低，
轻度贫血，颈动脉硬化，飞蚊症）

姓名：税某某　　性别：女　　年龄：55 岁　　初诊时间：2023 年 3 月 28 日

一、主诉：干燥综合征伴腹泻 10 余年，双下肢水肿 1 年。

二、病史资料：患者 10 多年前确诊为干燥综合征，长期口服泼尼松等药物治疗，并配合中药治疗；伴有腹泻，1 天 3 次，大便不成形，偶有大便稀溏，排泄不畅、粘马桶；患者近 1 年出现双下肢水肿，主要为久坐后踝关节以上轻微水肿；皮肤干燥，面部红血丝、色斑明显；睡眠一般，睡眠时间 5-6 小时，频繁做梦，夜尿 2 次；记忆力下降，眼干，口干口苦；四肢不温；左侧肩背部瘙痒；2022 年 10 月后的半年内住院 3 次；舌红，苔黄腻，脉弦细，按之无力。

血常规指标长期异常（30 余年）：①白细胞长期偏低，基本在（2.3-2.5）×10^9/L 左右（未见报告），医生多次建议血液科专科检查；②红细胞、血红蛋白偏低，每年体检报告均显示轻度贫血；③红细胞沉降率长期偏高 10 余年，最高曾

达到 130–140 mm/h，超出正常值 6–7 倍。

免疫系统核心指标：自身抗体谱 15 项指标（2023–06–02）中抗核小体抗体 ++，抗 SSB 抗体 +++，抗 Ro52 抗体 +++，抗 SSA 抗体 +++；补体 C4 0.15 g/L，补体 C3 0.63 g/L。

体检心电图异常 10 余年，窦性心动过缓、心律不齐，2020 年体检怀疑心肌桥。2022 年在重庆某医院住院检查出双侧颈动脉粥样硬化（未见报告）。

三、西医诊断：干燥综合征（2009 年），系统性红斑狼疮，三叉神经带状疱疹，白细胞低（30 年），轻度贫血（30 余年），肺气肿，支气管扩张，双侧颈动脉粥样硬化，颈动脉斑块，窦性心动过缓，心律不齐，心肌桥，子宫肌瘤，肾结石，甲状腺结节，肝囊肿，飞蚊症，结肠息肉，鼻中隔偏曲矫正手术（2023 年）。

用药：泼尼松、中药。

四、体质辨识报告

表 3-55-1 体质辨识结论图表

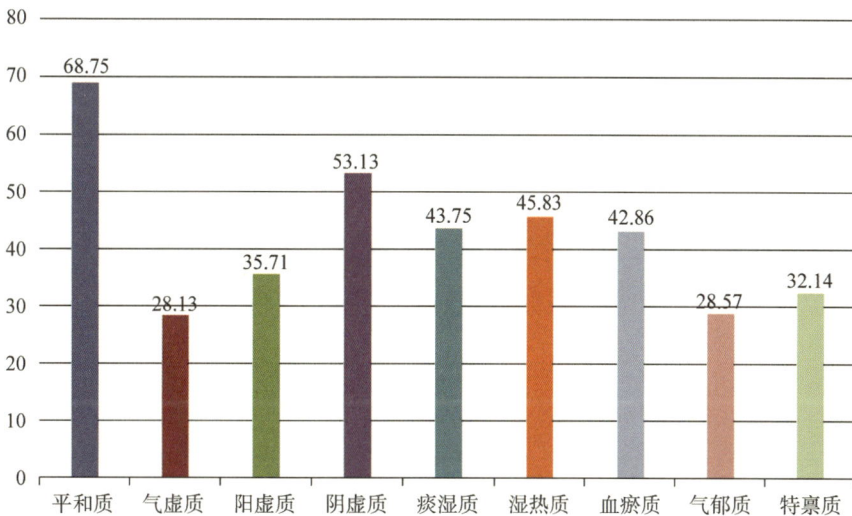

五、体质报告结论：阴虚质兼湿热质。

六、体质分析

阴虚质：该患者 10 余年前确诊为干燥综合征，皮肤干燥，面部红血丝、色斑明显；睡眠一般，睡眠时间 5–6 小时，频繁做梦，夜尿 2 次；既往有系统性红斑狼疮、飞蚊症等病史；舌红，脉弦细，按之无力。通过患者症状分析及诊断，考虑调理阴虚质。

湿热质：该患者腹泻，大便不成形，偶有大便稀溏，排泄不畅、粘马桶；近

1年出现双下肢水肿，主要为久坐后踝关节以上轻微水肿；左侧肩背部瘙痒；有三叉神经带状疱疹病史；苔黄腻，脉按之无力。通过患者症状分析及诊断，考虑为湿热质。

七、调体方案

早空腹：阴虚质膏方。

晚睡前：湿热质膏方。

一次1袋（18g），一日两次，3个月为一周期。

{饮食禁忌}阴虚体质的人宜少食油腻、辛辣、性味温热等易损伤人体阴液的食物，如油炸物、辣椒、花椒、韭菜、桂圆、荔枝、羊肉等；同时宜少食具有收敛酸涩之性等容易加重气郁表现的食物；湿热体质的人宜少食辛辣燥烈、大热大补，易助长人体湿热的食物，如烧烤、辣椒、生姜、大蒜、狗肉、羊肉、牛肉等温热之品。

{个体化调养建议}起居有节，温暖舒适，注意避暑；适度运动（散步、慢跑、旅游、八段锦、五禽戏、太极剑等）；保持心境平和，心情愉悦（喝玫瑰花茶、看书、参加社区集体活动、听轻快的音乐等）；配合三阴交、足三里、太冲等穴位按摩调理。

八、复诊

该患者体质倾向于阴虚质和湿热质，通过1年多的体质调理，症状较前缓解，指标较前改善。患者定期复查体质，最近一次复查提示基本为平和质，倾向于血瘀质、阴虚质，阴虚质和湿热质数值较前明显降低，平和质数值较前升高。

表3-55-2　复查体质辨识结论图表

复诊时间：2024年9月26日

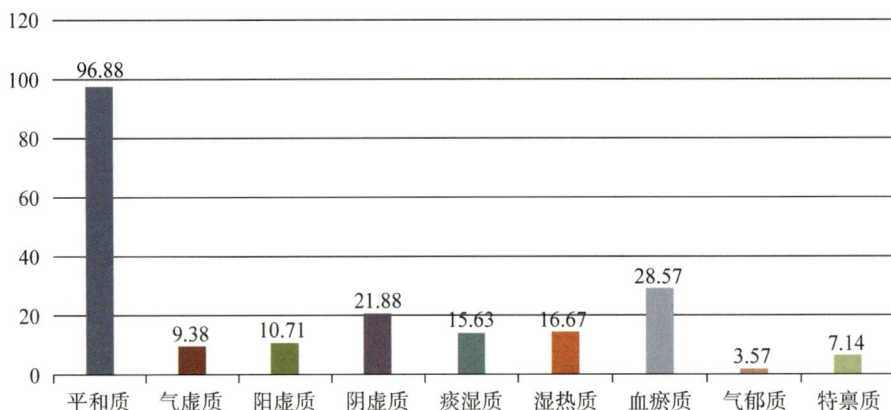

九、疗效反馈

调理后：自觉心情愉悦、无烦躁情况。

调理 1 个周期后：患者双下肢水肿基本消失；夜间起夜较前明显减少，基本不用起夜。

调理半年后：

①便溏改善。长时间便溏，每天大便三次，现在改善明显，大便基本成形。

②白细胞达到正常值（1×10^9/L）。白细胞低于 3×10^9/L 的情况已有 30 余年，调体 7 个月后即 2023 年 10 月复查，达到正常区间下限。

③$5 \times 10^9$/L 以上（3.69×10^9），2023 年 11 月再次复查达到 4.12×10^9（如图 3-55-1）。

2023 年 4 月 21 日：　　　　　　　　　2023 年 11 月 17 日：

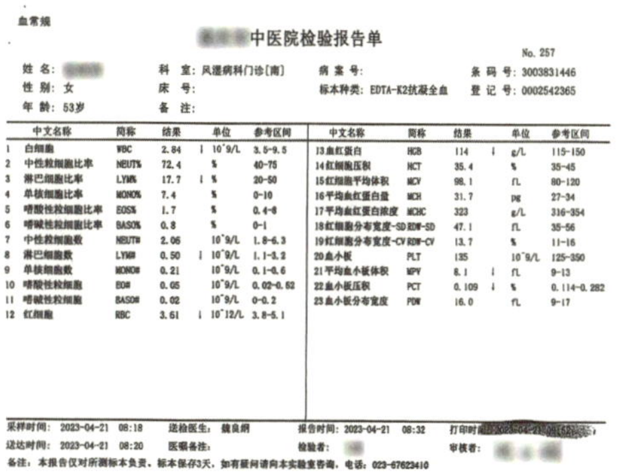

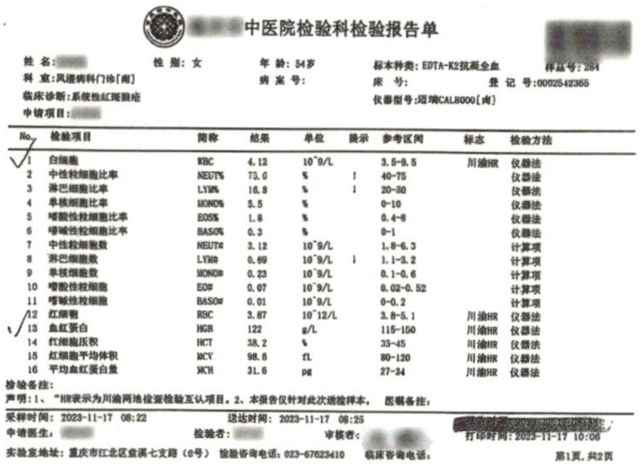

图 3-55-1　血常规对比

④贫血情况改善。轻度贫血 30 余年，多次检查血常规均显示红细胞、血红蛋白低于正常值，每年的体检报告均显示轻度贫血。调体半年后，自 2023 年 9 月开始连续 3 个月检查，红细胞、血红蛋白均已处于正常值区间。

⑤免疫系统核心指标之一的补体 C3 恢复正常。该指标低于正常水平长达 10 年以上。调体半年后即 2023 年 10 月开始，连续两个月复查均显示已正常，且最近连续三个月呈上升趋势（如图 3-55-2 所示）。

2023 年 5 月 22 日：　　　　　　　　　2024 年 10 月 10 日：

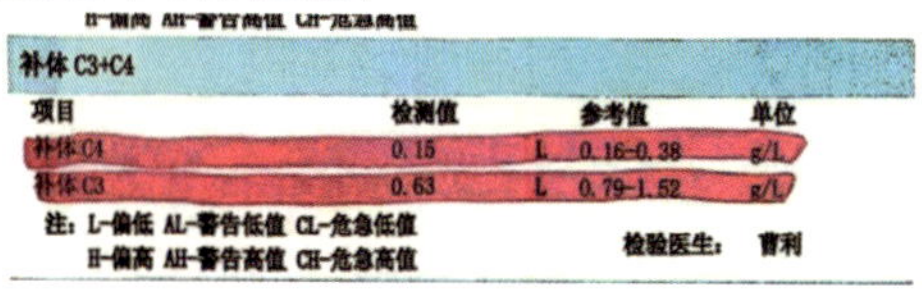

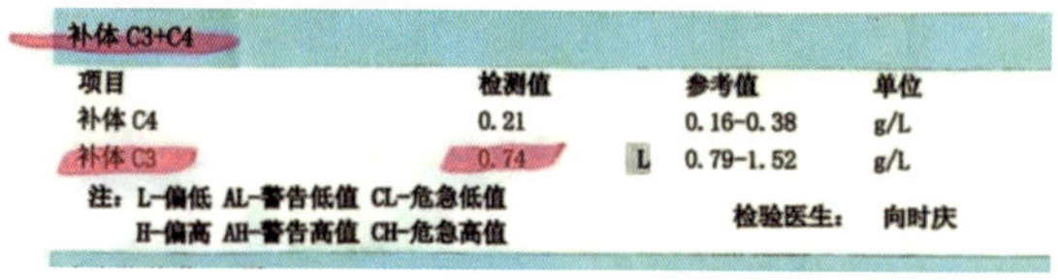

图 3-55-2　补体对比

⑥血沉（红细胞沉降率）达到正常值（0–20 mm/h）。该指标基本上一直高于正常值也已十年以上。该指标最高曾达到 109 mm/h，为极值 5 倍以上。调体近 2 个月该指标已经恢复正常（2023 年 5 月 22 日体检）。6-8 月未复查，9-11 月连续三个月复查均处于正常值区间。

⑦视力改善。2022 年 2 月 24 日，重庆某眼科医院检查，裸眼视力：右 0.08、左 0.6；矫正视力右 0.8、左 1.0。2023 年 11 月 21 日，同一医院检查，裸眼视力：右 0.4、左 1.0；矫正视力右 1.0、左 1.0。

⑧动脉粥样硬化改善。2023 年检查的心脏左前降支、颈动脉粥样硬化，2024 年 10 月体检心脏左前降支、颈动脉粥样硬化均消失（如图 3-55-3 所示）。

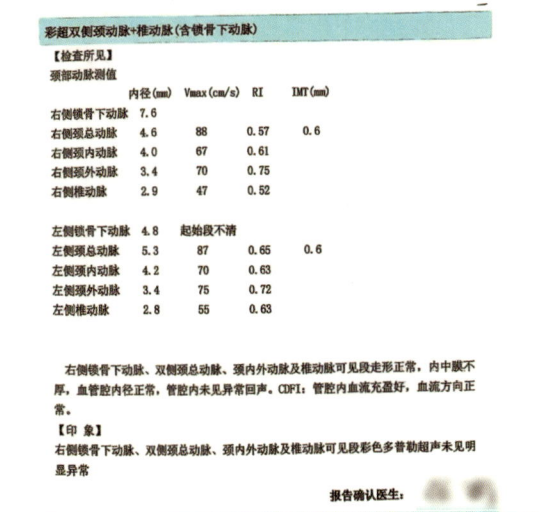

图 3-55-3　颈动脉彩超　　　　　　　　　　反馈视频二维码

十、体会

该患者辨识后阴虚质和湿热质明显，患者为中年女性，一体多病，患有干燥综合征、系统性红斑狼疮、三叉神经带状疱疹、支气管扩张、轻度贫血等多种疾病，且其中多为疑难重症，身体状态差，所以该患者若调理体质需更长时间才能有效。分析可知，患者病症均可由阴虚和湿热所致，《医门法律·伤燥门》中提到："燥胜则干……有干于津液而荣卫气衰，肉烁而皮着于骨者"。阴虚导致津液亏损，无法滋润身体各部位，从而产生干燥现象，出现眼干、口干、皮肤干等症状；湿性重浊、黏滞，湿热主要为脾胃功能受损，导致脾失运化，故出现腹泻；湿热壅盛亦可导致各种炎症产生。结合患者体质报告结果，故考虑使用阴虚体质膏方和湿热体质膏方以改善患者体质，从而达到缓解症状的效果，长期坚持体质调理并结合慢病管理，配合情志、运动、饮食调养，内外兼顾，一定能起到"1+1>2"的效果，坚持体质调理可使患者慢性病得到有效控制和改善，减少对激素药物的依赖。

患者自身体会：

①牢固树立主体意识，自己才是自己健康的主人。自己身体好了，别人拿不走，自己身体差了，送也送不出去。是福是祸都只有自己独享和承受！

②树立责任意识，对自己负责，对家庭负责。只有对自己身体健康负责了，才能对家庭、对父母、对子女负责，不能因为自己的健康出了问题拖累家人。

③要主动健康，而不是被动调理。健康是自己的，为了健康要积极主动、自律地生活，不能任性、随性，要积极主动配合调理而不是等着被调理。

④贵在坚持。疾病或亚健康状况不是突然出现的，而是几十年的生活作息、饮食、工作等习惯长期作用的结果。因此，调理身体，使其向好的方向发展也不可能一蹴而就。即使有个别特例短时间内就见到了某种效果也不能维持，需要长期坚持。

患者总结的调体座右铭：只要我坚持，我相信就会有效；只要我认真对待，我就无怨无悔！

案例 56
气虚质兼阴虚质

（睡眠障碍，高血压，糖尿病，冠心病，头昏，精神差）

姓名：唐某某　　性别：男　　年龄：75 岁　　初诊时间：2022 年 1 月 18 日

一、主诉：睡眠障碍、头昏、心慌半年余。

二、病史资料：患者近半年睡眠障碍，多梦，夜尿多；头昏、心慌，精神差，消瘦，面白无华，少气懒言，记忆力下降，头晕眼花，耳鸣；畏寒怕冷，胃脘疼痛，腰膝酸软；皮肤干燥，面部皮肤易出油，口臭，小便黄，大便干燥；体弱多病，2021 年 4 月至 2022 年 1 月患者住院 4 次，曾于医院行冠脉造影提示冠状动脉狭窄（其中有一支堵塞 90%、两支堵塞 60%），冠状动脉硬化（未见具体报告）；

平素血压、血糖控制不佳，舌淡，舌体胖大，苔白，脉弦细，按之无力。

三、西医诊断：睡眠障碍，高血压，冠心病，糖尿病，慢性胃炎伴溃疡，下肢静脉曲张。

目前用药：阿司匹林、贝他乐克、阿卡波糖。

四、体质辨识报告

表 3-56-1　体质辨识结论图表

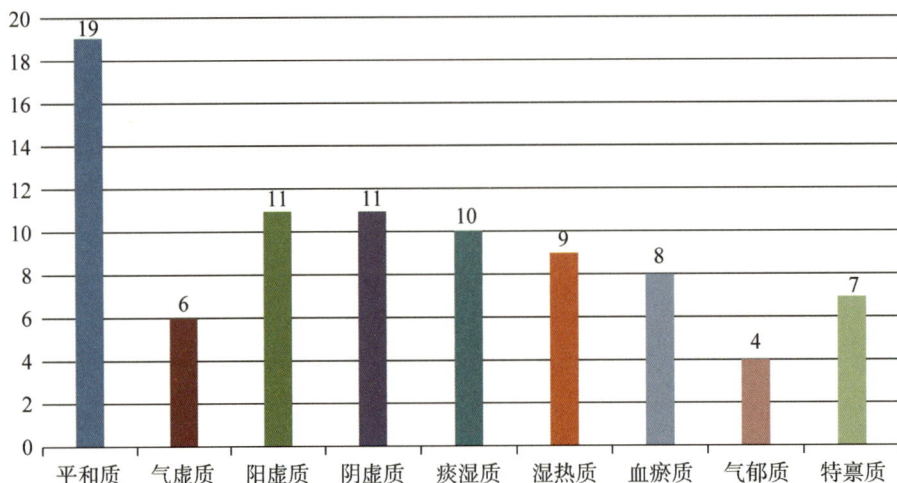

五、体质报告结论：阳虚质兼阴虚质（根据患者症状及诊断考虑调理气虚质和阴虚质）。

六、体质分析

气虚质：该患者头昏、心慌，精神差，消瘦，面白无华，少气懒言，记忆力下降；腰膝酸软；体弱多病；舌淡，苔白，脉弦细，按之无力。通过患者症状分析及诊断，考虑为气虚质。

阴虚质：该患者睡眠障碍，多梦，夜尿多；消瘦，皮肤干燥，大便干燥；平素血糖控制不佳；脉弦细，按之无力。既往有糖尿病、慢性胃炎等病史，通过患者症状分析及诊断，考虑为阴虚质。

七、调体方案

早空腹：气虚质膏方。

晚睡前：阴虚质膏方。

一次 1 袋（18 g），一日两次，3 个月为一周期。

{饮食禁忌}气虚体质的人宜少食生冷性凉、油腻厚味、辛辣刺激等容易耗气破气的食物，如冰冻食品、薄荷、香菜、胡椒、大蒜、柚子、槟榔等；阴虚体质的人宜少食油腻、辛辣、性味温热等易损伤人体阴液的食物，如油炸物、辣椒、花椒、韭菜、桂圆、荔枝、羊肉等。

{个体化调养建议}起居有节，劳逸结合，不要过于劳作；适度运动（散步、慢跑、旅游、八段锦、五禽戏、太极剑等）；保持心境平和，心情愉悦（喝茶、看书、参加社区集体活动、听轻快的音乐等）；配合穴位按摩（关元、气海、三阴交、太溪等穴位）。

八、复诊

该患者体质倾向于阳虚质和阴虚质，但根据患者症状和诊断考虑先调理气虚质和阴虚质，通过近 2 年多的体质调理，症状明显好转。定期复查体质，最近一次复查显示基本为平和质，倾向于阴虚质，阴虚质数值较前略升高，但平和质数值较前略上升，阳虚质数值较前下降。

表 3-56-2　复查体质辨识结论图表

复诊时间：2024 年 12 月 27 日

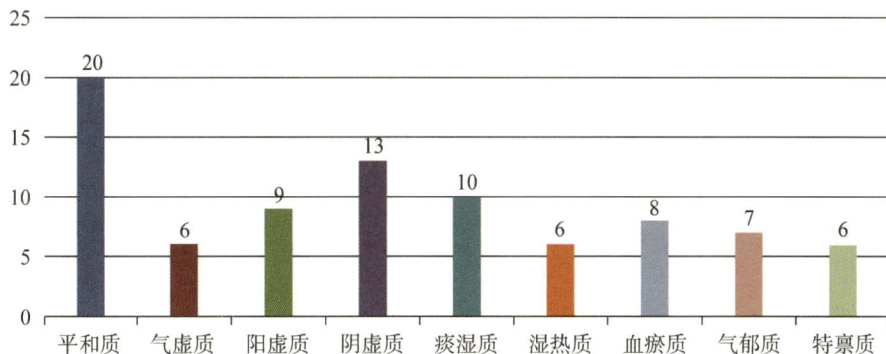

九、疗效反馈

调理 3 个月：睡眠明显变好，睡眠时间达 7 小时；目前血压控制稳定，监测血压为 108/60 mmHg。

调理半年：精气神较前明显改善，疲劳乏力较前好转，走路有劲；头晕眼花、耳鸣情况缓解，胃痛情况改善。

反馈视频二维码

坚持调理：以前一年住院 4 次，从 2023 年 3 月认真调体到现在基本没有去过医院，睡眠较前明显好转，现在睡眠时间能达 7-8 个小时，夜间起夜 1 次；血糖控制稳定，现空腹血糖 5-6 mmol/L。

十、体会

该患者体质虽以阳虚质和阴虚质为主，但根据患者症状及诊断考虑先调理气虚质和阴虚质。气虚与阳虚往往易同时并见，调理气虚可以补充正气，提高抗病能力，从而能更好地调理其他体质，正如《素问·刺法论》中所谓："正气存内，邪不可干。"患者为老年男性，年老体虚，体弱多病，脏腑功能减退，气血生化之源不足，日久可出现疲乏、头昏、少气懒言等气虚表现；而睡眠障碍主要为阴虚不能制阳，阴阳不相交，扰动心神，导致心神不安所致。唐代孙思邈在《千金方》中指出"心者，火也，肾者，水也，水火相济"，肾阴不足，肾阳蒸腾乏源，则无水以升，不能制约心阳，心阳偏胜而致心火过亢。症见心烦失眠等心火旺症状和腰膝酸痛、耳鸣、脉细数等肾阴虚症状。《伤寒论》第 303 条曰："少阴病，得之二三日以上，心中烦，不得卧，黄连阿胶汤主之。"所以该患者在调理气虚质和阴虚质时宜补气健脾、滋阴清热、培补肝肾，而气虚体质膏方和阴虚体质膏方能有效缓解症状，起到以上功效。长期坚持使用，定期复查体质，及时阶段性调整调体方案，结合饮食、运动、情志调养，综合兼顾，一定会在体质调理的过程中获得自己满意的效果。

该患者通过 2 年多的坚持调体，整体身体状态有所改善，高血压、糖尿病等慢性病得到有效控制，充分体现了体质调理的"长效第一"的宗旨。

案例 57
气虚质兼痰湿质

（过敏性皮炎，失眠，疲乏，易感冒，高血压，糖尿病，高脂血症）

姓名：鲜某某　　性别：女　　年龄：70 岁　　初诊时间：2023 年 4 月 17 日

一、主诉：易过敏数年，失眠、疲乏半年。

二、病史资料：该患者长期过敏，对花粉、刺激气味、芒果等多种物质过敏，表现为皮肤红色皮疹，伴瘙痒；近半年患者失眠，睡眠障碍，入睡困难，早醒，多梦；疲劳乏力，气短打鼾；腹部肥大，下肢无力；易感冒，季节交替时明显，需住院治疗，检查血小板为 44×10^9/L；平素血糖控制不佳，空腹血糖 10 mmol/L

以上，五心烦热，多汗，口干、口苦、口渴；记忆力下降，烦躁易怒，心慌、胸闷；肤色暗黄，面部色斑、氧化斑，经常可见皮肤瘀青；便秘难解；舌淡红，边有齿痕，苔白腻，脉弦，按之无力。

三、西医诊断：过敏性皮炎，睡眠障碍，高血压，糖尿病，高脂血症，脂肪肝，慢性胃炎，反流性食管炎，下肢静脉曲张，骨质疏松，左肾囊肿，肾错构瘤，子宫肌瘤术后（27年）。

目前用药：阿卡波糖（1粒/次，每日3次），二甲双胍（遵医嘱），瑞舒伐他汀（1天1次，睡前服）。

四、体质辨识报告

表3-57-1 体质辨识结论图表

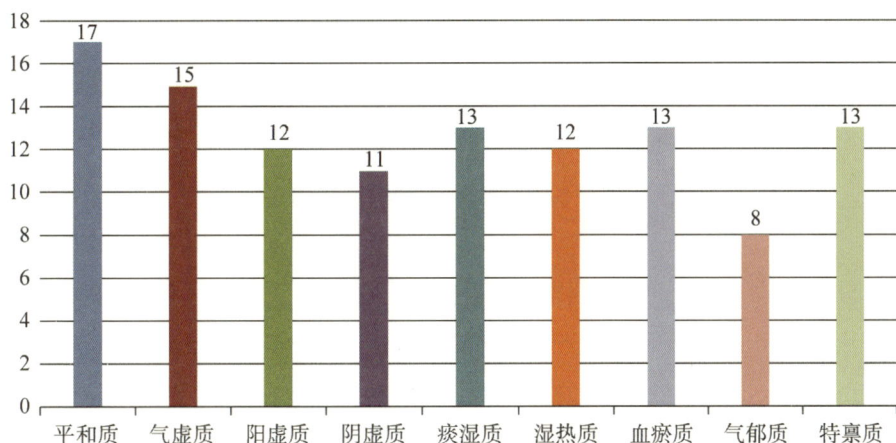

五、体质报告结论：气虚质兼痰湿质。

六、体质分析

气虚质：该患者疲劳乏力，气短，下肢无力；易感冒，季节交替时明显，需住院治疗；记忆力下降，心慌胸闷；脉弦，按之无力。通过患者症状分析及诊断，考虑为气虚质。

痰湿质：该患者近半年失眠，打鼾，腹部肥大，下肢无力；平素血糖控制不佳，空腹血糖10 mmol/L以上，多汗，口渴；既往有高脂血症、脂肪肝、肾囊肿、尿酸偏高等病史；舌边有齿痕，苔白腻，脉弦，按之无力。通过患者症状分析及诊断，考虑为痰湿质。

七、调体方案

早空腹：气虚质膏方。

晚睡前：痰湿质膏方。

一次 1 袋（18 g），一日两次，3 个月为一周期。

{饮食禁忌} 气虚体质：少食生冷性凉、油腻厚味、辛辣刺激等容易耗气破气的食物，如冰制品、薄荷、香菜、胡椒、大蒜、柚子、槟榔等；痰湿体质：少食肥、甜、油、黏（腻）的食物。

{个体化调养建议} 起居有节，劳逸结合，不要过度劳作，避免汗出受风；适度运动（散步、慢跑、旅游、八段锦、五禽戏、太极剑等）；保持心境平和，心情愉悦（喝茶、看书、参加社区集体活动、听轻快的音乐等）；配合穴位按摩（关元、气海、足三里、丰隆等穴位）。

八、复诊

该患者体质倾向于气虚质和痰湿质，通过 1 年多的体质调理，症状较前明显好转。患者定期复查体质，最近一次复查显示基本为平和质，倾向于血瘀质，且气虚质、痰湿质数值较前下降，其余偏颇体质数值均较前有所下降。

表 3-57-2　复查体质辨识结论图表

复诊时间：2024 年 12 月 24 日

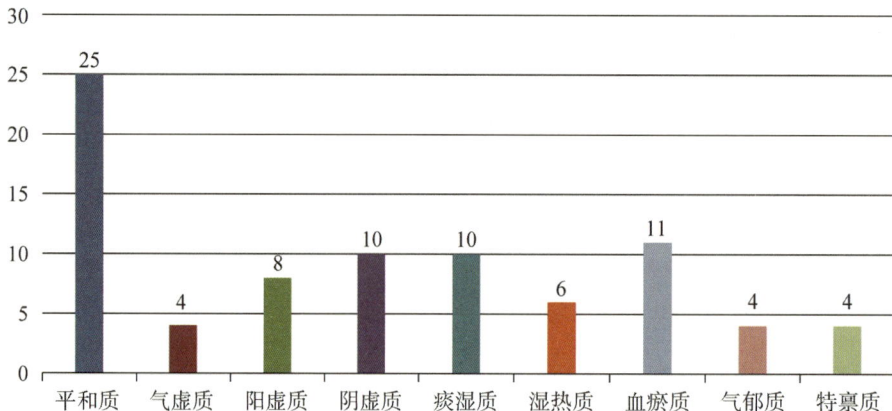

平和质	气虚质	阳虚质	阴虚质	痰湿质	湿热质	血瘀质	气郁质	特禀质
25	4	8	10	10	6	11	4	4

九、疗效反馈

调理后：患者感觉精气神状态变好，感冒减少，抵抗力增强，走路有劲。

调理半年后：患者基本不过敏，精神状态更好，睡眠较前明显改善，受伤后恢复快，经常皮肤瘀青较前明显减少，现心情舒畅，心境平和。

反馈视频二维码

十、体会

患者本人喜欢中医，觉得中医能够从根本上调理，自学过两年中医。经辨识，该患者体质以气虚质和痰湿质为主，但有血瘀质、特禀质倾向；患者为老年女性，病程长，各脏腑功能逐渐减退，气血生化之源不足，根据患者症状及诊断考虑调理气虚质和痰湿质，原因有以下几点：一是患者气虚则机体抗邪能力弱，易受外邪侵袭，故出现易过敏的特禀体质，正如《素问·刺法论》中所谓"正气存内，邪不可干，邪之所凑，其气必虚。"通过调理患者气虚体质以补充正气，提高抗邪能力，从而使特禀体质得到改善。二是气能行血，气虚则气的行血能力不足，导致气血运行不畅，血脉不通，日久则血液凝滞，形成血瘀；诚如杨士瀛《仁斋直指方·血荣气卫气论》所说："盖气者，血之帅也。气行则血行，气止则血止，气温则血滑，气寒则血凝，气有一息之不运，则血有一息之不行。"如果气虚推动无力，可导致血行迟缓，甚至瘀血；所以调理气虚体质，改善患者气虚状态，亦能减少瘀血形成，从而减轻血瘀质的发生、发展。三是脾胃为气机升降的枢纽，患者痰湿明显，日久痰湿壅盛，易阻遏中焦脾胃，导致中焦气机不利，气机失调则脏腑功能紊乱、气血运行不畅，导致多种疾病的发生。

所以，在调理上述体质时宜补气健脾、燥湿化痰，而气虚体质膏方和痰湿体质膏方具有上述功效。长期使用体质膏方，定期复查体质，阶段性调整方案，因人因时制宜，效果更佳。患者通过 1 年多的体质调理，整个身体状态以及症状均得到明显改善，使患者更加坚信体质调理对身体的好处，相信一定可以把自身体质调到平和质的状态。

案例 58
血瘀质兼阴虚质

（脑梗术后，舌体僵硬，四肢无力，便秘，睡眠障碍，老年斑，高血压，糖尿病）

姓名：周某某　　性别：男　　年龄：77 岁　　初诊时间：2022 年 7 月 10 日

一、主诉：脑梗术后四肢无力、便秘、失眠 3 年余。

二、病史资料：2018 年 9 月因突发脑梗行急诊手术后导致四肢无力、头晕、舌体僵硬、腰膝酸软，开始长期坐轮椅，后可扶拐杖行走，疲劳乏力，长期口服"血塞通"、他汀类、阿司匹林等药物；便秘难解，3~4天排便1次；失眠，睡眠障碍，入睡困难，多梦，早醒，心慌、气短，夜间需吸氧；皮肤干燥，面色晦暗，面部、手部老年斑明显，口干口渴、咽干；平素烦躁易怒，记忆力下降，头发花白，易打喷嚏；食欲差，有"将军肚"；尿频尿急、尿等待；平素血压、血糖控制不佳；舌暗红，苔白，舌下脉络紫暗、增粗，脉弦细。

三、西医诊断：脑梗术后（5年），脑血栓，高血压，糖尿病，高脂血症，脂肪肝，痛风，高尿酸血症，睡眠障碍，下肢静脉曲张，阑尾切除术后（30年）。

目前用药：二甲双胍、利格列汀、厄贝沙坦。

四、体质辨识报告

表3-58-1　体质辨识结论图表

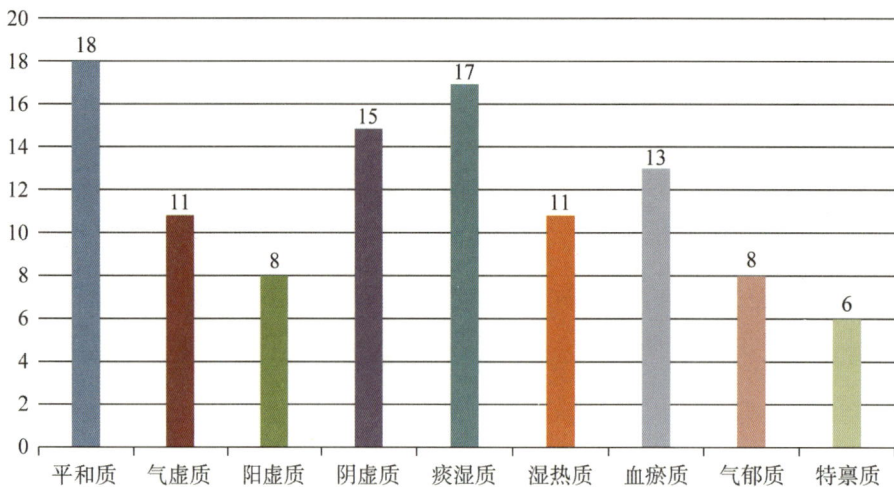

五、体质报告结论：痰湿质兼阴虚质（根据患者症状及诊断考虑调理血瘀质和阴虚质）。

六、体质分析

血瘀质：该患者2018年9月因突发脑梗行急诊手术后导致四肢无力；皮肤干燥，面色晦暗，面部、手部老年斑明显；平素血压、血糖控制不佳；既往有脑血栓、高血压、糖尿病、高脂血症、下肢静脉曲张、阑尾切除术后等病史。舌暗红，舌下脉络紫暗、增粗，脉弦细。通过患者症状分析及诊断，考虑为血瘀质。

阴虚质：该患者便秘，便秘难解，3~4天排便1次；失眠，睡眠障碍，入睡困难，多梦，早醒；皮肤干燥，口干口渴、咽干；平素烦躁易怒，记忆力下降；脉弦细。通过患者症状分析及诊断，考虑为阴虚质。

七、调体方案

早空腹：血瘀质膏方。

晚睡前：阴虚质膏方。

一次1袋（12 g），一日两次，3个月为一周期。

{饮食禁忌}血瘀体质的人少食收涩、寒凉、冰冻之物，如乌梅、柿子、石榴、苦瓜、花生米，以及高脂肪、高胆固醇、油腻食物，如蛋黄、虾、猪头肉、猪脑、奶酪等；阴虚体质的人少食油腻、辛辣、性味温热等易损伤人体阴液的食物，如油炸物、辣椒、花椒、韭菜、桂圆、荔枝、虾、羊肉等；同时宜少食具有收敛酸涩之性等容易加重血瘀表现的食物。

{个体化调养建议}起居有节，注意避寒保暖，温暖舒适，劳逸结合；适度运动，保持"形劳而不倦"，配合太极站桩；保持心境平和，心情愉悦；配合关元、气海、三阴交、足三里、太冲等穴位按摩调理。

八、复诊

该患者体质倾向于痰湿质及阴虚质，但根据患者症状及诊断考虑先调理血瘀质和阴虚质，通过2年多的体质调理，患者症状较前好转。患者定期复查体质，最近一次复查显示基本为平和质，倾向于痰湿质、血瘀质，但血瘀质、阴虚质数值较前下降，而平和质数值较前升高。

表 3-58-2　复查体质辨识结论图表

复诊时间：2024 年 12 月 23 日

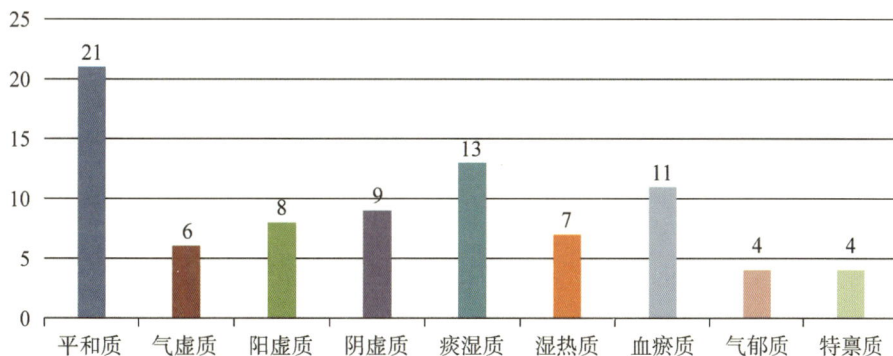

体质	数值
平和质	21
气虚质	6
阳虚质	8
阴虚质	9
痰湿质	13
湿热质	7
血瘀质	11
气郁质	4
特禀质	4

九、疗效反馈

调理后：大便较前改善，大便成形，1天1次，定时排便；面部、手部老年斑减少、变淡，头皮下十余个包块消失，面部晦暗较前明显改善，现面色较前红润；舌头恢复弹性，手脚有力，每天坚持步行7000~8000步；食欲较前明显好转，现胃口好，饮食正常。

调理半年后：精神状态好，头发变黑，面部老年斑消失2/3，且血糖、血压控制稳定，空腹血糖控制在5.8 mmol/L左右，血压控制在120/70 mmHg左右；头晕消失，血塞道、他汀类、阿司匹林药物全部停服；睡眠较前明显改善，睡眠时间达9小时，午休2小时。

反馈视频二维码

十、体会

患者为老年男性，年老体虚，脏腑功能减退，患者平素烦躁易怒，《素问·生气通天论》"大怒则形气绝，而血菀于上"，大怒伤肝，肝不藏血，血溢于脉外，停积不去则为瘀。情志失调致脏腑功能、阴阳气血失于条达，导致气血逆乱、气滞血瘀。故易突发脑梗，然手术损伤气血脉络，导致血行不畅，脉络不通，血脉瘀滞，日久出现四肢无力、头晕、面色晦暗等症状。《灵枢·贼风》："若有所堕坠，恶血在内而不去……则血气凝结。"瘀血停注日久，易形成老年斑，故患者面部、手部老年斑明显。阴虚则主要为肝肾阴虚，阴液不足，无以濡养肠道，故便秘；阴虚则阳盛，阴不制阳，阴阳不相交，扰动心神，故失眠、睡眠障碍等。患者虽体质以痰湿质和阴虚质为主，但根据患者症状以及诊断，考虑调理血瘀质和阴虚质，故宜活血化瘀通络、滋阴清热，故而症状以及慢性病选用血瘀体质膏方和阴虚体质膏方。通过长期坚持体质调理，使用体质膏方，配合饮食、运动以及情志上的调理，内外兼顾，患者的身体状态明显改善，慢性病得到有效控制，且药物减量。上述情况充分体现了体质调理是一个漫长的过程，需要长期坚持，才有明显效果。

附录

附录1

古代经典名方目录（第一批）

编号	方名	原文			剂型
		出处	处方	制法及用法	
1	桃核承气汤	《伤寒论》(汉·张仲景)"太阳病不解，热结膀胱，其人如狂，血自下，下者愈。其外不解者，尚未可攻，当先解其外；外解已，但少腹急结者，乃可攻之，宜桃核承气汤。"	桃仁五十个（去皮尖），大黄四两，桂枝二两（去皮），甘草二两（炙），芒硝二两。	上五味，以水七升，煮取二升半，去滓，内芒硝，更上火，微沸下火，先食温服五合，日三服。	汤剂
2	旋覆代赭汤	《伤寒论》(汉·张仲景)"伤寒发汗，若吐若下，解后，心下痞鞕，噫气不除者，属旋覆代赭石汤。"	旋覆花三两，人参二两，生姜五两，代赭一两，甘草三两（炙），半夏半升（洗），大枣十二枚（擘）。	上七味，以水一斗，煮取六升，去滓，再煎取三升，温服一升，日三服。	汤剂
3	竹叶石膏汤	《伤寒论》(汉·张仲景)"伤寒解后，虚羸少气，气逆欲吐，竹叶石膏汤主之。"	竹叶二把，石膏一斤，半夏半升（洗），麦门冬一升（去心），人参二两，甘草二两（炙），粳米半斤。	上七味，以水一斗，煮取六升，去滓，内粳米，煮米熟，汤成去米，温服一升，日三服。	汤剂
4	麻黄汤	《伤寒论》(汉·张仲景)"①太阳病，头痛发热，身疼腰痛，骨节疼痛，恶风无汗而喘者，麻黄汤主之。②太阳病，脉浮紧，无汗，发热，身疼痛，八九日不解，表证仍在，此当复发汗。服汤已，微除，其人发烦目瞑，剧者必衄，衄乃解。所以然者，阳气重故也，宜麻黄汤。③脉浮而紧，浮则为风，紧则为寒，风则伤卫，寒则伤荣，荣卫俱病，骨节烦疼，可发其汗，宜麻黄汤。"	麻黄三两（去节），桂枝二两（去皮），甘草一两（炙），杏仁七十个（去皮尖）。	上四味，以水九升，先煮麻黄，减二升，去上沫，内诸药，煮取二升半，去滓，温服八合，覆取微似汗，不须啜粥，余如桂枝法将息。	汤剂
5	吴茱萸汤	《伤寒论》(汉·张仲景)"①食谷欲呕，属阳明也，吴茱萸汤主之。②干呕，吐涎沫，头痛者，吴茱萸汤主之。"	吴茱萸一升（洗），人参三两，生姜六两（切），大枣十二枚（擘）。	上四味，以水七升，煮取二升，去滓，温服七合，日三服。	汤剂
6	芍药甘草汤	《伤寒论》(汉·张仲景)"伤寒脉浮，自汗出，小便数，心烦，微恶寒，脚挛急……若厥愈足温者，更作芍药甘草汤与之，其脚即伸。"	白芍药、甘草各四两（炙）。	上二味，以水三升，煮取一升五合，去滓，分温再服。	汤剂
7	半夏泻心汤	《伤寒论》(汉·张仲景)"若心下满而鞕痛者，此为结胸也，大陷胸汤主之。但满而不痛者，此为痞，柴胡不中与之，宜半夏泻心汤。"	半夏半升（洗），黄芩、干姜、人参、甘草（炙）各三两，黄连一两，大枣十二枚（擘）。	上七味，以水一斗，煮取六升，去滓，再煎取三升，温服一升，日三服。	汤剂

编号	方名	原文			剂型
		出处	处方	制法及用法	
8	真武汤	《伤寒论》(汉·张仲景) "①太阳病发汗，汗出不解，其人仍发热，心下悸，头眩，身𥆧动，振振欲擗地者，真武汤主之。②少阴病，二三日不已，至四五日，腹痛，小便不利，四肢沉重疼痛，自下利者，此为有水气，其人或咳，或小便利，或下利，或呕者，真武汤主之。"	茯苓、芍药、生姜(切)各三两，白术二两，附子一枚(炮，去皮，破八片)。	上五味，以水八升，煮取三升，去滓，温服七合，日三服。	汤剂
9	猪苓汤	《伤寒论》(汉·张仲景) "①若脉浮发热，渴欲饮水，小便不利者，猪苓汤主之。②少阴病，下利六七日，咳而呕渴，心烦不得眠者，猪苓汤主之。"	猪苓(去皮)、茯苓、泽泻、阿胶、滑石(碎)各一两。	上五味，以水四升，先煮四味，取二升，去滓，内阿胶烊消，温服七合，日三服。	汤剂
10	小承气汤	《伤寒论》(汉·张仲景) "①阳明病脉迟，虽汗出不恶寒者，其身必重，短气，腹满而喘，有潮热者，此外欲解，可攻里也。手足濈然而汗出者，此大便已鞕也，大承气汤主之。若汗多，微发热恶寒者，外未解也，其热不潮，未可与承气汤。若腹大满不通者，可与小承气汤，微和胃气，勿令至大泄下。②下利谵语者，有燥屎也，宜小承气汤。③若不大便六七日，恐有燥屎，欲知之法，少与小承气汤，汤入腹中，转矢气者，此有燥屎也，乃可攻。若不转矢气者，此但初头鞕，后必溏，不可攻之，攻之必胀满，不能食也，欲饮水者，与水则哕。其后发热者，大便必复鞕而少也，以小承气汤和之。不转矢气者，慎不可攻也。"	大黄四两(酒洗)，厚朴二两(炙，去皮)，枳实三枚(大者，炙)。	上三味，以水四升，煮取一升二合，去滓，分温二服。初服汤当更衣，不尔者，尽饮之，若更衣者，勿服之。	汤剂
11	甘草泻心汤	《伤寒论》(汉·张仲景) "伤寒中风，医反下之，其人下利日数十行，谷不化，腹中雷鸣，心下痞鞕而满，干呕心烦不得安，医见心下痞，谓病不尽，复下之，其痞益甚，此非结热，但以胃中虚，客气上逆，故使鞕也，属甘草泻心汤。"	甘草四两(炙)，黄芩三两，干姜三两，大枣十二枚(擘)，半夏半升(洗)，黄连一两。	上六味，以水一斗，煮取六升，去滓，再煎取三升，温服一升，日三服。	汤剂
12	黄连汤	《伤寒论》(汉·张仲景) "伤寒胸中有热，胃中有邪气，腹中痛，欲呕吐者，黄连汤主之。"	黄连三两，甘草三两(炙)，干姜三两，桂枝三两(去皮)，人参二两，半夏半升(洗)，大枣十二枚(擘)。	上七味，以水一斗，煮取六升，去滓，温服，昼三服夜二服。	汤剂
13	当归四逆汤	《伤寒论》(汉·张仲景) "①手足厥寒，脉细欲绝者，当归四逆汤主之。②下利脉大者，虚也，以强下之故也。设脉浮革，因尔肠鸣者，属当归四逆汤。"	当归三两，桂枝三两(去皮)，芍药三两，细辛三两，甘草二两(炙)，通草二两，大枣二十五枚(擘)。	上七味，以水八升，煮取三升，去滓，温服一升，日三服。	汤剂

编号	方名	原　文			剂型
		出处	处方	制法及用法	
14	附子汤	《伤寒论》(汉·张仲景)"少阴病，得之一二日，口中和，其背恶寒者，当灸之，附子汤主之。"	附子二枚(炮，去皮，破八片)，茯苓三两，人参二两，白术四两，芍药三两。	上五味，以水八升，煮取三升，去滓，温服一升，日三服。	汤剂
15	桂枝芍药知母汤	《金匮要略》(汉·张仲景)"诸肢节疼痛，身体魁羸，脚肿如脱，头眩短气，温温欲吐，桂枝芍药知母汤主之。"	桂枝四两，芍药三两，甘草二两，麻黄二两，生姜五两，白术五两，知母四两，防风四两，附子二两(炮)。	上九味，以水七升，煮取二升，温服七合，日三服。	汤剂
16	黄芪桂枝五物汤	《金匮要略》(汉·张仲景)"血痹，阴阳俱微，寸口关上微，尺中小紧，外证身体不仁，如风痹状，黄芪桂枝五物汤主之。"	黄芪三两，芍药三两，桂枝三两，生姜六两，大枣十二枚。	上五味，以水六升，煮取二升，温服七合，日三服。	汤剂
17	半夏厚朴汤	《金匮要略》(汉·张仲景)"妇人咽中如有炙脔，半夏厚朴汤主之。"	半夏一升，厚朴三两，茯苓四两，生姜五两，干苏叶二两。	上五味，以水七升，煮取四升，分温四服，日三夜一服。	汤剂
18	瓜蒌薤白半夏汤	《金匮要略》(汉·张仲景)"胸痹不得卧，心痛彻背者，瓜蒌薤白半夏汤主之。"	瓜蒌实一枚，薤白三两，半夏半斤，白酒一斗。	上四味，同煮，取四升，温服一升，日三服。	汤剂
19	苓桂术甘汤	《金匮要略》(汉·张仲景)"①心下有痰饮，胸胁支满，目眩，苓桂术甘汤主之。②夫短气有微饮，当从小便去之，苓桂术甘汤主之。"	茯苓四两，桂枝、白术各三两，甘草二两。	上四味，以水六升，煮取三升，分温三服。	汤剂
20	泽泻汤	《金匮要略》(汉·张仲景)"心下有支饮，其人苦冒眩，泽泻汤主之。"	泽泻五两，白术二两。	上二味，以水二升，煮取一升，分温再服。	汤剂
21	百合地黄汤	《金匮要略》(汉·张仲景)"百合病，不经吐、下、发汗，病形如初者，百合地黄汤主之。"	百合七枚(擘)，生地黄汁一升。	上以水洗百合，渍一宿，当白沫出，去其水，更以泉水二升，煎取一升，去滓，内地黄汁，煎一升五合，分温再服。中病，勿更服，大便当如漆。	汤剂
22	枳实薤白桂枝汤	《金匮要略》(汉·张仲景)"胸痹心中痞，留气结在胸，胸满，胁下逆抢心，枳实薤白桂枝汤主之。"	枳实四枚，厚朴四两，薤白半斤，桂枝一两，瓜蒌实一枚(捣)。	上五味，以水五升，先煮枳实、厚朴，取二升，去滓，内诸药，煮数沸，分温三服。	汤剂

编号	方名	原文			剂型
		出处	处方	制法及用法	
23	大建中汤	《金匮要略》（汉·张仲景）"心胸中大寒痛，呕不能饮食，腹中寒，上冲皮起，出见有头足，上下痛而不可触近，大建中汤主之。"	蜀椒二合（去汗），干姜四两，人参二两。	上三味，以水四升，煮取二升，去滓，内胶饴一升，微火煮取一升半，分温再服；如一炊顷，可饮粥二升，后更服。当一日食糜，温覆之。	汤剂
24	橘皮竹茹汤	《金匮要略》（汉·张仲景）"哕逆者，橘皮竹茹汤主之。"	橘皮二升，竹茹二升，大枣三十枚，生姜半斤，甘草五两，人参一两。	上六味，以水一斗，煮取三升，温服一升，日三服。	汤剂
25	麦门冬汤	《金匮要略》（汉·张仲景）"大逆上气，咽喉不利，止逆下气者，麦门冬汤主之。"	麦门冬七升，半夏一升，人参二两，甘草二两，粳米三合，大枣十二枚。	上六味，以水一斗二升，煮取六升，温服一升，日三夜一服。	汤剂
26	甘姜苓术汤	《金匮要略》（汉·张仲景）"肾著之病，其人身体重，腰中冷，如坐水中，形如水状，反不渴，小便自利，饮食如故，病属下焦。身劳汗出，衣里冷湿，久久得之，腰以下冷痛，腹重如带五千钱，甘姜苓术汤主之。"	甘草、白术各二两，干姜、茯苓各四两。	上四味，以水五升，煮取三升，分温三服。	汤剂
27	厚朴七物汤	《金匮要略》（汉·张仲景）"病腹满，发热十日，脉浮而数，饮食如故，厚朴七物汤主之。"	厚朴半斤，甘草、大黄各三两，大枣十枚，枳实五枚，桂枝二两，生姜五两。	上七味，以水一斗，煮取四升，温服八合，日三服。	汤剂
28	厚朴麻黄汤	《金匮要略》（汉·张仲景）"咳而脉浮者，厚朴麻黄汤主之。"	厚朴五两，麻黄四两，石膏如鸡子大，杏仁半升，半夏半升，干姜二两，细辛二两，小麦一升，五味子半升。	上九味，以水一斗二升，先煮小麦熟，去滓，内诸药，煮取三升，温服一升，日三服。	汤剂
29	当归建中汤	《千金翼方》（唐·孙思邈）"治产后虚羸不足，腹中疴痛不止，吸吸少气，或若小腹拘急挛痛引腰背，不能饮食，产后一月，日得服四五剂为善，令人强壮内补方。"	当归四两，桂心三两，甘草二两（炙），芍药六两，生姜三两，大枣十二枚（擘）。	右六味，㕮咀，以水一斗，煮取三升，分为三服，一日令尽。	汤剂
30	温脾汤	《备急千金要方》（唐·孙思邈）"治下久赤白连年不止，及霍乱，脾胃冷，实不消。"	大黄四两，人参、甘草、干姜各二两，附子一枚（大者）。	右五味，㕮咀，以水八升煮取二升半，分三服。临熟下大黄。	汤剂
31	温胆汤	《备急千金要方》（唐·孙思邈）"治大病后，虚烦不得眠，此胆寒故也，宜服温胆汤。"	半夏、竹茹、枳实各二两，橘皮三两，生姜四两，甘草一两。	右六味，㕮咀，以水八升煮取二升，分三服。	汤剂

编号	方名	原文			剂型
		出处	处方	制法及用法	
32	小续命汤	《备急千金要方》（唐·孙思邈）"治卒中风欲死，身体缓急，口目不正，舌强不能语，奄奄忽忽，神情闷乱，诸风服之皆验，不令人虚方。"	麻黄、防己、人参、黄芩、桂心、甘草、芍药、川芎、杏仁各一两，附子一枚，防风一两半，生姜五两。	右十二味，㕮咀，以水一斗二升，先煮麻黄三沸，去沫，内诸药，煮取三升。分三服，甚良。不瘥，更合三、四剂，必佳。	汤剂
33	开心散	《备急千金要方》（唐·孙思邈）"开心散，主好忘方。"	远志、人参各四分，茯苓二两，菖蒲一两。	右四味治下筛，饮服方寸匕，日三。	散剂
34	槐花散	《普济本事方》（宋·许叔微）"治肠风脏毒，槐花散。"	槐花（炒），柏叶（烂杵焙），荆芥穗，枳壳（去穰细切，麸炒黄）。	右修事了，方秤等分，细末，用清米饮调下二钱，空心食前服。	散剂
35	竹茹汤	《普济本事方》（宋·许叔微）"治胃热呕吐，竹茹汤。"	干葛三两，甘草三分（炙），半夏三分（姜汁半盏，浆水一升煮耗半）。	右粗末，每服五钱，水二盏，生姜三片，竹茹一弹大，枣一个，同煎至一盏，去滓温服。	煮散
36	辛夷散	《严氏济生方》（宋·严用和）"治肺虚，风寒湿热之气加之，鼻内壅塞，涕出不已，或气息不通，或不闻香臭。"	辛夷仁、细辛(洗去土、叶)、藁本（去芦）、升麻、川芎、木通（去节）、防风（去芦）、羌活（去芦）、甘草（炙）、白芷各等分。	右为细末，每服二钱。食后茶清调服。	散剂
37	当归饮子	《严氏济生方》（宋·严用和）"治心血凝滞，内蕴风热，发见皮肤，遍身疮疥，或肿或痒，或脓水浸淫，或发赤疹瘔癗。"	当归(去芦)、白芍药、川芎、生地黄（洗）、白蒺藜（炒，去尖）、防风（去芦）、荆芥穗各一两，何首乌、黄芪(去芦)，甘草（炙）各半两。	右㕮咀，每服四钱，水一盏半，姜五片，煎至八分，去滓温服。不拘时候。	煮散
38	实脾散	《严氏济生方》《宋·严用和）"治阴水，先实脾土。"	厚朴(去皮，姜制，炒)、白术、木瓜（去瓤）、木香（不见火）、草果仁、大腹子、附子（炮、去皮脐）、白茯苓（去皮）、干姜（炮）各一两，甘草（炙）半两。	右㕮咀，每服四钱，水一盏半，生姜五片，枣子一枚，煎至七分，去滓温服，不拘时候。	煮散
39	温经汤	《妇人大全良方》（宋·陈自明）"若经道不通，绕脐寒疝痛彻，其脉沉紧。此由寒气客于血室，血凝不行，结积血为气所冲，新血与故血相搏，所以发痛。譬如天寒地冻，水凝成冰。宜温经汤及桂枝桃仁汤、万病丸。"	当归、川芎、芍药、桂心、牡丹皮、莪术各半两，人参、甘草、牛膝各一两。	右㕮咀，每服五钱。水一盏半，煎至八分，去滓温服。	煮散

编号	方名	原文			剂型
		出处	处方	制法及用法	
40	泻白散	《小儿药证直诀》（宋·钱乙）"治小儿肺盛，气急喘嗽。"	地骨皮（洗去土，焙）、桑白皮（细锉炒黄）各一两，甘草（炙）一钱。	上锉散，入粳米一撮，水二小盏，煎七分，食前服。	煮散
41	清心莲子饮	《太平惠民和剂局方》（宋·太平惠民和剂局）"治心中蓄积，时常烦躁，因而思虑劳力，忧愁抑郁，是致小便白浊，或有沙膜，夜梦走泄，遗沥涩痛，便赤如血；或因酒色过度，上盛下虚，心火炎上，肺金受克，口舌干燥，渐成消渴，睡卧不安，四肢倦怠，男子五淋，妇人带下赤白；及病后气不收敛，阳浮于外，五心烦热。药性温平，不冷不热，常服清心养神，秘精补虚，滋润肠胃，调顺血气。"	黄芩、麦门冬（去心）、地骨皮、车前子、甘草（炙）各半两，石莲肉（去心）、白茯苓、黄芪（蜜炙）、人参各七钱半。	右剉散。每三钱，麦门冬十粒，水一盏半，煎取八分，去滓，水中沉冷，空心，食前服。	煮散
42	甘露饮	《太平惠民和剂局方》（宋·太平惠民和剂局）"治丈夫、妇人、小儿胃中客热，牙宣口气，齿龈肿烂，时出脓血，目睑垂重，常欲合闭；或频饥烦，不欲饮食，及赤目肿痛，不任凉药，口舌生疮，咽喉肿痛，疮疹已发、未发，皆可服之。又疗脾胃受湿，瘀热在里，或醉饱房劳，湿热相搏，致生疸病，身面皆黄，肢体微肿，胸满气短，大便不调，小便黄涩，或时身热，并皆治之。"	枇杷叶（刷去毛）、干熟地黄（去土）、天门冬（去心，焙）、枳壳（去瓤，麸炒）、山茵陈（去梗）、生干地黄、麦门冬（去心，焙）、石斛（去芦）、甘草（炙）、黄芩。	右等分，为末。每服二钱，水一盏，煎至七分，去滓温服，食后，临卧。小儿一服分两服，仍量岁数加减与之。	煮散
43	华盖散	《太平惠民和剂局方》（宋·太平惠民和剂局）"治肺感寒邪，咳嗽上气，胸膈烦满，项背拘急，声重鼻塞，头昏目眩，痰气不利，呀呷有声。"	紫苏子（炒）、赤茯苓（去皮）、桑白皮（炙）、陈皮（去白）、杏仁（去皮、尖，炒）、麻黄（去根、节）各一两，甘草（炙）半两。	右七味为末。每服二钱，水一盏，煎至七分，去滓，食后温服。	煮散
44	三痹汤	《妇人大全良方》（宋·陈自明）"治血气凝滞，手足拘挛，风痹，气痹等疾皆疗。"	川续断、杜仲（去皮，切，姜汁炒）、防风、桂心、细辛、人参、茯苓、当归、白芍药、甘草各一两，秦艽、生地黄、川芎、川独活各半两，黄芪、川牛膝各一两。	右㕮咀为末，每服五钱。水二盏，姜三片，枣一枚，煎至一盏，去滓热服，无时候，但腹稍空服。	煮散
45	升阳益胃汤	《脾胃论》（金·李东垣）"脾胃之虚，怠惰嗜卧，四肢不收，时值秋燥令行，湿热少退，体重节痛，口苦舌干，食无味，大便不调，小便频数，不嗜食，食不消。兼见肺病，洒淅恶寒，惨惨不乐，面色恶而不和，乃阳气不伸故也。当升阳益胃，名之曰升阳益胃汤。"	黄芪二两，半夏（汤洗）、人参（去芦）、甘草（炙）各一两，防风、白芍药、羌活、独活各五钱，橘皮（连穰）四钱，茯苓、泽泻、柴胡、白术各三钱，黄连二钱。	上㕮咀，每服三钱，生姜五片，枣二枚，去核，水三盏，同煎至一盏，去渣，温服，早饭、午饭之间服之，禁忌如前。其药渐加至五钱止。	煮散

编号	方名	原文			剂型
		出处	处方	制法及用法	
46	清胃散	《兰室秘藏》（金·李东垣）"治因服补胃热药，致使上下牙疼痛不可忍，牵引头脑、满面发热，大痛。足阳明之别络入脑，喜寒恶热，乃是手足阳明经中热盛而作也。其齿喜冷恶热。"	当归身、择细黄连、生地黄(酒制)各三分，牡丹皮五分，升麻一钱。	上为细末，都作一服，水一盏半，煎至一盏，去滓，带冷服之。	煮散
47	当归六黄汤	《兰室秘藏》（金·李东垣）"治盗汗之圣药也。"	当归、生地黄、熟地黄、黄柏、黄芩、黄连各等分，黄芪加一倍。	上为粗末，每服五钱，水二盏，煎至一盏，食前服。小儿减半服之。	煮散
48	圣愈汤	《兰室秘藏》（金·李东垣）"治诸恶疮，血出多而心烦不安，不得睡眠，亡血故也，以此药主之。"	生地黄、熟地黄、川芎、人参各三分，当归身、黄芪各五分。	上㕮咀，如麻豆大，都作一服。水二大盏，煎至一盏，去滓，稍热无时服。	煮散
49	乌药汤	《兰室秘藏》（金·李东垣）"治妇人血海疼痛。"	当归、甘草、木香各五钱，乌药一两，香附子二两（炒）。	上㕮咀，每服五钱，水二大盏，去滓，温服，食前。	煮散
50	羌活胜湿汤	《内外伤辨惑论》（金·李东垣）"肩背痛不可回顾者，此手太阳气郁而不行，以风药散之。脊痛项强，腰似折，项似拔，此足太阳经不通行，以羌活胜湿汤主之。"	羌活、独活各一钱，藁本、防风、甘草（炙）、川芎各五分，蔓荆子三分。	上㕮咀，都作一服，水二盏，煎至一盏，去渣，大温服，空心食前。	煮散
51	当归补血汤	《内外伤辨惑论》（金·李东垣）"治肌热，燥热，困渴引饮，目赤面红，昼夜不息。其脉洪大而虚，重按全无。"	黄芪一两，当归二钱（酒洗）。	上件咀，都作一服。水二盏，煎至一盏，去渣，温服，空心食前。	煮散
52	厚朴温中汤	《内外伤辨惑论》（金·李东垣）"治脾胃虚寒，心腹胀满，及秋冬客寒犯胃，时作疼痛。"	厚朴(姜制)、橘皮(去白)各一两，甘草(炙)、草豆蔻仁、茯苓(去皮)、木香各五钱，干姜七分。	上为粗散，每服五钱匕。水二盏，生姜三片，煎至一盏，去渣，温服，食前。忌一切冷物。	煮散
53	地黄饮子	《黄帝素问宣明论方》（金·刘完素）"喑痱证，主肾虚。内夺而厥，舌喑不能言，二足废不为用。肾脉虚弱，其气厥不至，舌不仁。经云：喑痱，足不履用，音声不出者。地黄饮子主之，治喑痱，肾虚弱厥逆，语声不出，足废不用。"	熟干地黄、巴戟(去心)、山茱萸、石斛、肉苁蓉(酒浸，焙)、附子(炮)、五味子、官桂、白茯苓、麦门冬(去心)、菖蒲、远志(去心)各等分。	右为末，每服三钱，水一盏半，生姜五片，枣一枚，薄荷同煎至八分，不计时候。	煮散
54	大秦艽汤	《素问病机气宜保命集》（金·刘完素）"中风，外无六经之形证，内无便溺之阻格，知血弱不能养筋，故手足不能运动，舌强不能言语，宜养血而筋自荣，大秦艽汤主之。"	秦艽三两，甘草二两，川芎二两，当归二两，白芍药二两，细辛半两，川羌活、防风、黄芩各一两，石膏二两，吴白芷一两，白术一两，生地黄一两，熟地黄一两，白茯苓一两，川独活二两。	右十六味，到，每服一两，水煎，去渣，温服，无时。	煮散

编号	方名	原　文			剂型
		出处	处方	制法及用法	
55	三化汤	《素问病机气宜保命集》(金·刘完素)"中风外有六经之形证,先以加减续命汤,随证治之,内有便溺之阻格,复以三化汤主之。"	厚朴、大黄、枳实、羌活各等分。	右剉如麻豆大,每服三两,水三升,煎至一升半,终日服之。以微利为度,无时。	汤剂
56	清金化痰汤	《医学统旨》(明·叶文龄)"清金化痰汤,因火者,咽喉干痛,面赤,鼻出热气,其痰嗽而难出,色黄且浓,或带血丝,或出腥臭。"	黄芩、山栀各一钱半,桔梗二钱,麦门冬(去心)、桑皮、贝母、知母、瓜蒌仁(炒)、橘红、茯苓各一钱,甘草四分。	水二盅,煎八分,食后服。	汤剂
57	桑白皮汤	《景岳全书》(明·张景岳)"治肺气有余,火炎痰盛作喘。"	桑白皮、半夏、苏子、杏仁、贝母、山栀、黄芩、黄连各八分。	水二盅,姜三片,煎八分,温服。	汤剂
58	金水六君煎	《景岳全书》(明·张景岳)"治肺肾虚寒,水泛为痰,或年迈阴虚,血气不足,外受风寒,咳嗽呕恶,多痰喘急等证。"	当归二钱,熟地三、五钱,陈皮一钱半,半夏二钱,茯苓二钱,炙甘草一钱。	水二盅,生姜三、五、七片,煎七、八分,食远温服。	汤剂
59	暖肝煎	《景岳全书》(明·张景岳)"治肝肾阴寒,小腹疼痛,疝气等证。"	当归二、三钱,枸杞三钱,茯苓二钱,小茴香二钱,肉桂一、二钱,乌药二钱,沉香一钱或木香亦可。	水一盅半,加生姜三、五片,煎七分,食远温服。	汤剂
60	玉女煎	《景岳全书》(明·张景岳)"治水亏火盛,六脉浮洪滑大,少阴不足,阳明有余,烦热干渴,头痛牙疼,失血等证。若大便溏泄者,乃非所宜。"	生石膏三、五钱,熟地三、五钱或一两,麦冬二钱,知母、牛膝各一钱半。	水一盅半,煎七分,温服或冷服。	汤剂
61	保阴煎	《景岳全书》(明·张景岳)"治男妇带浊遗淋,色赤带血,脉滑多热,便血不止,及血崩血淋,或经期太早,凡一切阴虚内热动血等证。"	生地、熟地、芍药各二钱,山药、川续断、黄芩、黄柏各一钱半,生甘草一钱。	水二盅,煎七分,食远温服。	汤剂
62	化肝煎	《景岳全书》(明·张景岳)"治怒气伤肝,因而气逆动火,致为烦热胁痛,胀满动血等证。"	青皮、陈皮各二钱,芍药二钱,丹皮、栀子(炒)、泽泻各一钱半,土贝母二、三钱。	水一盅半,煎七、八分。食远温服。	汤剂
63	济川煎	《景岳全书》(明·张景岳)"凡病涉虚损,而大便闭结不通,则硝、黄攻击等剂必不可用,若势有不得不通者,宜此主之。"	当归三、五钱,牛膝二钱,肉苁蓉(酒洗去咸)二、三钱,泽泻一钱半,升麻五分、七分或一钱,枳壳一钱。	水一盅半,煎七八分,食前服。	汤剂

编号	方名	原　文			剂型
		出处	处方	制法及用法	
64	固阴煎	《景岳全书》（明·张景岳）"治阴虚滑泄，带浊淋遗，及经水因虚不固等证。此方专主肝肾。"	人参随宜，熟地三、五钱，山药二钱（炒），山茱萸一钱半，远志七分（炒），炙甘草一、二钱，五味子十四粒，菟丝子二、三钱（炒香）。	水二盅，煎七分，食远温服。	汤剂
65	托里消毒散	《外科正宗》（明·陈实功）"治痈疽已成不得内消者，宜服此药以托之，未成者可消，已成者即溃，腐肉易去，新肉易生，此时不可用内消泄气、寒凉等药致伤脾胃为要。"	人参、川芎、白芍、黄芪、当归、白术、茯苓、金银花各一钱，白芷、甘草、皂角针、桔梗各五分。	水二盅，煎八分，食远服。	汤剂
66	清上蠲痛汤	《寿世保元》（明·龚廷贤）"论一切头痛主方，不论左右偏正新久，皆效。"	当归一钱（酒洗），小川芎一钱，白芷一钱，细辛三分，羌活一钱，独活一钱，防风一钱，菊花五分，蔓荆子五分，苍术一钱（米泔浸），片芩一钱五分（酒炒），麦门冬一钱，甘草三分（生）。	上锉一剂，生姜煎服。	煮散
67	清肺汤	《万病回春》（明·龚廷贤）"治一切咳嗽，上焦痰盛。"	黄芩（去朽心）一钱半，桔梗（去芦）、茯苓（去皮）、陈皮（去白）、贝母（去心）、桑白皮各一钱，当归、天门冬（去心）、山栀、杏仁（去皮尖）、麦门冬（去心）各七分，五味子七粒，甘草三分。	上锉，生姜、枣子煎，食后服。	煮散
68	养胃汤	《证治准绳》（明·王肯堂）"治外感风寒，内伤生冷，憎寒壮热，头目昏疼，不问风寒二证，夹食停痰，俱能治之，但感风邪，以微汗为好。"	半夏（汤洗七次）、厚朴（去粗皮、姜汁炒）、苍术（米泔浸一宿，洗切、炒）各一两，橘红七钱半，藿香叶（洗去土）、草果（去皮膜）、茯苓（去黑皮）、人参（去芦）各半两，炙甘草二钱半。	右㕮咀，每服四钱，水一盏半，姜七片，乌梅一个，煎六分，热服。	煮散

编号	方名	原文			剂型
		出处	处方	制法及用法	
69	清骨散	《证治准绳》（明·王肯堂）"专退骨蒸劳热。"	银柴胡一钱五分，胡黄连、秦艽、鳖甲（醋炙）、地骨皮、青蒿、知母各一钱，甘草五分。	水二盅，煎八分，食远服。	汤剂
70	石决明散	《普济方》（明·朱橚）"石决明散，治风毒气攻入头系眼昏暗，及头目不利。"	石决明、羌活（去芦头）、草决明、菊花各一两，甘草（炙，剉）半两。	右为散，每服二钱，以水一盏。煎六分，和滓，食后、临卧温服。	煮散
71	保元汤	《简明医彀》（明·孙志宏）"治元气虚弱，精神倦怠，肌肉柔慢，饮食少进，面青㿠白，睡卧宁静，……及有杂证，皆属虚弱，宜服。"	人参一钱，黄芪二钱，甘草五分，肉桂二分。	右加生姜一片，水煎服。	汤剂
72	达原饮	《瘟疫论》（明·吴又可）"瘟疫初起先憎寒而后发热，日后但热而无憎寒也，初起二三日，其脉不浮不沉而数，昼夜发热，日晡益甚，头疼身痛，其时邪在伏脊之前，肠胃之后。虽有头疼身痛，此邪热浮越于经，不可认为伤寒表证，辄用麻黄、桂枝之类强发其汗。此邪不在经，汗之徒伤表气，热亦不减。又不可下，此邪不在里，下之徒伤胃气，其渴愈甚。宜达原饮。"	槟榔二钱，厚朴一钱，草果仁五分，知母一钱，芍药一钱，黄芩一钱，甘草五分。	右用水一盅，煎八分，午后温服。	汤剂
73	升陷汤	《医学衷中参西录》（清·张锡纯）"治胸中大气下陷，气短不足以息……"	生黄芪六钱，知母三钱，柴胡一钱五分，桔梗一钱五分，升麻一钱。	水煎服。	汤剂
74	三甲复脉汤	《温病条辨》（清·吴瑭）"①下焦温病，热深厥甚，脉细促，心中憺憺大动，甚则心中痛者，三甲复脉汤主之。②燥久伤及肝肾之阴，上盛下虚，昼凉夜热，或干咳，或不咳，甚则痉厥者，三甲复脉汤主之。"	炙甘草六钱，干地黄六钱，生白芍六钱，麦冬五钱（不去心），阿胶三钱，麻仁三钱，生牡蛎五钱，生鳖甲八钱，生龟板一两。	水八杯，煮取八分三杯，分三次服。	汤剂
75	沙参麦冬汤	《温病条辨》（清·吴瑭）"燥伤肺胃阴分，或热或咳者，沙参麦冬汤主之。"	沙参三钱，玉竹二钱，生甘草一钱，冬桑叶一钱五分，麦冬三钱，生扁豆一钱五分，花粉一钱五分。	水五杯，煮取二杯，日再服。	汤剂
76	新加香薷饮	《温病条辨》（清·吴瑭）"手太阴暑温，如上条证，但汗不出者，新加香薷饮主之。"	香薷二钱，银花三钱，鲜扁豆花三钱，厚朴二钱，连翘二钱。	水五杯，煮取二杯，先服一杯，得汗止后服，不汗再服，服尽不汗，再作服。	汤剂

编号	方名	原 文			剂型
		出处	处方	制法及用法	
77	桑杏汤	《温病条辨》(清·吴瑭)"秋感燥气,右脉数大,伤手太阴气分者,桑杏汤主之。"	桑叶一钱,杏仁一钱五分,沙参二钱,象贝一钱,香豉一钱,栀皮一钱,梨皮一钱。	水二杯,煮取一杯,顿服之,重者再作服。	汤剂
78	益胃汤	《温病条辨》(清·吴瑭)"阳明温病,下后汗出,当复其阴,益胃汤主之。"	沙参三钱,麦冬五钱,冰糖一钱,细生地五钱,玉竹一钱五分(炒香)。	水五杯,煮取二杯,分二次服,渣再煮一杯服。	汤剂
79	蠲痹汤	《医学心悟》(清·程国彭)"通治风、寒、湿三气,合而成痹。"	羌活、独活各一钱,桂心五分,秦艽一钱,当归三钱,川芎七分,甘草五分(炙),海风藤二钱,桑枝三钱,乳香、木香各八分。	水煎服。	汤剂
80	二冬汤	《医学心悟》(清·程国彭)"治上消者,宜润其肺,兼清其胃,二冬汤主之。"	天冬二钱(去心),麦冬三钱(去心),花粉一钱,黄芩一钱,知母一钱,甘草五分,人参五分,荷叶一钱。	水煎服。	汤剂
81	半夏白术天麻汤	《医学心悟》(清·程国彭)"眩,谓眼黑;晕者,头旋也……有湿痰壅遏者,书云,头旋眼花,非天麻、半夏不除是也,半夏白术天麻汤主之。"	半夏一钱五分,天麻、茯苓、橘红各一钱,白术三钱,甘草五分。	生姜一片,大枣二枚,水煎服。	汤剂
82	藿朴夏苓汤	《医原》(清·石寿棠)"湿之化气,为阴中之阳,氤氲浊腻,故兼证最多,变迁最幻,愈期最缓。其见证也,面色混浊如油腻,口气浊腻不知味,或生甜水,舌苔白腻,膜原邪重则舌苔满布,厚如积粉,板贴不松,脉息模糊不清,或沉细似伏,断续不匀,神多沉困嗜睡。斯时也,邪在气分,即当分别湿多热多。"	杜藿香二钱,真川朴一钱,姜半夏钱半,赤苓三钱,光杏仁三钱,生薏仁四钱,白蔻末六分,猪苓钱半,淡香豉三钱,建泽泻钱半。	选用丝通草三钱,或五钱煎汤代水,煎上药服。	汤剂
83	丁香柿蒂散	《伤寒瘟疫条辨》(清·杨栗山)"治久病呃逆,因下寒者。"	丁香、柿蒂各二钱,人参一钱,生姜三钱。	水煎温服。	汤剂
84	一贯煎	《医方絜度》(清·钱敏捷)"一贯煎(柳洲)主肝血衰少,脘痛,胁疼。"	北沙参、麦冬、当归各一钱五分,枸杞、生地各三钱,川楝子二钱。	水煎服。	汤剂
85	易黄汤	《傅青主女科》(清·傅山)"妇人有带下而色黄者,宛如黄茶浓汁,其气腥秽,所谓黄带是也……法宜补任脉之虚,而清肾火之炎,则庶几矣。方用易黄汤。"	山药一两(炒),芡实一两(炒),黄柏二钱(盐水炒),车前子一钱(酒炒),白果十枚(碎)。	水煎服。	汤剂

编号	方名	原　文			剂型
		出处	处方	制法及用法	
86	宣郁通经汤	《傅青主女科》（清·傅山）"妇人有经前腹疼数日，而后经水行者，其经来多是紫黑块，人以为寒极而然也，谁知是热极而火不化乎！……治法似宜大泄肝中之火，然泄肝之火，而不解肝之郁，则热之标可去，而热之本未除也，其何能益！方用宣郁通经汤。"	白芍五钱（酒炒），当归五钱（酒洗），丹皮五钱，山栀子三钱（炒），白芥子二钱（炒研），柴胡一钱，香附一钱（酒炒），川郁金一钱（醋炒），黄芩一钱（酒炒），生甘草一钱。	水煎服。	汤剂
87	完带汤	《傅青主女科》（清·傅山）"妇人有终年累月下流白物，如涕如唾，不能禁止，甚则臭秽者，所谓白带也……治法宜大补脾胃之气，稍佐以舒肝之品，使风木不闭塞于地中，则地气自升腾于天上，脾气健而湿气消，自无白带之患矣。方用完带汤。"	白术一两（土炒），山药一两（炒），人参二钱，白芍五钱（酒炒），车前子三钱（酒炒），苍术三钱（制），甘草一钱，陈皮五分，黑芥穗五分，柴胡六分。	水煎服。	汤剂
88	清经散	《傅青主女科》（清·傅山）"妇人有先期经来者，其经甚多，人以为血热之极也，谁知是肾中水火太旺乎……治之法但少清其热，不必泄其水也。方用清经散。"	丹皮三钱，地骨皮五钱，白芍三钱（酒炒），大熟地三钱（九蒸），青蒿二钱，白茯苓一钱，黄柏五分（盐水浸，炒）。	水煎服。	汤剂
89	清肝止淋汤	《傅青主女科》（清·傅山）"妇人有带下而色红者，似血非血，淋沥不断，所谓赤带也……治法须清肝火而扶脾气，则庶几可愈。方用清肝止淋汤。"	白芍一两（醋炒），当归一两（酒洗），生地五钱（酒炒），阿胶三钱（白面炒），粉丹皮三钱，黄柏二钱，牛膝二钱，香附一钱（酒炒），红枣十个，小黑豆一两。	水煎服。	汤剂
90	两地汤	《傅青主女科》（清·傅山）"又有先期经来只一、二点者，人以为血热之极也，谁知肾中火旺而阴水亏乎……治之法不必泄火，只专补水，水既足而火自消矣，亦既济之道也。方用两地汤。"	大生地一两（酒炒），元参一两，白芍药五钱（酒炒），麦冬肉五钱，地骨皮三钱，阿胶三钱。	水煎服。	汤剂
91	四妙勇安汤	《验方新编》（清·鲍相璈）"此症生手、足各指，或生指头，或生指节、指缝。初生或白色痛极，或如粟米起一黄泡。其皮或如煮熟红枣，黑色不退，久则溃烂，节节脱落，延至手足背腐烂黑陷，痛不可忍……宜用顶大甘草，研极细末，用香麻油调敷……再用金银花、元参各三两，当归二两，甘草一两，水煎服。"	金银花、元参各三两，当归二两，甘草一两。	水煎服。	汤剂

续表

编号	方名	原文			剂型
		出处	处方	制法及用法	
92	身痛逐瘀汤	《医林改错》（清·王清任）"凡肩痛、臂痛、腰痛、腿痛，或周身疼痛，总名曰痹症。明知受风寒，用温热发散药不愈；明知有湿热，用利湿降火药无功。久而肌肉消瘦，议论阴亏，随用滋阴药又不效。至此便云：病在皮脉，易于为功；病在筋骨，实难见效。因不思风寒湿热入皮肤，何处作痛。入于气管，痛必流走；入于血管，痛不移处。如论虚弱，是因病而致虚，非因虚而致病……古方颇多，如古方治之不效，用身痛逐瘀汤。"	秦艽一钱，川芎二钱，桃仁三钱，红花三钱，甘草二钱，羌活一钱，没药二钱，当归三钱，灵脂二钱（炒），香附一钱，牛膝三钱，地龙二钱（去土）。	水煎服。	汤剂
93	除湿胃苓汤	《医宗金鉴》（清·吴谦）"此证俗名蛇串疮，有干湿不同，红黄之异，皆如累累珠形……湿者色黄白，水疱大小不等，作烂流水，较干者多疼，此属脾肺二经湿热，治宜除湿胃苓汤。"	苍术（炒）、厚朴（姜炒）、陈皮、猪苓、泽泻、赤茯苓、白术（土炒）、滑石、防风、山栀子（生，研）、木通各一钱，肉桂、甘草（生）各三分。	水二盅，灯心五十寸，煎八分，食前服。	汤剂
94	枇杷清肺饮	《医宗金鉴》（清·吴谦）"此证由肺经血热而成。每发于面鼻，起碎疙瘩，形如黍屑，色赤肿痛，破出白粉汁，日久皆成白屑，形如黍米白屑。宜内服枇杷清肺饮。"	人参三分，枇杷叶二钱（刷去毛，蜜炙），甘草三分（生），黄连一钱，桑白皮二钱（鲜者佳），黄柏一钱。	水一盅半，煎七分，食远服。	汤剂
95	黄连膏	《医宗金鉴》（清·吴谦）"此证生于鼻窍内，初觉干燥疼痛，状如粟粒，甚则鼻外色红微肿，痛似火炙。由肺经壅热，上攻鼻窍，聚而不散，致成此疮。内宜黄芩汤清之，外用油纸捻粘辰砂定痛散，送入鼻孔内。若干燥者，黄连膏抹之立效。"	黄连三钱，当归尾五钱，生地一两，黄柏三钱，姜黄三钱。	香油十二两，将药煠枯，捞去渣；下黄蜡四两溶化尽，用夏布将油滤净，倾入磁碗内，以柳枝不时搅之，候凝为度。	膏剂
96	五味消毒饮	《医宗金鉴》（清·吴谦）"夫疔疮者，乃火证也……初起俱宜服蟾酥丸汗之；毒势不尽，憎寒壮热仍作者，宜服五味消毒饮汗之。"	金银花三钱，野菊花、蒲公英、紫花地丁、紫背天葵子各一钱二分。	水二盅，煎八分，加无灰酒半钟，再滚二、三沸时，热服。渣，如法再煎服，被盖出汗为度。	汤剂
97	桃红四物汤	《妇科冰鉴》（清·柴得华）"血多有块，色紫稠黏者，有瘀停也，桃红四物汤随其流以逐之。"	生地三钱（酒洗），当归四钱（酒洗），白芍钱五分（酒炒），川芎一钱，桃仁十四粒（去皮尖研泥），红花一钱（酒洗）。	水煎温服。	汤剂

续表

编号	方名	原文			剂型
		出处	处方	制法及用法	
98	散偏汤	《辨证录》(清·陈士铎)"人有患半边头风者,或痛在右,或痛在左,大约痛于左者为多,百药治之罔效,人不知其故。此病得之郁气不宣,又加风邪袭之于少阳之经,遂致半边头痛也。其病有时重有时轻,大约遇顺境则痛轻,遇逆境则痛重,遇拂抑之事而更加之风寒之天,则大痛而不能出户。痛至岁久,则眼必缩小,十年之后,必至坏目,而不可救药矣。治法急宜解其肝胆之郁气。虽风入于少阳之胆,似乎解郁宜解其胆,然而胆与肝为表里,治胆者必须治肝。况郁气先伤肝而后伤胆,肝舒而胆亦舒也。方用散偏汤。"	白芍五钱,川芎一两,郁李仁一钱,柴胡一钱,白芥子三钱,香附二钱,甘草一钱,白芷五分。	水煎服。	汤剂
99	清燥救肺汤	《医门法律》(清·喻嘉言)"治诸气膹郁,诸痿喘呕。"	桑叶三钱(去枝梗),石膏二钱五分(煅),甘草一钱,人参七分,胡麻仁一钱(炒,研),真阿胶八分,麦门冬一钱二分(去心),杏仁七分(炮,去皮尖,炒黄),枇杷叶一片(刷去毛,蜜涂炙黄)。	水一碗,煎六分,频频二、三次滚热服。	汤剂
100	凉血地黄汤	《外科大成》(清·祁坤)"治痔肿痛出血。"	归尾一钱五分,生地二钱,赤芍一钱,黄连(炒)二钱,枳壳一钱,黄芩一钱(炒黑),槐角三钱(炒黑),地榆二钱(炒黑),荆芥一钱(炒黑),升麻五分,天花粉八分,甘草五分。	右一剂。加生侧柏二钱,用水二大盅,煎一盅,空心服三、四剂,则痛止肿消,更外兼熏洗。	汤剂

附录2

古代经典名方目录（第二批）——汉族医药

序号	方名	原　文			剂型
		出处	处方	制法及用法	
1	茵陈蒿汤	《伤寒论》（汉·张仲景）"阳明病，发热汗出者，此为热越，不能发黄也。但头汗出，身无汗，剂颈而还，小便不利，渴引水浆者，此为瘀热在里，身必发黄，茵陈蒿汤主之。"	茵陈蒿六两，栀子十四枚（擘），大黄二两（去皮）。	右三味，以水一斗二升，先煮茵陈，减六升，内二味，煮取三升，去滓，分三服。	汤剂
2	桂枝甘草汤	《伤寒论》（汉·张仲景）"发汗过多，其人叉手自冒心，心下悸，欲得按者，桂枝甘草汤主之。"	桂枝四两（去皮），甘草二两（炙）。	右二味，以水三升，煮取一升，去滓，顿服。	汤剂
3	麻黄细辛附子汤	《伤寒论》（汉·张仲景）"少阴病，始得之，反发热脉沉者，麻黄细辛附子汤主之。"	麻黄二两（去节），细辛二两，附子一枚（炮，去皮，破八片）。	右三味，以水一斗，先煮麻黄，减二升，去上沫，内诸药，煮取三升，去滓，温服一升，日三服。	汤剂
4	栀子柏皮汤	《伤寒论》（汉·张仲景）"伤寒身黄发热，栀子柏皮汤主之。"	肥栀子十五个（擘），甘草一两（炙），黄柏二两。	右三味，以水四升，煮取一升半，去滓，分温再服。	汤剂
5	黄芩汤	《伤寒论》（汉·张仲景）"太阳与少阳合病，自下利者，与黄芩汤。"	黄芩三两，芍药二两，甘草二两（炙），大枣十二枚（擘）。	右四味，以水一斗，煮取三升，去滓，温服一升，日再，夜一服。	汤剂
6	茯苓桂枝甘草大枣汤	《伤寒论》（汉·张仲景）"发汗后，其人脐下悸者，欲作奔豚，茯苓桂枝甘草大枣汤主之。"	茯苓半斤，桂枝四两（去皮），甘草二两（炙），大枣十五枚（擘）。	右四味，以甘烂水一斗，先煮茯苓，减二升，内诸药，煮取三升，去滓，温服一升，日三服。	汤剂
7	附子泻心汤	《伤寒论》（汉·张仲景）"心下痞，而复恶寒汗出者，附子泻心汤主之。"	大黄二两，黄连一两，黄芩一两，附子一枚（炮，去皮，破，别煮取汁）。	右四味，切三味，以麻沸汤二升渍之，须臾绞去滓，内附子汁，分温再服。	汤剂
8	柴胡桂枝汤	《伤寒论》（汉·张仲景）"伤寒六七日，发热，微恶寒，支节烦疼，微呕，心下支结，外证未去者，柴胡桂枝汤主之。"	桂枝（去皮）、黄芩一两半，人参一两半，甘草一两（炙），半夏二合半（洗），"芍药一两半，大枣六枚（擘），生姜一两半（切），柴胡四两。	右九味，以水七升，煮取三升，去滓，温服一升。	汤剂

序号	方名	原文			剂型
		出处	处方	制法及用法	
9	通脉四逆汤	《伤寒论》（汉·张仲景）"少阴病，下利清谷，里寒外热，手足厥逆，脉微欲绝，身反不恶寒，其人面色赤，或腹痛，或干呕，或咽痛，或利止脉不出者，通脉四逆汤主之。"	甘草二两（炙），附子大者一枚（生用，去皮，破八片），干姜三两。	右三味，以水三升，煮取一升二合，去滓，分温再服。	汤剂
10	桂枝加厚朴杏子汤	《伤寒论》（汉·张仲景）"太阳病，下之微喘者，表未解故也，桂枝加厚朴杏子汤主之。"	桂枝三两（去皮），甘草二两（炙），生姜三两（切），芍药三两，大枣十二枚（擘），厚朴二两（炙，去皮），杏仁五十枚（去皮尖）。	右七味，以水七升，微火煮取三升，去滓，温服一升，覆取微似汗。	汤剂
11	桂枝麻黄各半汤	《伤寒论》（汉·张仲景）"太阳病，得之八九日，如疟状，发热恶寒，热多寒少，其人不呕，清便欲自可，一日二三度发……面色反有热色者，未欲解也，以其不能得小汗出，身必痒，宜桂枝麻黄各半汤。"	桂枝一两十六铢（去皮），芍药、生姜（切）、甘草（炙）、麻黄（去节）各一两，大枣四枚（擘），杏仁二十四枚（汤浸，去皮尖及两仁者）。	右七味，以水五升，先煮麻黄一二沸，去上沫，内诸药，煮取一升八合，去滓，温服六合。	汤剂
12	小陷胸汤	《伤寒论》（汉·张仲景）"小结胸病，正在心下，按之则痛，脉浮滑者，小陷胸汤主之。"	黄连一两，半夏半升(洗)，瓜蒌实大者一枚。	右三味，以水六升，先煮瓜蒌，取三升，去滓，内诸药，煮取二升，去滓，分温三服。	汤剂
13	柴胡桂枝干姜汤	《伤寒论》（汉·张仲景）"伤寒五六日，已发汗而复下之，胸胁满微结，小便不利，渴而不呕，但头汗出，往来寒热心烦者，此为未解也，柴胡桂枝干姜汤主之。"	柴胡半斤，桂枝三两（去皮），干姜二两，瓜蒌根四两，黄芩三两，牡蛎二两（熬），甘草二两（炙）。	右七味，以水一斗二升，煮取六升，去滓，再煎取三升，温服一升，日三服。	汤剂
14	桂枝人参汤	《伤寒论》（汉·张仲景）"太阳病，外证未除，而数下之，遂协热而利，利下不止，心下痞鞕，表里不解者，桂枝人参汤主之。"	桂枝四两（别切），甘草四两（炙），白术三两，人参三两，干姜三两。	右五味，以水九升，先煮四味，取五升，内桂，更煮取三升，去滓，温服一升，日再，夜一服。	汤剂
15	生姜泻心汤	《伤寒论》（汉·张仲景）"伤寒，汗出解之后，胃中不和，心下痞鞕，干噫食臭，胁下有水气，腹中雷鸣下利者，生姜泻心汤主之。"	生姜四两（切），甘草三两（炙），人参三两，干姜一两，黄芩三两，半夏半升（洗），黄连一两，大枣十二枚（擘）。	右八味，以水一斗，煮取六升，去滓，再煎取三升，温服一升，日三服。	汤剂
16	栀子豉汤	《伤寒论》（汉·张仲景）"发汗后，水药不得入口为逆，若更发汗，必吐下不止。发汗吐下后，虚烦不得眠，若剧者，必反覆颠倒，心中懊侬，栀子豉汤主之。"	栀子十四个（擘），香豉四合（绵裹）。	右二味，以水四升，先煮栀子，得二升半，内豉，煮取一升半，去滓，分为二服，温进一服，得吐者，止后服。	汤剂

续表

序号	方名	原文			剂型
		出处	处方	制法及用法	
17	白虎加人参汤	《伤寒论》（汉·张仲景）"伤寒若吐下后，七八日不解，热结在里，表里俱热，时时恶风，大渴，舌上干燥而烦，欲饮水数升者，属白虎加人参汤。"	知母六两，石膏一斤(碎)，甘草二两（炙），粳米六合，人参三两。	右五味，以水一斗，煮米熟，汤成去滓，温服一升，日三服。	汤剂
18	调胃承气汤	《伤寒论》（汉·张仲景）"阳明病，不吐不下，心烦者，可与调胃承气汤。"	甘草二两（炙），芒硝半升，大黄四两（清酒洗）。	右三味，切，以水三升，煮二物至一升，去滓，内芒硝，更上微火一二沸，温顿服之。	汤剂
19	大黄黄连泻心汤	《伤寒论》（汉·张仲景）"心下痞，按之濡，其脉关上浮者，大黄黄连泻心汤主之。"	大黄二两，黄连一两。	右二味，以麻沸汤二升渍之，须臾绞去滓，分温再服。	汤剂
20	桔梗汤	《金匮要略》（汉·张仲景）"咳而胸满，振寒脉数，咽干不渴，时出浊唾腥臭，久久吐脓如米粥者，为肺痈，桔梗汤主之。桔梗汤方亦治血痹。"	桔梗一两，甘草二两。	右二味，以水三升，煮取一升，分温再服。	汤剂
21	大黄附子汤	《金匮要略》（汉·张仲景）"胁下偏痛，发热，其脉紧弦，此寒也，以温药下之，宜大黄附子汤。"	大黄三两，附子三枚(炮)，细辛二两。	右三味，以水五升，煮取二升，分温三服。	汤剂
22	当归散	《金匮要略》（汉·张仲景）"妇人妊娠，宜常服当归散主之……产后百病悉主之。"	当归、黄芩、芍药、川芎各一斤，白术半斤。	右五味，杵为散，酒饮服方寸匕，日再服。	散剂
23	防己黄芪汤	《金匮要略》（汉·张仲景）"风湿，脉浮，身重，汗出，恶风者，防己黄芪汤主之。"	防己一两，甘草半两(炒)，白术七钱半，黄芪一两一分（去芦）。	右剉麻豆大，每抄五钱匕，生姜四片，大枣一枚，水盏半，煎八分，去滓，温服，良久再服。	煮散
24	薏苡附子败酱散	《金匮要略》（汉·张仲景）"肠痈之为病，其身甲错，腹皮急，按之濡，如肿状，腹无积聚，身无热，脉数，此为腹内有痈脓，薏苡附子败酱散主之。"	薏苡仁十分，附子二分，败酱五分。	右三味，杵为末，取方寸匕，以水二升，煎减半，顿服。	煮散
25	射干麻黄汤	《金匮要略》（汉·张仲景）"咳而上气，喉中水鸡声，射干麻黄汤主之。"	射干十三枚、一云三两，麻黄四两，生姜四两，细辛三两，紫菀三两，款冬花三两，五味子半升，大枣七枚，半夏大者八枚（洗）、一法半升。	右九味，以水一斗二升，先煮麻黄两沸，去上沫，内诸药，煮取三升，分温三服。	汤剂

序号	方名	原文			剂型
		出处	处方	制法及用法	
26	厚朴三物汤	《金匮要略》（汉·张仲景）"痛而闭者，厚朴三物汤主之。	"厚朴八两，大黄四两，枳实五枚。	右三味，以水一斗二升，先煮二味，取五升，内大黄，煮取三升，温服一升。	汤剂
27	葶苈大枣泻肺汤	《金匮要略》（汉·张仲景）"肺痈，喘不得卧，葶苈大枣泻肺汤主之。"	葶苈（熬令黄色，捣丸如弹丸大），大枣十二枚。	右先以水三升，煮枣取二升，去枣，内葶苈，煮取一升，顿服。	汤剂
28	小半夏加茯苓汤	《金匮要略》（汉·张仲景）"卒呕吐，心下痞，膈间有水，眩悸者，半夏加茯苓汤主之。"	半夏一升，生姜半斤，茯苓三两、一法四两。	右三味，以水七升，煮取一升五合，分温再服。	汤剂
29	泻心汤	《金匮要略》（汉·张仲景）"心气不足，吐血、衄血，泻心汤主之。泻心汤方亦治霍乱。	大黄二两，黄连一两，黄芩一两。	右三味，以水三升，煮取一升，顿服之。	汤剂
30	苓甘五味姜辛汤	《金匮要略》（汉·张仲景）"冲气即低，而反更咳、胸满者，用桂苓五味甘草汤，去桂加干姜、细辛，以治其咳满。"	茯苓四两，甘草三两，干姜三两，细辛三两，五味半升。	右五味，以水八升，煮取三升，去滓，温服半升，日三服。	汤剂
31	防己茯苓汤	《金匮要略》（汉·张仲景）"皮水为病，四肢肿，水气在皮肤中，四肢聂聂动者，防己茯苓汤主之。"	防己三两，黄芪三两，桂枝三两，茯苓六两，甘草二两。	右五味，以水六升，煮取二升，分温三服。	汤剂
32	越婢汤	《金匮要略》（汉·张仲景）"风水，恶风，一身悉肿，脉浮不渴，续自汗出，无大热，越婢汤主之。"	麻黄六两，石膏半斤，生姜三两，大枣十五枚，甘草二两。	右五味，以水六升，先煮麻黄，去上沫，内诸药，煮取三升，分温三服。	汤剂
33	栀子大黄汤	《金匮要略》（汉·张仲景）"酒黄疸，心中懊侬，或热痛，栀子大黄汤主之。"	栀子十四枚，大黄一两，枳实五枚，豉一升。	右四味，以水六升，煮取二升，分温三服。	汤剂
34	枳实芍药散	《金匮要略》（汉·张仲景）"产后腹痛，烦满不得卧，枳实芍药散主之。"	枳实（烧令黑，勿太过）、芍药等分。	右二味，杵为散，服方寸匕，日三服。	散剂
35	麻黄杏仁薏苡甘草汤	《金匮要略》（汉·张仲景）"病者一身尽疼，发热，日晡所剧者，名风湿。此病伤于汗出当风，或久伤取冷所致也，可与麻黄杏仁薏苡甘草汤。"	麻黄半两（去节，汤泡），甘草一两（炙），薏苡仁半两，杏仁十个（去皮尖，炒）。	右剉麻豆大，每服四钱匕，水盏半，煮八分，去滓，温服。	煮散

序号	方名	原文			剂型
		出处	处方	制法及用法	
36	瓜蒌桂枝汤	《金匮要略》（汉·张仲景）"太阳病，其证备，身体强，几几然，脉反沉迟，此为痉，瓜蒌桂枝汤主之。"	瓜蒌根二两，桂枝三两，芍药三两，甘草二两，生姜三两，大枣十二枚。	右六味，以水九升，煮取三升，分温三服。	汤剂
37	温脾丸	《千金要方》（唐·孙思邈）"治久病虚羸，脾气弱，食不消，喜噫方。"	黄柏、大麦芽、吴茱萸、桂心、干姜、细辛、附子、当归、大黄、曲、黄连各一两。	右十一味，末之，蜜丸如梧子。每服十五丸，空腹酒服，日三。	丸剂
38	生姜甘草汤	《千金要方》（唐·孙思邈）"治肺痿，咳唾涎沫不止，咽燥而渴，生姜甘草汤方。"	生姜五两，甘草四两，人参三两，大枣十二枚。	右四味，㕮咀，以水七升，煮取三升，去滓，分三服。	汤剂
39	延年薯蓣酒	《外台秘要》（唐·王焘）"延年薯蓣酒，主头风眩不能食，补益气力方。"	薯蓣、白术、五味子（碎）、丹参各八两，防风十两，山茱萸二升（碎），人参二两，生姜六两（屑）。	右八味切，以绢袋盛，酒二斗五升浸五日，温服七合，日二，稍加。	酒剂
40	驻景丸	《太平圣惠方》（宋·王怀隐）"治肝肾俱虚，眼常昏暗，宜服驻景圆方。"	菟丝子五两（酒浸三日，曝干，别捣为末），车前子三两，熟干地黄三两。	右件药，捣罗为末，炼蜜和捣，圆如梧桐子大，每于空心，以温酒下三十圆，晚食前再服。	丸剂
41	苏子降气汤	《太平惠民和剂局方》（宋·太平惠民和剂局）"治男、女虚阳上攻，气不升降，上盛下虚，膈壅痰多，咽喉不利，咳嗽，虚烦引饮，头目昏眩，腰疼脚弱，肢体倦怠，腹肚疞刺，冷热气泻，大便风秘，涩滞不通，肢体浮肿，有妨饮食。"	紫苏子、半夏（汤洗七次）各二两半，川当归两半（去芦），甘草二两（爁），前胡（去芦）、厚朴（去粗皮，姜汁拌炒）各一两，肉桂一两（去皮）。	右为细末，每服二大钱，水一盏半，入生姜二片，枣子一个，苏五叶，同煎至八分，去渣，热服，不拘时候。	煮散
42	香苏散	《太平惠民和剂局方》（宋·太平惠民和剂局）"治四时瘟疫、伤寒。"	香附子（炒香，去毛）、紫苏叶各四两，甘草一两（炙），陈皮二两（不去白）。	右为粗末，每服三钱，水一盏，煎七分，去滓，热服，不拘时候，日三服。若作细末，只服二钱，入盐点服。	煮散/散剂
43	升麻葛根汤	《太平惠民和剂局方》（宋·太平惠民和剂局）"治大人、小儿时气温疫，头痛发热，肢体烦疼及疮疹已发及未发，疑贰之间，并宜服之。"	升麻、白芍药、甘草（炙）各十两，葛根十五两。	右为粗末，每服三钱，用水一盏半，煎取一钟盏，去滓，稍热服，不计时候，日二、三服，以病气去，身清凉为度。小儿量力服之。	煮散

序号	方名	原文			剂型
		出处	处方	制法及用法	
44	平胃散	《太平惠民和剂局方》（宋·太平惠民和剂局）"治脾胃不和，不思饮食，心腹胁肋胀满刺痛，口苦无味，胸满短气，呕哕恶心，噫气吞酸，面色萎黄，肌体瘦弱，怠惰嗜卧，体重节痛，常多自利，或发霍乱，及五噎八痞，膈气翻胃，并宜服之。"	苍术五斤（去粗皮，米泔浸二日）、厚朴（去粗皮，姜汁制，炒香）、陈皮（去白）各二斤二两、甘草三十两（炒）。	右为细末，每服二钱，以水一盏，入生姜二片，干枣两枚，同煎至七分，去姜、枣，带热服，空心、食前。入盐一捻，沸汤点服亦得。	煮散
45	牡蛎散	《太平惠民和剂局方》（宋·太平惠民和剂局）"治诸虚不足，及新病暴虚，津液不固，体常自汗，夜卧即甚，久而不止，羸瘠枯瘦，心忪惊惕，短气烦倦。"	黄芪（去苗、土）、麻黄根（洗）、牡蛎（米泔浸，刷去土，火烧通赤）各一两。	右三味，为粗散，每服三钱，水一盏半，小麦百余粒，同煎至八分，去渣，热服，日二服，不拘时候。	煮散
46	六和汤	《太平惠民和剂局方》（宋·太平惠民和剂局）"治心脾不调，气不升降，霍乱转筋，呕吐泄泻，寒热交作，痰喘咳嗽，胸膈痞满，头目昏痛，肢体浮肿，嗜卧倦怠，小便赤涩，并伤寒阴阳不分，冒暑伏热烦闷，或成痢疾，中酒烦渴畏食。妇人胎前、产后，并宜服之。"	缩砂仁、半夏（汤洗七次）、杏仁（去皮尖）、人参、甘草（炙）各一两，赤茯苓（去皮）、藿香叶（拂去尘）、白扁豆（姜汁略炒）、木瓜各二两，香薷、厚朴（姜汁制）各四两。	右剉，每服四钱，水一盏半，生姜三片，枣子一枚，煎至八分，去滓，不拘时候服。	煮散
47	牵正散	《杨氏家藏方》（宋·杨倓）"治口眼㖞斜。"	白附子、白僵蚕、全蝎（去毒）各等分，并生用。	右为细末，每服一钱，热酒调下，不拘时候。	散剂
48	导痰汤	《传信适用方》（宋·吴彦夔）"治痰厥，头昏晕。"	半夏四两（汤洗七次），天南星一两（细切，姜汁浸），枳实一两（去瓤），橘红一两，赤茯苓一两。	右为粗末，每服三大钱，水两盏，姜十片，煎至一盏，去滓，温服，食后。	煮散
49	佛手散	《妇人大全良方》（宋·陈自明）"治产后血虚劳倦，盗汗，多困少力，咳嗽有痰。"	当归、川芎、黄芪各一两，北柴胡、前胡各一分。	右㕮咀，每服三钱，水一大盏，桃、柳枝各三寸，枣子、乌梅各一枚，姜三片，煎至六分，去滓，温服。	煮散
50	小蓟饮子	《济生方》（宋·严用和）"治下焦结热血淋。"	生地黄四两（洗），小蓟根、滑石、通草、蒲黄（炒）、淡竹叶、藕节、当归（去芦，酒浸）、山栀子仁、甘草（炙）各半两。	右㕮咀，每服四钱，水一盏半，煎至八分，去滓，温服，空心食前。	煮散

续表

序号	方名	原文			剂型
		出处	处方	制法及用法	
51	五虎汤	《仁斋直指》（宋·杨士瀛）"治喘急痰气。"	麻黄七分，杏仁一钱（去皮尖），甘草四分，细茶八分（炒），白石膏一钱五分。	右作一服，白水煎。	汤剂
52	芍药汤	《素问病机气宜保命集》（金·刘完素）"下血调气，经曰：溲而便脓血，气行而血止，行血则便自愈，调气则后重除。"	芍药一两、当归、黄连各半两、槟榔二钱、木香二钱、甘草二钱（炙）、大黄三钱、黄芩半两、官桂一钱半。	右咬咀，每服半两，水二盏，煎至一盏，食后温清服。	煮散
53	金铃子散	《素问病机气宜保命集》（金·刘完素）"治热厥心痛，或发或止，久不愈者，当用金铃子散。"	金铃子、玄胡各一两。	右为细末，每服三钱，酒调下。	散剂
54	门冬清肺饮	《内外伤辨惑论》（金·李杲）"治脾胃虚弱，气促气弱，精神短少，衄血吐血。"	紫菀茸一钱五分，黄芪、白芍药、甘草已上各一钱，人参（去芦）、麦门冬已上各五分，当归身三分，五味子三个。	右咬咀，分作二服，每服水二盏，煎至一盏，去粗，温服，食后。	煮散
55	普济消毒饮子	《东垣试效方》（金·李杲）"初觉憎寒体重，次传头面肿盛，目不能开，上喘，咽喉不利，舌干口燥，俗云大头天行。"	黄芩、黄连各半两，人参三钱、橘红（去白）、玄参、生甘草各二钱，连翘、黍粘子、板蓝根、马勃各一钱，白僵蚕七分（炒），升麻七分，柴胡二钱，桔梗二钱。	右件为细末……咬咀，如麻豆大，每服秤五钱，水二盏，煎至一盏，去滓，稍热，时时服之。	煮散
56	羌活胜风汤	《原机启微》（元·倪维德）"治眵多眵睐，紧涩羞明，赤脉贯睛，头痛鼻塞，肿胀涕泪，脑巅沉重，眉骨酸疼，外翳如云雾、丝缕、秤星、螺盖。"	白术五分，枳壳、羌活、川芎、白芷、独活、防风、前胡、桔梗、薄荷各四分，荆芥、甘草各三分，柴胡七分，黄芩五分。	作一服，水二盏，煎至一盏，去滓，热服。	汤剂
57	六磨汤	《证治准绳》（明·王肯堂）"治气滞腹急，大便秘涩。"	沉香、木香、槟榔、乌药、枳壳、大黄各等分。	右各件，热汤磨服。	散剂
58	牛蒡甘桔汤	《外科正宗》（明·陈实功）"治颐毒表邪已尽，耳项结肿，微热不红疼痛者。"	牛蒡子、桔梗、陈皮、天花粉、黄连、川芎、赤芍、甘草、苏木各一钱。	水二钟，煎八分，食后服。	汤剂
59	大补元煎	《景岳全书》（明·张介宾）"治男妇气血大坏，精神失守危剧等证。"	人参少则用一、二钱，多则用一、二两，山药二钱（炒），熟地少则用二、三钱，多则用二、三两，杜仲二钱，当归二、三钱，山茱萸一钱，枸杞二、三钱，炙甘草一、二钱。	水二钟，煎七分，食远温服。	汤剂

序号	方名	原文			剂型
		出处	处方	制法及用法	
60	左归饮	《景岳全书》（明·张介宾）"此壮水之剂也。凡命门之阴衰阳胜者，宜此方加减主之。"	熟地二、三钱，或加至一、二两，山药二钱，枸杞二钱，炙甘草一钱，茯苓一钱半，山茱萸一、二钱。	水二钟，煎七分，食远服。	汤剂
61	举元煎	《景岳全书》（明·张介宾）"治气虚下陷，血崩血脱，亡阳垂危等证，有不利于归、熟等剂，而但宜补气者，以此主之。"	人参、黄芪（炙）各三、五钱，炙甘草一、二钱，升麻五、七分（炒用），白术一、二钱（炒）。	水一钟半，煎七、八分，温服。	汤剂
62	茜根散	《景岳全书》（明·张介宾）"治衄血不止，心神烦闷。"	茜根、黄芩、阿胶(炒珠)、侧柏叶、生地黄各二钱，甘草一钱（炙）。	水一盏半，姜三片，煎七分，食远服。	汤剂
63	泰山磐石散	《景岳全书》（明·张介宾）"治妇人血气两虚，或肥而不实，或瘦而血热，或脾肝素虚，倦怠少食，屡有堕胎之患。此方平和，兼养脾胃气血。"	人参、黄芪、当归、川续断、黄芩各一钱，川芎、白芍药、熟地各八分，白术二钱，炙甘草、砂仁各五分，糯米一撮。	水一钟半，煎七分，食远服。	汤剂
64	滋阴降火汤	《审视瑶函》（明·傅仁宇）"满目萤星乱散，六阳贼火上炎，要救神光不坠，清心滋肾为先……治阴虚火动，起于九泉，此补阴之剂也。"	当归一钱，川芎五分，生地黄（姜汁、炒）、熟地黄、黄柏（蜜水、炒）、知母（同上）、麦冬肉各八分，白芍药（薄荷汁、炒）、黄芩、柴胡各七分，甘草梢四分。	右判剂，白水二钟，煎至八分，去滓，热服。	煮散
65	清胃汤	《审视瑶函》（明·傅仁宇）"治眼胞红硬。此阳明经积热，平昔饮酒过多，而好食辛辣炙煿之味所致也。"	山栀仁（炒黑）、枳壳、苏子各六分，石膏（煅）、川黄连（炒）、陈皮、连翘、归尾、荆芥穗、黄芩、防风各八分，甘草三分(生)。	右判剂，白水二钟，煎至一钟，去滓，热服。	煮散
66	解郁汤	《傅青主女科》（清·傅山）"两胁闷而疼痛，如弓上弦……治法宜开肝气之郁结，补肝血之燥干。"	人参一钱，白术五钱（土炒），白茯苓三钱，当归一两（酒洗），白芍一两（酒炒），枳壳五分（炒），砂仁三粒（炒、研），山栀子三钱（炒），薄荷二钱。	水煎服。	汤剂
67	固本止崩汤	《傅青主女科》（清·傅山）"妇人有一时血崩……必须于补阴之中行止崩之法，方用固本止崩汤。"	大熟地一两（九蒸），白术一两（土炒焦），黄芪三钱(生用)，当归五钱(酒洗)，黑姜二钱，人参三钱。	水煎服。	汤剂
68	养精种玉汤	《傅青主女科》（清·傅山）"妇人有瘦怯身躯，久不孕育……方用养精种玉汤。"	大熟地一两（九蒸），当归五钱（酒洗），白芍五钱（酒炒），山萸肉五钱（蒸熟）。	水煎服。	汤剂

续表

序号	方名	原文			剂型
		出处	处方	制法及用法	
69	定经汤	《傅青主女科》（清·傅山）"妇人有经来断续，或前或后无定期……方用定经汤。"	菟丝子一两（酒炒），白芍一两（酒炒），当归一两（酒洗），大熟地五钱（九蒸），山药五钱（炒），白茯苓三钱，芥穗二钱（炒黑），柴胡五分。	水煎服。	汤剂
70	调肝汤	《傅青主女科》（清·傅山）"妇人有少腹疼于行经之后者……方用调肝汤。"	山药五钱（炒），阿胶三钱(白面炒)，当归三钱(酒洗)，白芍三钱（酒炒），山萸肉三钱（蒸熟），巴戟一钱（盐水浸），甘草一钱。	水煎服。	汤剂
71	柴葛解肌汤	《医学心悟》（清·程国彭）"治春温夏热之病，其症发热头痛，与正伤寒同，但不恶寒而口渴，与正伤寒异耳，本方主之。"	柴胡一钱二分，葛根一钱五分，赤芍一钱，甘草五分，黄芩一钱五分，知母一钱，贝母一钱，生地二钱，丹皮一钱五分。	水煎服。	汤剂
72	茵陈术附汤	《医学心悟》（清·程国彭）"阴黄之证，身冷，脉沉细，乃太阴经中寒湿，身如熏黄，不若阳黄之明如橘子色也……小便自利，茵陈术附汤主之。"	茵陈一钱，白术二钱，附子五分，干姜五分，甘草一钱（炙），肉桂三分（去皮）。	水煎服。	汤剂
73	消瘰丸	《医学心悟》（清·程国彭）"瘰病者，肝病也。肝主筋，肝经血燥有火，则筋急而生瘰。瘰多生于耳前后者，肝之部位也。其初起即宜消瘰丸消散之。"	元参（蒸）、牡蛎（煅，醋研）、贝母（去心，蒸）各四两。	共为末，炼蜜为丸，每服三钱，开水下，日二服。	丸剂
74	阳和汤	《外科证治全生集》（清·王维德）"此方主治骨槽风、流注、阴疽、脱骨疽、鹤膝风、乳岩、结核、石疽、贴骨疽及漫肿无头，平塌白陷，一切阴凝等证。"	熟地黄一两，麻黄五分，鹿角胶三钱，白芥子二钱（炒，研），肉桂一钱，生甘草一钱，炮姜炭五分。	水煎服。	汤剂
75	柴胡清肝汤	《医宗金鉴》（清·吴谦）"柴胡清肝治怒证，宣血疏通解毒良，四物生用柴翘蒡，黄芩栀粉草节防。"	柴胡、生地各一钱五分，当归二钱，赤芍一钱五分，川芎一钱，连翘二钱（去心），牛蒡子一钱五分(炒，研)，黄芩一钱，生栀子（研）、天花粉、甘草节、防风各一钱。	水二钟，煎八分，食远服。	汤剂

续表

序号	方名	原文			剂型
		出处	处方	制法及用法	
76	四物消风饮	《医宗金鉴》（清·吴谦）"四物消风饮调荣，血滋风减赤色平，荆防鲜蝉兼独活，柴薄红枣水煎浓。"	生地三钱，当归二钱，荆芥、防风各一钱五分，赤芍、川芎、白鲜皮、蝉蜕、薄荷各一钱，独活、柴胡各七分。	红枣肉二枚，水二钟，煎八分,去渣服。	汤剂
77	地黄饮	《医宗金鉴》（清·吴谦）"地黄饮治血风疮，痒盛不眠血燥伤，首乌丹皮生熟地，黑参归蒺草红僵。"	生地、熟地、何首乌（生）各三钱，当归二钱，丹皮、黑参、白蒺藜（炒，去刺）、僵蚕（炒）各一钱五分，红花、甘草（生）各五分。	水煎，早晚服。	汤剂
78	凉血四物汤	《医宗金鉴》（清·吴谦）"凉血四物皶鼻红，散瘀化滞又调荣，芩苓四物陈红草，姜煎加酒入五灵。"	当归、生地、川芎、赤芍、黄芩（酒炒）、赤茯苓、陈皮、红花（酒洗）、甘草（生）各一钱。	水二钟，姜三片，煎八分,加酒一杯，调五灵脂末二钱，热服。	汤剂
79	滋水清肝饮	《寿世新编》（清·万潜斋）"治胃脘燥痛，气逆左胁而上，呕吐酸水，忽热忽寒，或心腹发烧，或小便赤热。"	熟地四五钱，或七八钱或两余，当归、白芍各一二钱，枣仁三钱，山萸肉一钱五分或二钱，云苓三五钱，山药四五钱，柴胡数分或一钱余，山栀一二钱，丹皮一钱或二钱，泽泻二钱。	水煎服。	汤剂
80	黄芪汤	《金匮翼》（清·尤怡）"治老人虚闭。"	绵黄芪、陈皮（去白）各半两。	右为末，每服三钱，用大麻仁一合研烂，以水投取浆水一盏，滤去滓，于银石器内煎，候有乳起，即入白蜜一大匙，再煎令沸,调药末，空心食前服。	煮散
81	蒿芩清胆汤	《通俗伤寒论》（清·俞根初）"和解胆经法。"	青蒿脑钱半至二钱，淡竹茹三钱，仙半夏钱半，赤茯苓三钱，青子芩钱半至三钱，生枳壳钱半，陈广皮钱半，碧玉散三钱（包煎）。	水煎服。	汤剂
82	柴胡陷胸汤	《通俗伤寒论》（清·俞根初）"和解兼开降法。"	柴胡一钱，姜半夏三钱，小川连八分，苦桔梗一钱，黄芩钱半，瓜蒌仁五钱（杵），小枳实钱半,生姜汁四滴(分冲）。	水煎服。	汤剂

序号	方名	原文			剂型
		出处	处方	制法及用法	
83	升降散	《伤寒瘟疫条辨》（清·杨栗山）"温病亦杂气中之一也，表里三焦大热，其证不可名状者，此方主之。"	白僵蚕二钱（酒炒），全蝉蜕一钱（去土），广姜黄三分（去皮），川大黄四钱（生）。	右为细末，合研匀。病轻者，分四次服，每服重一钱八分二厘五毫，用黄酒一盅，蜂蜜五钱，调匀冷服，中病即止。病重者，分三次服，每服重二钱四分三厘三毫，黄酒盅半，蜜七钱五分，调匀冷服。最重者，分二次服，每服重三钱六分五厘，黄酒二盅，蜜一两，调匀冷服。	散剂
84	宣痹汤	《温病条辨》（清·吴瑭）"湿聚热蒸，蕴于经络，寒战热炽，骨骱烦疼，舌色灰滞，面目痿黄，病名湿痹，宣痹汤主之。"	防己五钱，杏仁五钱，滑石五钱，连翘三钱，山栀三钱，薏苡五钱，半夏三钱（醋炒），晚蚕沙三钱，赤小豆皮三钱。	水八杯，煮取三杯，分温三服。	汤剂
85	增液承气汤	《温病条辨》（清·吴瑭）"阳明温病，下之不通……津液不足，无水舟停者，间服增液，再不下者，增液承气汤主之。	元参一两，麦冬八钱（连心），细生地"八钱，大黄三钱，芒硝一钱五分。①	水八杯，煮取三杯，先服一杯，不知再服。	汤剂
86	通窍活血汤	《医林改错》（清·王清任）"通窍活血汤所治之病，开列于后……头发脱落、眼疼白珠红、糟鼻子、耳聋年久、白癜风、紫癜风、紫印脸、青记脸如墨、牙疳、出气臭、妇女干劳、男子劳病、交节病作、小儿疳症……通窍全凭好麝香，桃红大枣老葱姜，川芎黄酒赤芍药，表里通经第一方。"	赤芍一钱，川芎一钱，桃仁三钱（研泥），红花三钱，老葱三根（切碎），鲜姜三钱（切碎），红枣七个（去核），麝香五厘（绢包）。	用黄酒半斤，将前七味煎一钟，去渣，将麝香入酒内，再煎二沸，临卧服。	汤剂
87	膈下逐瘀汤	《医林改错》（清·王清任）"膈下逐瘀汤所治之症，开列于后……积块、小儿痞块、痛不移处、卧则腹坠、肾泻、久泻……膈下逐瘀桃牡丹，赤芍乌药元胡甘，归芎灵脂红花壳，香附开郁血亦安。"	灵脂二钱(炒)，当归三钱，川芎二钱，桃仁三钱（研泥），丹皮二钱，赤芍二钱，乌药二钱，元胡一钱，甘草三钱，香附钱半，红花三钱，枳壳钱半。	水煎服。	汤剂
88	会厌逐瘀汤	《医林改错》（清·王清任）"会厌逐瘀是病源，桃红甘桔地归玄，柴胡枳壳赤芍药，水呛血凝立可痊。"	桃仁五钱（砂），红花五钱，甘草三钱，桔梗三钱，生地四钱，当归二钱，玄参一钱，柴胡一钱，枳壳二钱，赤芍二钱。	水煎服。	汤剂

序号	方名	原文			剂型
		出处	处方	制法及用法	
89	连朴饮	《霍乱论》（清·王士雄）"治湿热蕴伏而成霍乱，兼能行食涤痰。"	制厚朴二钱，川连（姜汁炒）、石菖蒲、制半夏各一钱，香豉（炒）、焦栀各三钱，芦根二两。	水煎温服。	汤剂
90	补肾活血汤	《伤科大成》（清·赵濂）"伤肾者，两耳立聋……次以补肾活血汤……伤气眼者，气喘痛极……次以酒煎补肾活血汤。"	熟地三钱，杜仲一钱，杞子一钱，破故纸三钱，菟丝子三钱，归尾一钱，没药一钱，萸肉一钱，红花五分，独活一钱，淡苁蓉一钱。	水煎服。	汤剂
91	寿胎丸	《医学衷中参西录》（清·张锡纯）"治滑胎。"	菟丝子四两（炒熟），桑寄生二两，川续断二两，真阿胶二两。	右药将前三味轧细，水化阿胶和为丸，一分重(干足一分)。每服二十丸，开水送下，日再服。	丸剂
92	活络效灵丹	《医学衷中参西录》（清·张锡纯）"治气血凝滞，疬癖癥瘕，心腹疼痛，腿疼臂疼，内外疮疡，一切脏腑积聚，经络湮淤。	当归五钱，丹参五钱，生明乳香五钱，"生明没药五钱。	右药四味作汤服。若为散，一剂分作四次服，温酒送下。	汤剂/散剂
93	理冲汤	《医学衷中参西录》（清·张锡纯）"治妇女经闭不行，或产后恶露不尽结为癥瘕，以致阴虚作热，阳虚作冷，食少劳嗽，虚证叠来……亦治室女月闭血枯。并治男子劳瘵，一切脏腑癥瘕、积聚、气郁、脾弱、满闷、痞胀、不能饮食。"	生黄芪三钱，党参二钱，于术二钱，生山药五钱，天花粉四钱，知母四钱，三棱三钱，莪术三钱，生鸡内金（黄者）三钱。	用水三钟，煎至将成，加好醋少许，滚数沸服。	汤剂

附录3

古代经典名方目录（第二批）——儿科部分

编号	方名	原文			剂型
		出处	处方	制法及用法	
1	泻黄散	《小儿药证直诀》（宋·钱乙）"治脾热弄舌。"	藿香叶七钱，山栀子仁一钱，石膏五钱，甘草三两，防风四两（去芦，切焙）。	右剉，同蜜酒微炒香，为细末，每服一钱至二钱，水一盏，煎至五分，温服清汁，无时。	煮散
2	白术散	《小儿药证直诀》（宋·钱乙）"治脾胃久虚，呕吐泄泻，频作不止，精液苦竭，烦渴躁，但欲饮水，乳食不进，羸瘦困劣，因而失治，变成惊痫，不论阴阳虚实，并宜服。"	人参二钱五分，白茯苓五钱，白术五钱（炒），藿香叶五钱，木香二钱，甘草一钱，葛根五钱。	右㕮咀，每服三钱，水煎。	煮散
3	异功散	《小儿药证直诀》（宋·钱乙）"温中和气。治吐泻，不思乳食。凡小儿虚冷病，先与数服，以助其气。"	人参（切去顶）、茯苓（去皮）、白术、陈皮（剉）、甘草各等分。	右为细末，每服二钱，水一盏，生姜五片，枣两个，同煎至七分，食前，温服，量多少与之。	煮散
4	消乳丸	《婴童百问》（明·鲁伯嗣）"治温中快膈止呕吐，消乳食，脉沉者，乃伤食不化故也。"	香附一两（炒），甘草（炙）、陈皮各半两，缩砂仁、神曲（炒）、麦芽（炒）各一两。	右为末，泡雪糕丸如黍米大，七岁以上绿豆大三十丸，食后姜汤下。	丸剂
5	苏葶丸	《医宗金鉴》（清·吴谦）"小儿……若停饮喘急不得卧者，又当泻饮降逆，苏葶丸主之。"	南苏子（炒）、苦葶苈子（微炒）各等分。	右为细末，蒸枣肉为丸，如麻子大。每服五丸至七丸，淡姜汤下。	丸剂
6	人参五味子汤	《幼幼集成》（清·陈复正）"治久嗽脾虚，中气怯弱，面白唇白。"	官拣参一钱，漂白术五钱，白云苓一钱，北五味五分，杭麦冬一钱，炙甘草八分。	生姜三片，大枣三枚，水煎，温服。	汤剂
7	清宁散	《幼幼集成》（清·陈复正）"治心肺有热而令咳嗽，宜从小便利出。"	桑白皮（蜜炒），甜葶苈（微炒），赤茯苓（酒炒），车前子（炒），炙甘草减半。	右为细末，每服五分，生姜、大枣煎汤调服。	散剂

参考文献

［1］尤虎．九种体质心身养生［M］．北京：中国中医药出版社，2013.

［2］尤虎．九种体质太极养生［M］．北京：人民体育出版社，2014.

［3］尤虎．九种体质养生膏方［M］．北京：中国中医药出版社，2012.

［4］尤虎．九种体质养生膏方［M］．2版．北京：中国中医药出版社，2019.

［5］中国中医科学院中药研究所．固正保和九体草本膏：血瘀质膏改善心肌缺血
（纤维化）的功能评价［M］．北京：中国中医科学院，2024.12

［6］南京中医药大学．中药大辞典［M］．2版．上海：上海科学技术出版社，2014.

［7］彭怀仁，王旭东，吴承艳，等．中医方剂大辞典［M］．2版．北京：人民卫生
出版社，2016.

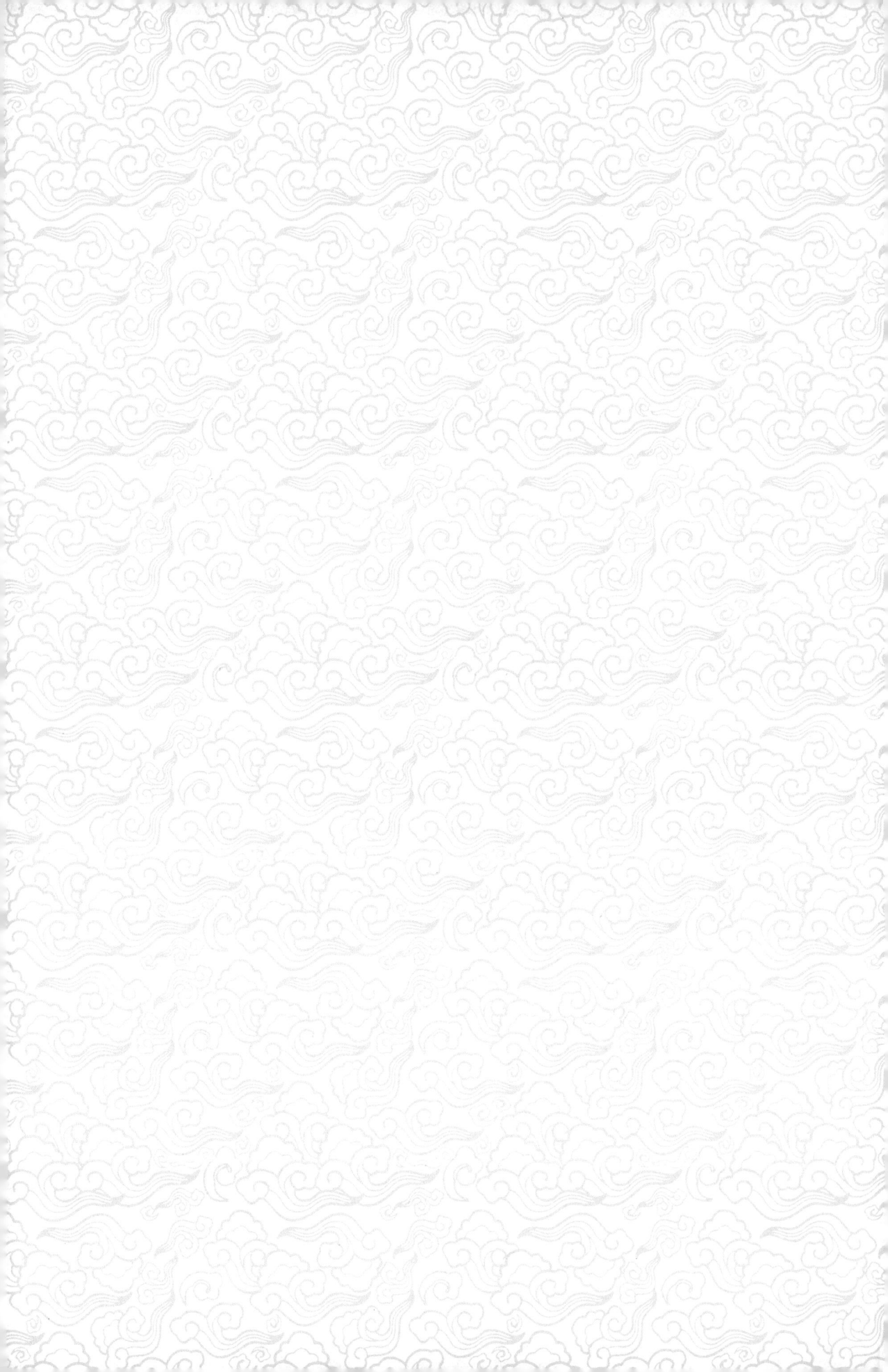